Volker von Klimburg

Endlich ein Leben –

ohne Rheuma und Fibromyalgie

Ursache und Heilung eines ehemals Betroffenen

Ein Dogma der Schulmedizin wird entlarvt

Erfahren Sie endlich die Wahrheit zu den Ursachen
von Rheuma und Fibromyalgie und damit die
verbundene Chance zur Heilung

2. Deutsche Auflage Dezember 2025

Vorwort

Liebe Leserinnen, liebe Leser, liebe Interessierte und liebe Hilfesuchende, bevor ich Ihnen meine Geschichte erzähle, muss ich Ihnen ein paar rechtliche Hinweise geben. Zu denen ich aus Sicherheitsgründen verpflichtet bin, denn leider gibt es in dieser Welt viele selbst ernannte Experten, die mit jeglichen (il)legitimen Mitteln verhindern wollen, dass wir gesund werden. Deshalb fühle ich mich gezwungen, manche Empfehlungen mit den Worten: könnte, eventuell, vielleicht etc. zu beschreiben. Seien Sie bitte nachsichtig und nicht verwundert, dass sich einige Konjunktive etwas merkwürdig lesen.
Sie können meine persönlichen Meinungen ohnehin mit Ihrem gesunden Menschenverstand nachvollziehen. Denken Sie sich bitte Ihren Teil dazu.

Weiterhin bin ich verpflichtet, Ihnen zu sagen, dass die enthaltenen Informationen eine Beratung durch einen Arzt, Therapeuten usw. nicht ersetzen können oder sollen.
Ich gebe hiermit keinerlei medizinische Anweisungen. Mit meiner persönlichen Geschichte möchte ich Ihnen eine Chance geben, vielleicht Parallelen zu sich selbst zu entdecken; mit denen Sie ebenfalls wieder gesund werden können.
Ich mache grundsätzlich keine Heilungsversprechen oder Heilaussagen. Ich erzähle Ihnen lediglich nur von meiner eigenen Heilung, die ich erst erlangte, nach dem die Ursache meiner (der) Fibromyalgie eindeutig feststand.
Die von mir festgestellte Ursache hat mit einer psychosomatischen Vererbung und/oder einem Placeboeffekt nichts zu tun. Ebenso flog auch kein Engel durchs Zimmer, der mich heilte und genauso wenig habe ich meine Heilung einem Wunderheiler zu verdanken.

Die Inhalte dienen ausschließlich zur Information von althergebrachtem Wissen aus praktischer Erfahrung, universellen Naturwissenschaften und der menschlichen Intuition, die jedem Menschen innewohnt.

Mithilfe dieser Eigenschaften entdeckte und fand ich die wahre Ursache; und schlussendlich meine persönliche Heilung. Diese Informationen sind selbstverständlich nicht mit der individuellen Betreuung mit einem Sprechstundenbesuch bei einem Arzt vergleichbar.

Aus rechtlichen Gründen muss ich Ihnen sagen, dass die eventuellen Umsetzungen meiner gewonnenen Wissenschaften daher immer mit einem (Fach-)Arzt oder/und qualifizierten Therapeuten abgesprochen werden sollten.

Allerdings ist mein persönliches Heilungswissen für viele Therapeuten nicht nur unbekannt, sondern vermutlich nicht im Ansatz nachvollziehbar. Das Befolgen, Nachahmen und Anwenden meiner Empfehlungen erfolgen auf eigene Gefahr und Verantwortung. Ich gebe keine Hinweise oder Empfehlung zur Absetzung von Medikamenten.

Es geht mir einzig allein darum, Menschen zu helfen und mit meinem Erfahrungsbericht einen Ausweg aus einer sinnlosen langjährigen pharmazeutischen Sackgasse zu zeigen.

Es gibt immer ein Licht am Horizont, auch für Sie.

Es ist beschämend, Menschen jahrzehntelang Unmengen an Schmerzmitteln zu verabreichen, womit lediglich ihre Sinne betäubt werden, ohne jemals nach der eigentlichen **Ursache** des Schmerzes zu fragen, geschweige denn zu forschen.

Ich betone: **"S c h m e r z m i t t e l"**, um Ihren Schmerz mit allen Mitteln zu erhalten. Viele Schmerzmittel beinhalten sogenannte Opioide, die nicht nur die Sinne betäuben, sondern dazu abhängig machen können; womit eine Suchtgefahr besteht.

Ihr Körper meldet sich mit Schmerzen, um Ihnen etwas mitzuteilen. Das macht er nicht zum Spaß, sondern weil Sie ihm wichtig sind. Diese wichtige Mitteilung medizinisch zu ignorieren, und/oder mit chemischen "Keulen" gnadenlos zu betäuben, grenzt schon an Körperverletzung.

Eigentlich ist Körperverletzung per Gesetz verboten und stellt ein strafbares Delikt dar. Doch der Pharmaindustrie und ihren "Schergen", ist das völlig egal, Hauptsache die Kasse und die Dividende für die Aktionäre stimmen.

Aktuell gibt es laut der Schulmedizin keine Ursache und damit keine Heilung bei Rheuma und Fibromyalgie. Doch dafür gibt es genügend irrwitzige Thesen, sinnlose medizinische Behandlungen und fatalerweise sogar noch Operationen gegen die Symptome der Fibromyalgie.

(Sie sehen jetzt gerade nicht, wie der Autor fassungslos mit seinem Kopf schüttelt.)

Deutschland führt weltweit mit die häufigsten und gleichzeitig die sinnlosesten Operationen durch. Berlin hat mehr Röntgenpraxen als ganz Italien. Deutschland hat die größten Medizinskandale in der Nachkriegszeit. Wobei bis zu 99 % immer Ärzte, Apotheker, Pharmakonzerne zusammen mit Politikern und ärztlichen Vereinigungen unter einer Decke stecken. Häufig werden neue Medikamente mit sehr fragwürdigen Genehmigungsverfahren vorschnell auf den Markt gebracht. Deren fatale Nebenwirkungen erst bekannt werden, wenn sie nicht mehr zu verharmlosen; oder Menschen gestorben sind.

Angebote zu offerieren, wie Sie am besten mit Ihrer Krankheit leben können und aus medizinischer Sicht sogar möglichst lange (über)leben sollen, ist die eigentliche Krankheit in unseren weltweit scheinheiligen Gesundheitssystemen.
Alles was medizinisch nicht hilft, wird bezahlt und alles, was mit Naturkunde hilft, wird grundsätzlich nicht bezahlt.

Dazu eine ganz einfache Empfehlung:

"Hören Sie bedingungslos auf Ihr Bauchgefühl.
Nicht Ihr Arzt, sondern Ihre Intuition hat immer Recht."

Inhaltsverzeichnis

Kapitel 1 – Eine schmerzhafte Bestimmung

Bevor ich Ihnen meine persönliche Geschichte zur Heilung von meiner (der) Fibromyalgie erzähle, möchte ich Ihnen gerne etwas zu mir selbst und meiner kuriosen Reise zur Erkenntnis der Ursache berichten; und damit auch die Beweggründe erläutern, warum ich "das" jetzt für Sie schreibe.

Ich bin 57 Jahre jung und mein damaliges Leid begann genau vor 22 Jahren.
Zu diesem Zeitpunkt war ich kerngesund und hatte bei drei privaten Krankenversicherungen einen Antrag auf eine Mitgliedschaft gestellt. Vorab musste ich zu einem Arzt, der meinen aktuellen Gesundheitszustand prüfen und bescheinigen sollte. Das Ergebnis war eindeutig: kerngesund. Daher konnte ich mir praktisch eine private Krankenversicherung aussuchen; die wollten mich damals alle haben. Ich hatte nur ein unfallbedingtes Problem mit meinem Knie; also keine Krankheit.

Ich hatte 1981 einen sehr schweren Motorradunfall, wobei ich beinahe mein linkes Bein verlor. Mein Oberschenkelknochen war komplett zertrümmert und ein kleines Stück meiner Kniescheibe hatte sich klammheimlich davon gemacht. Mein linkes Bein war um gut 120 Grad verdreht und aus meinem offenen Knie pulsierte das Blut auf den Asphalt. Die Chirurgen im renommierten Boberger Unfall-Krankenhaus (Hamburg/Lohbrügge) haben damals alles getan, damit ich mein schönes Bein am Körper behalten durfte. Hierfür nochmals ein großes Dankeschön an diese wahren Ärzte.
Sie gehören zwar zu einer recht seltenen Spezies, dennoch trifft man immer häufiger auf diese "guten" Ärzte.

Warum erzähle ich Ihnen das? Nicht, damit Sie mich bedauern, sondern weil auch dieses Erlebnis ebenfalls zur späteren Heilung meiner Fibromyalgie beitrug. Nein! Sie müssen dafür nicht Motorrad fahren und sich auch nicht von einem trotteligen Autofahrer die Vorfahrt nehmen lassen. Es geht auch ohne.
Entschuldigen Sie bitte, wenn ich zum Teil etwas ausholen muss, doch viele Ereignisse im Leben eines Menschen, egal ob erstmal negativ oder

lieber positiv, ergeben oftmals erst nach Jahren einen Sinn. Beinhalten manchmal eine Bestimmung und/oder später die Erkenntnis für eine große Aufgabe.

Vermutlich kennen Sie das aus eigenen Erfahrungen.

Ich bin also mit meinem Motorrad nicht nach Walhalla gefahren, sondern erstmal mit einem kleinen Umweg mithilfe eines flinken Krankenwagens in ein sehr gutes berufsgenossenschaftliches Krankenhaus - in Hamburg.

Ich habe mich nicht nur bei den Ärzten, sondern auch brav beim lieben Gott bedankt; dafür, dass mir alle Beteiligten mein Bein erhalten haben. Denn zwei Klassenkameraden, die Monate zuvor ebenfalls schwere Motorradunfälle hatten, verloren jeweils ein Bein und einen halben Fuß.

Ich hingegen durfte alle Gliedmaßen behalten.

Ich schwor damals beim lieben Gott: Wenn ich eines Tages die Chance bekomme, dafür ebenfalls Menschen zu helfen, dann tue ich das.

Dieser Schwur erfüllte sich wahrhaftig schmerzhaft.

Denn genau 10 Jahre später bekam ich Schmerzen in meinem linken (Motorradunfall)-Knie, die immer schlimmer wurden. Also ging ich erst nach zwei weiteren Jahren zu einem Orthopäden, der in Hamburg/Eppendorf seine Praxis hat und das erste CT (Computer-Tomografie) bei mir machte.

Er schaute sich die Röntgen- oder vielmehr CT-Bilder an und erklärte mir, dass der starke Schmerz im linken Knie pure Einbildung sei.

Nun ja, was soll man dazu sagen? Vermutlich war mein einjähriger Aufenthalt im Krankenhaus, mein halbjähriges Fahren in einem Rollstuhl und der Verlust eines kleinen Stücks meiner Kniescheibe, ebenfalls pure Einbildung. Ich überlegte kurz, ob ich im Boberger Krankenhaus anrufen sollte, um den dortigen Ärzten mitzuteilen, dass sie über ein Jahr ein Phantom behandelt haben. Die 23 Schrauben und zwei Metallplatten, die nach 18 Monaten bei mir entfernt wurden, waren vermutlich auch nur "eingebildete" Metalle.

Doch das war es mir nicht wert, gute Lebenszeit zu verschwenden.

Allerdings, so stand ich wieder einmal nur da und mein Knieproblem wurde langsam immer größer. Besonders, wenn ich irgendwo "nach oben" gehen musste. Hügel, Berge und Treppen waren von nun an keine Freunde mehr. Bei Treppen musste ich mich oftmals mithilfe eines Handlaufs mehr hochziehen, als normal die Treppe hochgehen zu können.

Mit Anfang dreißig war mir das schon ziemlich peinlich.

Ich habe schließlich 1993 eine sogenannte Kniespiegelung machen lassen, weil mir ein versierter Chirurg, ja, … die gibt es noch, der mir erklärte oder vielmehr zeigte, wie verwachsen meine Kniescheibe aussah. Sie erinnern sich? Ein kleines Stück ging damals nach dem Motorradunfall verloren und damit verwuchs die Oberfläche der Kniescheibe. Also hat er sie geglättet und erklärte mir vorab; Zitat: „Spätestens nach 3 Wochen können Sie wieder springen wie ein junger Gott!"
Ich schaute auf die Uhr und exakt nach 3 Wochen habe ich versucht, wie ein junger Gott zu springen. Allerdings sah mein Sprung eher nach einem lächerlichen Hüpfer aus. Der stechende Schmerz war zwar endlich weg, doch der jahrelange Grund-Dauerschmerz war immer noch da und blieb. Kein Arzt kam auf die Idee, mir einfach mal zu sagen, dass es sich hierbei um eine Arthrose handelt; eindeutig. Diese Diagnose musste ich mir selbst stellen, zumal sie mehr als logisch war. Motorradunfall, Knieverletzung, 10 Jahre ungünstiger Sport, wie z. B. Tischtennis, Squash, Basketball etc. viele Sportarten, die in die Knie gehen und zu 99,9 % Arthrose verursachen können.

Sie kennen das sicherlich. Wenn man jahrelang von einem sogenannten Arzt zum nächsten geht und von dem weiter zum nächsten geschickt wird … man wird müde, … sehr, sehr müde … man hat irgendwann keine Lust mehr, sich immer das gleiche Laber-Rhabarber anzuhören: *„Damit müssen Sie leben"* – *„Ihre Schmerzen sind pure Einbildung"* - *„Wir müssen Sie auf Medikamente einstellen"* – *„Nehmen Sie erstmal diese Schmerztabletten, dann sehen wir weiter"* – *„Da können wir zurzeit überhaupt nichts anderes machen:"* – *„Es gibt aktuell keine Ursache und damit auch keine Heilung für Sie, nur Medikamente"* etc. und etc. Irgendwann ergibt man sich zwangsweise seinem Schicksal. Man hat keine Kraft mehr, weiter zu machen.
Und wenn man nach jahrelanger, sinnloser Ärzte-Odyssee, genau deshalb aus purer Verzweiflung depressiv wird, heißt es sogar noch dummdreist, dass das die Ursache Ihrer Krankheit sei.

… Kommt Ihnen das irgendwie bekannt vor?
Falls ja, dann erzähle ich Ihnen gerne, wie es weiterging. Warum die Lösung meines Knieproblems zur späteren Heilung meiner Fibromyalgie entscheidend beitrug.

Seit 1987 hatte ich einen kleinen Hund, ein West-Highland-White-Terrier, ein echter Schotte, der für mich nicht mein Eigentum war, sondern vielmehr mein bester Freund. Dieser kleine Westie spielt noch eine entscheidende Rolle zu der Ursache von Fibromyalgie und ebenso zu meiner Heilung. Denn der beste Freund lügt niemals.

Zwischenzeitlich gab es in meinem Leben einige Veränderungen, auch mit beruflichen Höhen und Tiefen. 1996 bezog ich eine neue Wohnung in Hamburg.

Meine Knieprobleme wurden immer größer.

Um nicht etwas gegen Schmerzen, sondern besser etwas für ein schmerzfreies Knie zu tun, ging ich in ein Fitnessstudio. Dort trainierte ich besonders meine Beinmuskulatur oberhalb und unterhalb des Knies. Ein sehr guter Physiotherapeut erklärte mir, dass ein muskelgestärktes Bein das Knie entlastet und damit hätte ich weniger Probleme.

Natürlich hatte er Recht. Also trainierte ich auf einem sogenannten Beinstrecker. Das ist eine Trainingsmaschine, auf der man sich hinsetzt, vorab hinterrücks ein paar Gewichtsscheiben fixiert und mithilfe einer Schaumstoffrolle oberhalb der Fußgelenke eine knapp 90 Grad-Bewegung nach oben ausführt. Das stärkt die gesamte Beinmuskulatur.

Allerdings konnte ich nur den leeren Flaschenzug heben, ohne Gewichte. Selbst eine lächerliche 5-Kiloscheibe war zu viel und verursachte nach einem Hebeversuch schon einen heftigen Schmerz im Knie. Von der anwesenden Damenwelt wurde ich dabei regelmäßig belächelt, dass so ein großer Kerl nicht einmal 5 Kilo heben kann. Ich war es auch leid, immer wieder erklären zu müssen, dass ich einen Unfall hatte und dass mir ein Training mit Gewichten unmöglich ist.

Unerwartet bekam ich einen Telefonanruf von einem ehemaligen Geschäftsfreund, den ich schon gut zwei Jahre nicht gesehen hatte.

Er erzählte mir etwas von einem Gesundheitskonzern aus Asien, der jetzt aktuell den europäischen Markt eröffnen will. Beginnend mit Deutschland und noch freiberufliche Mitarbeiter sucht.

Da ich mich schon immer für jegliche Alternativen interessierte, ging ich zu einer Geschäftspräsentation, die mir anfangs vorkam wie eine billige Kaffeefahrt-Verkaufsveranstaltung. Doch nach einer guten Stunde des Zuhörens war ich nur noch verblüfft, zum einen über deren fantastische Produkte und zum anderen, mit welchen einfachen Tests die Wirksamkeit **sofort** bewiesen wurde. Sehr beeindruckend.

Dennoch blieb ich etwas skeptisch. Nach fast 10 Jahren Knieschmerzen mit Dutzenden von sinnlosen Arztterminen hatte ich eigentlich keine Hoffnung mehr.

Die hatte mir die deutsche, arrogante Schulmedizin nach all den Jahren genommen.

Trotz meiner Skepsis kaufte ich eine Kniebandage, die für mich nur aus Baumwolle und Gummi bestand. Damals für 95,00 DM. Der Preis erschien mir zu günstig, da ich bisher ärztlich verschriebene Bandagen mit Preisen von 220,00 DM hatte. Die allerdings keine Verbesserung brachten. Warum sollte dann eine "billige" Bandage im Wert von 95,00 DM überhaupt etwas bewirken. Dem Gedanken folgend trug ich diese Bandage nicht und hakte die Angelegenheit vorläufig ab.

Es vergingen einige Wochen und ich ging ich wie immer zum Fitnesstraining.

Gerade als ich meine Sportkleidung anzog, sah ich auf einmal diese Bandage in meiner Sporttasche liegen. Ich hatte sie wohl vor Wochen dort hineingetan und wochenlang nicht bemerkt.

Gut, … da war sie also.

Ich hatte sie schließlich bezahlt und warum sollte ich sie jetzt nicht genauso sinnlos benutzen wie die Bandagen vom Arzt. Ich zog sie übers linke Knie.

Ich ging zu meinen geliebten und gehassten Beinstrecker, auf dem ich seit über einem Jahr ohne Gewichtsscheiben trainierte; nur mit dem leeren Flaschenzug.

Wie immer schaute ich zuvor nach links und rechts, ob keine Mädels in der Nähe waren, die mich wieder auslachen könnten. Es waren keine da. Sehr gut.

Ich begann gewohnt langsam, vorsichtig … wie immer … plötzlich … mit einem völlig unerwarteten Ruck knallte der Beinstrecker fast federleicht nach oben. Ich war völlig perplex und dachte, dass vielleicht ein Bowdenzug an der Maschine gerissen wäre. Das kam in dem Fitnessstudio des Öfteren vor, weil sie zum Teil sehr alte Trainingsgeräte hatten. Ich stand auf, trat hinter die Maschine, um mir das Malheur anzuschauen.

Doch ich sah nichts? Alles war in Ordnung. Ich war irritiert und ging nun davon aus, dass vielleicht der Flaschenzug kaputt sei und fixierte "zum

Spaß" eine 20 Kilo Scheibe an der Gewichtsstange. Dann setzte ich mich wieder nach vorne und hob mit beiden Beinen zum allerersten Mal nach über einem Jahr eine 20 Kiloscheibe. Das ist jetzt für Profis nicht besonders viel, die ansonsten mithilfe des Flaschenzuges mit bis zu 80 Kilo Gewichtsscheiben trainierten. Doch für mich waren bereits schon 20 Kilo utopisch. Mit festem Glauben an einem mir gnädig-gestimmten Flaschenzug hob ich dann sogar nur mit dem linken Bein oder vielmehr mit dem schlimmen Knie das Gewicht alleine. In dem Augenblick betrat mein Trainer die Halle, sah mich von Weitem mit Gewichten trainieren und brüllte durchs gesamte Fitnesscenter fragend, ob ich des Wahnsinns wäre.

Vor Schreck ließ ich sogleich vom Training ab.

Ich erklärte ihm, dass der Flaschenzug kaputt wäre und ich heute nur mal "den Larry" machen möchte. Einfach auch mal zeigen will, dass ich mehr als nur einen leeren Flaschenzug heben kann.

Daraufhin trat er hinter mich, fummelte wohl etwas an dem Trainingsgerät herum, kam zu mir nach vorne und sagte: „Nein! Mit der Maschine ist alles in Ordnung".

Vielleicht können Sie sich selbst heute noch mein belämmertes Gesicht vorstellen?

Ich war total irritiert. Ein Jahr Nichts! Ein Jahr nur ein leerer Flaschenzug und von eben auf jetzt … 20 Kilo … gehoben … völlig schmerzfrei! Kann doch nicht sein? Mir fehlten komplett die Worte.

Ich war so verdattert, dass ich spontan nach Hause fuhr. Angekommen ging ich in den ersten Stock und wollte gerade meine Wohnungstür aufschließen, als mir etwas Wichtiges einfiel. Hatte ich … oder hatte ich nicht!?

Ich wusste nicht, ob ich beim Hinaufgehen den Treppenhandlauf zur Hilfe genommen hatte, was ich regelmäßig instinktiv tat. Also ging ich noch einmal ins Erdgeschoß und trampelte laut stampfend die Holzstufen hinauf in den ersten Stock. Provokativ forderte ich bewusst ohne Handlauf meinen Knieschmerz heraus. Doch stattdessen, dass er sich nun mal meldet, meldete sich jemand anderes. Plötzlich riss mein Nachbar seine Wohnungstür auf und brüllte mich an, was hier los sei. Ich beruhigte ihn, in dem ich ihm erklärte, dass ich hier nur etwas teste; mehr nicht. Ich hatte keine Lust, meinem Nachbarn den Grund meines Treppengetrampels zu erklären, da ich es selbst immer noch nicht glauben konnte.

11

Ich saß einfach nur erstmal perplex dreinschauend in meiner Wohnung und wusste nichts. Als mein Telefon plötzlich klingelte und statt ich mich mit meinem Namen meldete, sagte ich völlig ungewollt laut heraus: *„Aua!"* Am Telefon war mein Bruder, der etwas verärgert fragte, was der Quatsch soll. Ich wusste es selbst nicht. Ich bat meinen Bruder um einen kleinen Augenblick Geduld zum Grübeln und dann wusste ich ES.

Ich saß zuvor auf einem niedrigen Sofa und beim üblichen Aufstehen musste ich mich grundsätzlich mit meinem rechten Knie zuerst hochkommend aufstützen und langsam einlaufen, bis es irgendwie besser ging. Doch als mein Bruder anrief, war ich spontan am Telefon und hatte völlig vergessen, zuvor beim Hochkommen oder vielmehr mein Aufstehen mit einem schmerzhaften "Aua" zu vollführen?

Deshalb meldete sich mein Unterbewusstsein verbal am Telefon mit einem "Aua".

Ich war völlig baff. Ich wusste nun gar nichts mehr. Ich rätselte schon fast verzweifelt an einem "Warum"? Ich hatte die Verpackung von der Bandage nicht mehr, die mir ohnehin keine Erkenntnis gebracht hätte, da die Beschreibung in Englisch war.

Als ich dann meinen Geschäftsbekannten befragte, wusste der ebenfalls nicht vielmehr, außer dass in dieser Bandage keramische Fasern eingewebt waren. Das erklärte zumindest, warum die Bandage so eine einzigartige und sehr angenehme Wärme produzierte. Denn wie wir alle noch wissen, hatte der US-Space-Shuttle, die frühere amerikanische Raumfähre, an der Unterseite keramische Kacheln, die die Hitze ableiteten, damit sie beim Wiedereintritt in die Erdatmosphäre nicht verglüht. Warum?

Ganz einfach, weil Keramik physikalisch jegliche Energie reflektiert. Genau dieses Material befand sich in der Bandage. Die Keramik reflektierte meine Körperwärme, 37 Grad zurück ans oder vielmehr ins Knie. Heute ist das auch mit minusionisiertem Kupfer und Kohlenstoffatomen möglich.

(Mehr dazu unter: www.urlebenskraft.de)

Dabei fiel mir ein, dass ich vor über einem Jahr etwas dazu in der medizinischen Zeitung namens "Orthopress", gelesen hatte.

Glücklicherweise hatte ich die Zeitung noch.

<u>Thema: Wärme die heilende Kraft.</u> Doch nur unsere eigene Körperwärme besitzt die energetische Kraft, uns zu heilen.

Eine bestätigte medizinische Empfehlung von Ärzten.

Doch woher nehmen und nicht stehlen? Wir essen, wir produzieren Wärme, wir strahlen sie ab und verlieren sie wieder. Wer´s nicht glaubt, kann ja mal die hübsche Nachbarin oder den netten Nachbarn von Gegenüber mit einem Infrarot-Fernglas beobachten.

Ein Infrarotstrahler bringt nur künstliche Wärme von außen, doch keine heilende Körperwärme.

Ein elektrisches Heizkissen bringt auch Wärme, doch fatalerweise gleichzeitig eine elektromagnetische Strahlung, die unseren Zellen nicht gerade wohlgesonnen ist.

Die Sonne bringt uns eine wohlige Wärme, die wir kurzfristig speichern, doch auch wieder abstrahlen und verlieren.

Die Wissenschaftler hatten zwar die menschliche Wärme als beste Heilwärme erkannt, empfohlen und ausführlich beschrieben; allerdings nicht, wie wir sie "zurück" bekommen?

Die Lösung trug ich an meinem Knie.

Ich konnte mein Glück nicht fassen.

ENDLICH schmerzfrei. Ohne Chemie.

Diese reflektierte und perfekt frequentierte Körper-Infrarotwärme, hatte mir binnen von Minuten meine Schmerzen genommen.

Doch wie und warum?

Ich trug diese Bandage Tag und Nacht. Nach über 3 Wochen befahl mir der Zustand der Bandage, dass ich sie auch mal waschen sollte. Die Laufzeit einer Waschmaschine war mir definitiv zu lang. 2 Stunden waschen und einen halben Tag aufs Trocknen warten, erschien mir als unmöglich. Ich wollte ab sofort keine Sekunde mehr ohne diese Bandage leben. Also wusch ich sie im Handwaschbecken und föhnte sie hinterher sogleich trocken. Doch in diesem Moment bemerkte ich meine Angst vor der Angst vor den wiederkehrenden und vergangenen Schmerzen.

Meine Vernunft und mein Unterbewusstsein befahlen mir, einfach mal diese Bandage komplett wegzulassen und zu schauen, was nun passiert.

Genau das tat ich.

Nach gut 3 Wochen kamen meine Knieschmerzen zurück. Persönlich gefühlt nur noch mit 15 %. Zu 85 % war ich schmerzfrei, obwohl ich die Bandage nicht getragen hatte.

Und abermals verblieb ein großes Warum?

Diese physikalische Eigenschaft der Bandage war später absolut mitentscheidend zu der Heilung meiner Fibromyalgie.

Natürlich haben wieder ein paar spezielle Ärzte davon gehört, sogleich mir und vielen anderen von nun an schmerzfreien Menschen einen Placeboeffekt angedichtet. Ich will damit bitte nicht sagen, dass es den sogenannten Placeboeffekt nicht gibt. Doch in meinem Fall war das natürlich eine absolute Quatsch-Behauptung. Denn zuvor hatte ich dank der Schulmedizin an nichts mehr geglaubt. Der Placeboeffekt fiel daher aus.

Zumal ich nicht wusste, aus welchem Material die Bandage besteht und niemand hatte mir zuvor einen Placeboeffekt einreden können.

Selbst später bei Tieren: Hunde, Katzen, Pferden, stellten sich ähnliche Erfolge ein.

Doch alles was hilft alles, was die deutsche Schulmedizin nicht erklären kann und alles, was grundsätzlich niemals gelehrt wird, hat es damit gefälligst auch nicht zu geben. Daher ist für die Schulmedizin die vorschnelle Behauptung zu einem Placeboeffekt immer eine gute Ausrede für ihr Unwissen.

Kommen wir nun zu der wissenschaftlichen Erkenntnis. Wobei ich besonders für die Gesundheitsverhinderer betonen möchte, es ist meine Erklärung!

Also KEINE medizinische Aussage, sondern meine persönliche Erkenntnis und Meinung.

Der Mensch hat eine langwellige Infrarotabstrahlung und mit der Reflexion dieser perfekten Wellenlänge findet ein biochemischer Prozess im Zellbereich statt; der wiederum Übersäuerungen und sogar eventuelle Verkalkungen sehr schnell abbauen "könnte".

Denken Sie bitte daran, dass ich gezwungen bin zu schreiben … "könnte"!

Diese außergewöhnliche Wärme, die ich unter dieser Bandage empfand, war zum ersten Mal in meinem Leben meine eigene reflektierte Körperwärme. Genau diese natürliche Infrarotwärme fördert deutlich die Durchblutung, womit eine Entsäuerung aktiviert wird.

Der Beweis dazu ist nicht nur **sofort** mit einer Infrarotkamera zu sehen, sondern auch sehr einfach vorzuführen.

Ich nehme eine handelsübliche Zitrone und schneide ein paar Scheiben herunter, die ich nochmals in Hälften teile. Danach lege ich ein paar halbe

Scheiben auf einen Porzellanteller und stülpe einen weiteren darüber. Doch nur, damit die Bandage sauber bleibt. Jetzt stecke ich dieses Zitronenscheiben-Porzellanteller-Sandwich in die Kniebandage und lasse sie dort drinnen für gut zwei Stunden liegen. Währenddessen zeige und erkläre ich weitere Produkte und deren Technologien.

Danach hole ich die Zitronenscheiben heraus und bitte ein paar Anwesende in eine halbe Zitronenscheibe hinein zu beißen. Alle sagen: *"Ja, schmeckt nach Zitrone".*

Stimmt.

Jetzt bitte ich diese Personen in die jeweils andere Hälfte der gleichen Zitrone zu beißen und alle, ausnahmslos alle schütteln sich, sagen mit bitterer Miene und zusammengekniffenen Mündern:

„Jaau ... auch Zitrone, nur extrem sauer".

Was ist passiert? Nach gut zwei Stunden ist ein erheblicher und vor allem deutlicher Anteil der Zitronensäure in den Bandagen-Zitronenstücken abgebaut worden. Denn auch Zitronen reflektieren logischerweise durch die keramischen Fasern Infrarot.

Ob Sie´s glauben oder nicht, nach einem Test hat mir sogar ein zufällig anwesender Schulmediziner angedichtet, ich hätte irgendwie die Zitronen manipuliert. Ohne Worte. Manchen Leuten, insbesondere Akademikern, kann man es nie recht machen. Ausgeschlossen. Die würden sich sogar noch nach ihrem Ableben beim lieben Gott darüber beschweren, dass das nur ein Trick, ein Placeboeffekt sei.

Ich besitze privat eine Keramikscheibe aus demselben Material wie die keramischen Fasern in meiner Bandage. Auf diese Scheibe lege ich einen Eiswürfel und frage, wie lange es wohl dauert, bis der Eiswürfel geschmolzen ist? Die meisten Menschen sagen ca. 20-30 Minuten, was auch stimmt; normalerweise. Doch auf dieser Biokeramikscheibe schmilzt der Eiswürfel innerhalb einer Minute. Wobei alle Anwesenden immer sehr erstaunt sind, da sie so etwas zuvor nie sahen. Zumal der Eiswürfel auf der Keramikscheibe in Tangomanier ein bisschen hin und her flitzt.

Einfachste Physik: Keramik reflektiert nicht nur Wärme, sondern auch Kälte; und reflektierte Kälte erzeugt physikalisch Wärme. Daher schmilzt der Eiswürfel in Sekunden.

Viele Menschen erzählen, nachdem sie in einem heißen Land Urlaub machten, zum Beispiel Tunesien oder der Karibik, dass sie dort deutlich weniger Gelenkprobleme hatten. Warum? Ganz einfach erklärt und meine persönliche Feststellung.

Der menschliche Körper braucht zum Leben die Infrarotwärme der Sonne, er speichert sie sogar. Diese natürlichen Infrarotwellen können unseren Körper entsäuern. Dazu bewegen sich die meisten Menschen im Urlaub stundenlang auf einem natürlichen Untergrund, wie z. B. einem Strand, über Wanderwege in Naturlandschaften jeglicher Art. Sie sind praktisch geerdet und tanken geradezu das natürliche Magnetfeld der Erde für ihren Körper; wesentlich länger und vor allem intensiver. Wie heißt es so schön und richtig vom Nobelpreisträger Werner Heisenberg: *"Die magnetische Energie ist die elementare Energie, von der das gesamte Leben des Organismus abhängt."*

Ohne das Magnetfeld der Erde ist Leben unmöglich.

Ein natürliches Magnetfeld sorgt im Körper für eine bessere Durchblutung und damit auch für eine bessere Entgiftung unserer Zellen; und resultierend für weniger Schmerzen in den Gelenken.

Doch in unserer hoch technisierten Welt haben wir alles zubetoniert. Wir leben und arbeiten in geschlossenen Räumen. Bewegen uns in Autos, also in faradayschen Käfigen, die dazu das lebenswichtige Magnetfeld der Erde blockieren. Im Inneren des Fahrzeuges werden wir massiv per Bluetooth und mit Funkwellen elektromagnetisch bombardiert.

Gutes Beispiel: Ich habe ein relativ einfaches Gerät, um elektromagnetische Felder nachzuweisen, welches allerdings erst bei einem sehr hohen Strahlungslevel reagiert. Auf einer Fahrt im deutschen Hochgeschwindigkeitszug ICE bemerkte ich ein ständiges Piepen aus meiner Tasche. Das war mein Magnetwellentestgerät, welches unentwegt ausschlug. Ich glaubte, dass das normal wäre, weil vielleicht die Batterien fast leer waren? Doch kaum stieg ich in Hamburg aus dem ICE, tat das Gerät keinen Mucks mehr. Später überprüfte ich die Batterien, sie waren voll aufgeladen.

Fazit: Die elektromagnetische Strahlung im ICE war scheinbar so immens, dass ein einfaches Testgerät nonstop auf diese Strahlung reagierte.

Ich kannte "das" bisher nur in von Flugzeugen, deren Metallrumpf ebenfalls wie ein Faradayscher Käfig funktioniert. Deshalb können Blitzeinschläge, Flugzeugen und Autos kaum etwas anhaben. Doch innen drinnen wirbelt eine sehr starke elektromagnetische Strahlung hin und her, die mit Sicherheit nicht nur aufs Gemüt schlägt. Viele Flugbegleiter sind häufig krank und müssen daher oftmals sehr frühzeitig in den Ruhestand gehen; oder sich einen anderen Beruf suchen.

Ich könnte Ihnen dazu noch Dutzende von Beweisen erzählen, doch ich möchte Ihnen damit die Anwendungsmöglichkeiten bei Rheuma und Fibromyalgie verdeutlichen.

Bei diesen gesundheitlichen Problemen steht immer die Übersäuerung im Vordergrund.

Stellen Sie sich mal vor, wie schmerzhafte Gelenke innerhalb keramischer Bandagen reagieren oder was mit einem übersäuerten Körper eingewickelt in einer thermischen Schlafdecke, die die Eigenwärme reflektiert, passieren würde.

Sie würden sich, genauso wie ich, nach Jahren zum ersten Mal wieder richtig wohlfühlen.

Es würde definitiv und wahrhaftig etwas Wunderbares passieren.

Ein Bekannter, dem ich die Produkte und die Anwendung zeigte, verblieb gut 45 Minuten eingewickelt in einer keramischen Schlafdecke mit Magneten. Praktisch wie in einem Kokon. Hinterher meinte er, dass er sich genauso wohl wie bei Mami im Bauch fühlte. Darüber habe ich lange nachgedacht. Der Mann hatte Recht. Bei Mami im Bauch haben wir alle 9 Monate die perfekte Infrarotwärme genossen.

Doch diese Erkenntnis war nur ein kleiner Teil auf dem Weg zu meiner Heilung. Schließlich geht es auch noch um die Ursache.

Warum ist ein Mensch so massiv übersäuert?

Sicher, … man könnte es auf übersäuerte Lebensmittel zurückführen, wie z. B Weißmehlprodukte, Schweinefleisch, Zucker, Glukosesirup, Plastikflaschen- oder Umkehrosmosewasser, das Zellgift Speisesalz und viele mehr.

Es gibt kaum noch ein Lebensmittel, welches nicht mit Glukose(frucht)sirup und Chemie-Speisesalz mit anorganischem Jod belastet ist.

Unglaublich, aber wahr, selbst in einigen Biersorten habe ich bereits den gesundheitsbedenklichen Glukosesirup entdeckt. Dazu noch künstlicher Hopfenextrakt, also kein reiner Naturhopfen mehr; und der Markenhersteller hat noch frech auf die Bierdose geschrieben:

Nach dem deutschen Reinheitsgebot! Ohne Worte.

Gerade in der Lebensmittelbranche wird gelogen, betrogen, geschachert, was möglich ist. Doch das ist noch ein Thema für sich.

Bei Einkäufen schaue ich grundsätzlich bei allen Produkten auf die Zutatenlisten, die sich zum Teil schon wie Einkaufslisten für Giftmischer lesen. Unglaublich viel Chemie. Oftmals beobachte ich mehr ungewollt andere Menschen bei deren Einkäufen und staune immer wieder, wie sorglos und ungelesen viele Menschen einkaufen.

Die wenigsten machen sich die Mühe, genauer hinzuschauen, "was" sie da eigentlich wirklich kaufen. Genauso andersrum bemerke ich Menschen, die mich beobachten, wie ich bei allen Produkten auf die Zutatenliste schaue und 90 % dieser Chemieprodukte kopfschüttelnd zurücklege. Vermutlich halten mich viele für einen Außerirdischen vom Mars, der sich hier nur kurz etwas für die Weiterreise kaufen möchte und dabei entsetzt feststellt, mit welchem Chemiemüll wir uns ernähren.

Die berüchtigte Zeitschrift "Der Spiegel", hat mehrfach Artikel veröffentlicht, dass die zusätzliche Einnahme von natürlichen Vitaminen gefährlich für den menschlichen Körper sei. Die Journaille beruft sich zu diesen Märchen auf scheinheilige Behauptungen vom allzeit überschlauem "Bundesinstitut für Risikobewertung", selbst ernannte Fachleute aus der Pharmaindustrie und die allwissende Schulmedizin. Dummerweise liegt bei diesen Leuten eine Vitaminmangel-induzierte, partielle Amnesie vor; womit sich der Wahrheitsgehalt dieser Märchen automatisch erledigt hat. Zumal jeder normale Mensch weiß, "wer" das behauptet.

Der Presse glaubt ohnehin kein normaler Mensch irgendetwas; noch nicht einmal die Wetterprognosen. Vertrauen muss man sich mit Ehrlichkeit verdienen und genau jenes hat die Presse arrogant verspielt.

Ärzte sollten sich eher sehr ernsthaft mit diesem Vertrauenswandel auseinandersetzen und sich daran erinnern, welchen freiwilligen Eid sie einmal geschworen haben; und vor allem "warum?"

Selbst Schulmediziner, die getreu ihrem Eid Menschen helfen und heilen möchten, ignorieren oftmals fundamentale Erkenntnisse, nur weil sie nicht den Dogmen der Schulmedizin entsprechen.

Daher ist es kaum verwunderlich, dass zwischenzeitlich immer mehr Menschen den Informationen aus dem Internet vertrauen. Unabhängig davon, dass im Internet teils sogar schon sehr merkwürdige Diagnosen mit noch mehr merkwürdigeren Therapien als Wunderheilungen angeboten werden.

Nach dem aktuellen Stand der Scheinheiligkeit wird jetzt in den USA behauptet, dass Fibromyalgie besonders häufig bei Menschen auftritt, die als Kinder missbraucht wurden.
Ich kann mir nicht vorstellen, dass viele Kranke früher alle Ministranten waren?

Neben den so vielfältigen Dingen, die eine Krankheit verschlimmern können, gibt es allerdings noch eine Übersäuerung, die bei mir und ebenso Betroffenen noch nie zuvor als <u>eindeutige Ursache</u> von Fibromyalgie oder Rheuma in Verbindung gebracht wurde.

Bis heute.

Zukunft ist etwas, das die meisten Menschen erst lieben, wenn es Vergangenheit geworden ist.

(William Somerset Maugham)

Kapitel 2 - Ein ehemals gesundes Leben

Nach ungefähr einem guten Jahr verbrachter Lebenszeit in dieser neuen Wohnung begannen plötzlich neue und mir dato unbekannte gesundheitliche Probleme.

Zu diesem Zeitpunkt hatte ich gerade eine neue berufliche Karriere als Freiberufler in einem Immobilienkonzern begonnen. Wodurch ich ein großes Problem mit meinem Hund bekam. Ich durfte ihn wegen eines profilierungssüchtigen Geschäftsstellenleiters nicht mehr mit ins Büro bringen.
Ich hatte wochenlang versucht, mit Zeitungsannoncen einen Hundesitter zu finden, was sich in Hamburg als unmöglich herausstellte. Entweder hätte ich jeden Tag quer durch die Stadt fahren müssen oder mögliche Interessenten hatten utopische finanzielle Forderungen, um auf einen kleinen, freundlichen Hund aufzupassen.

Warum erzähle ich Ihnen immer noch dieses und jenes?
Weil es zu meiner Geschichte, zu der Erkenntnis der Ursache von Fibromyalgie dazu gehört.
Als ich nach über 6 Wochen Suche niemanden gefunden hatte, habe ich in meiner Verzweiflung schließlich das Universum um Hilfe gebeten. Unter dem Motto: Das Einfachste wäre doch … wenn hier, in meiner Wohnstraße, Rübenkamp - Hamburg, irgendwo ein netter, einsamer Mensch wohnt, der oder die sich freut, auf einen kleinen lieben Hund aufzupassen. Am besten noch Haus und Garten besitzt.
Manche Unwissende oder auch Berufsskeptiker mögen meine Vorgehensweise jetzt belächeln, doch das ist mir egal. Denn kaum hatte ich eine Verzweiflungsbestellung beim Universum gemacht, geschah es.
Ich wohnte in einem kleinen Mehrfamilienhaus mit 6 Mietparteien. Gegenüber auf der anderen Straßenseite standen fast ausschließlich nur Einfamilienhäuser.

Gerade als ich gegenüber meiner Wohnung auf der anderen Straßenseite parken musste, kam dort gleichzeitig eine ältere Dame des Weges entlang. Ich kannte diese Frau vom Sehen, da sie ebenfalls einen kleinen Westie besaß, der allerdings diesmal nicht dabei war. Woraufhin ich sie ansprach und sogleich ihren traurigen Gesichtsausdruck bemerkte.

Sie erzählte mir unter Tränen, dass sie ihren kleinen Westie namens Simon vor ein paar Tagen einschläfern lassen musste und aus der Gewohnheit heraus jetzt alleine spazieren geht. Ich gab ihr meine ehrliche Anteilnahme zu ihrem schmerzlichen Verlust.

Aufgrund dessen, dass sie so traurig war, bot ich ihr an, dass sie meinen Westie, den kleinen Tobi, jederzeit bei mir abholen kann, um vielleicht besser über ihren Verlust hinwegzukommen.

Mein Angebot nahm sie dankbar an und meldete sich dennoch nicht.

Doch gerade als ich ein unmittelbares Problem hatte, meinen Westie irgendwie bei jemanden spontan unterzubringen und ich just aus dem Haus über die Straße laufen wollte, um die Dame zu fragen, stand sie in der gleichen Sekunde vor meiner Haustür und drückte in diesem Moment auf meinen Klingelknopf.

Na … was für ein universeller "ZU-Fall".

Sie wollte mich ebenso in dieser Sekunde fragen, ob sie Tobi ausführen könnte. Das nahm ich sofort dankbar an.

Da ich derzeit mit meinem neuen Job terminlich unter Druck stand und manchmal für mehrere Tage verreisen musste, entwickelte sich eine wunderbare Freundschaft zwischen uns dreien.

Die ältere Dame freute sich, dass sie sich um einen kleinen Hund kümmern konnte und ich freute mich, dass so ein herzensguter Mensch meinen kleinen Highlander so liebevoll umsorgte. Sogar ein Haus mit einem großen Garten besaß; den ich im freundschaftlichen Gegenzug für sie regelmäßig pflegte.

Bitte bleiben Sie weiterhin erwartungsvoll, warum ich Ihnen das alles erzähle, es gehört mit zu meiner Geschichte, von der Entstehung bis zu der Ursache meiner Fibromyalgie. Wahrscheinlich werden Sie erst im Nachhinein viele Parallelen zu sich selbst erkennen.

Die ältere Dame namens Johanna holte Tobi drei bis fünfmal in der Woche bei mir ab, manchmal auch für mehrere Tage. Oftmals stand sie schon um 8:00 Uhr morgens an der Tür, um Tobi zu holen.

Da ich zu diesem Zeitpunkt teilweise berufsbedingt von zu Hause arbeitete

21

und manchmal erst sehr spät im Bett war, war ich ihr zum einen dankbar, dass ich nicht frühmorgens mit Tobi vor die Tür musste und zum anderen habe ich mich oftmals schon sehr aus meinem Bett quälen müssen. Anfangs dachte ich noch, wegen des kurzen Schlafes, der Arbeit und der frühen Uhrzeit.

Immer wenn sie Tobi abholte, trug ich ihn vom ersten Stockwerk zu ihr herunter vor die Haustür und jedes Mal genauer gesagt, fragte sie mich, warum ich so kaputt, so erschöpft aussehe. Irgendwie unausgeschlafen und dabei immer ein so geschwollenes, fast dickes Gesicht habe?

Das ist mir auch aufgefallen, ich fühlte mich nicht nur völlig schlapp, sondern richtig nonstop erschöpft und total erschlagen. Frühmorgens, nachdem der Wecker klingelte, kam ich kaum aus dem Bett heraus und wäre lieber vor purer Erschöpfung liegen geblieben.

Daraufhin ging ich zu einem "wahren" Heilpraktiker, zu Herrn Dr. Rolf Stühmer, der mir vor vielen Jahren, zweimal vor der Schulmedizin mein Leben gerettet hat. Daher hatte ich zu diesem Mann absolutes Vertrauen.

Der Heilpraktiker stellte ebenfalls fest, dass ich völlig erschöpft war und empfahl mir einen Gang runter zuschalten; da ich extrem gestresst sei. Woraufhin ich ihm erzählte, dass ich das bereits tue. Dennoch war für uns beide mein Zustand nicht erklärbar.

Herr Stühmer meinte, dass mein Zustand einem Workaholic mit einem 14 Stunden Tag gleich kommt, siebenmal die Woche.

Das war schon seltsam. Klar, eine 40 Stunden-Woche gab es für mich nicht. Dafür war ich ja auch selbstständig. Wie bereits erwähnt, vor noch einem knappen Jahr, war ich kerngesund; und nun innerhalb von gut 12 Monaten, körperlich 20 Jahre älter. Wie kann das sein?

Selbst ein so berühmter und anerkannter Heilpraktiker, wie Herr Dr. Rolf Stühmer konnte keine eindeutige Ursache meiner Erschöpfung feststellen. Das machte mir Sorgen.

Plötzlich bekam ich dazu noch starke Magen/Darmprobleme, die zum Teil so heftig waren, dass ich manchmal mit extrem schmerzhaften Bauchkrämpfen nachts um 3:00 Uhr aufwachte.

Als ich mit einer Freundin und meinem Hund an den Fluss, die Hamburger Elbe fuhr, setzten wir uns auf eine Decke am Strand. Es war noch kein Sommer, doch warm genug; daher zog ich Schuhe und Socken aus. Da bemerkte auf einmal meine Freundin, dass meine Fußgelenke stark geschwollen waren. Ich hatte das selbst noch gar nicht gesehen. Ich hatte keine Schmerzen. Meine Fußgelenke sahen irgendwie aus, als wenn sie mit Wasser gestaut wären; dick, weich und wabbelig.

Das war schon höchst seltsam, zumal mir "so etwas" noch nie passiert war.

Ich hoffte, dass sich das alles noch irgendwie von alleine wieder geben wird.

Allerdings entschied ich mich entgegen jeglicher menschlichen Logik zu einem Allgemeinmediziner zu gehen. Um einfach nach vielen Jahren einen kompletten Gesundheitscheck machen zu lassen.

*W as bringt den Doktor um sein Brot? Die Gesundheit und der Tod.
Drum hält der Arzt, auf dass er lebe, uns zwischen beiden in der
Schwebe.*

(Eugen Roth)

Kapitel 3 -
Eine nicht schul(d)medizinische Ursache

Für diesen großen Gesundheitscheck suchte ich mir einfach irgendeinen Allgemeinmediziner in meiner Nähe heraus, von denen gab es hier genügend.
Ich glaubte, dass jeder Mediziner in der Lage sei, einen einfachen, normalen Gesundheitscheck durchzuführen.
Blut, Urin, Stuhl, Lunge und Fitness, das volle Programm.

Ich fand einen Arzt nicht weit von mir in Hamburg, bei dem ich kurzfristig einen Termin bekam. Vermutlich auch, weil ich zu diesem Zeitpunkt privat versichert war. Dessen Namen möchte ich nicht nennen, nur so viel, es war kein Deutscher. (DAS meine ich logischerweise NICHT rassistisch, sondern lediglich nur als eine Tatsache! Die sogenannten Gutmenschen brauchen sich jetzt bitte nicht aufregen.)
Denn mir fiel sofort auf, völlig egal welcher Landsmann dieser Arzt war, wie typisch seine Denkweise ist. Schulmedizinisch treudoof, genau nach Lehrplan. Dazu diese auffällige, arrogante Scheuklappendenkweise von einigen Ärzten. Das typische Pathos allwissend und damit auch all-mächtig zu sein. Das war schon recht deutlich.

Zwei Tage später hatte ich einen erneuten Termin für die Ergebnisse.
Er sagte mir, dass eigentlich alles in Ordnung wäre, obwohl ich ihm vorab auch erzählte, dass ich zurzeit unter massiven Magenkrämpfen, Durchfall, Gelenkschmerzen, Schlaflosigkeit und extremer Erschöpfung litt. Diese wichtigen Informationen ignorierte er als Arzt völlig, zumal ich genau deshalb diesen wichtigen Gesundheits-Check durchführen ließ.
Er monierte nur einen einzigen Punkt. Meine Blutfettwerte sind viel zu hoch. Besonders mein Triglycerid-Wert wäre sehr bedenklich hoch und es besteht die Gefahr einer Fettleber. Als ich ihn nach der Ursache fragte, hatte er sie auch schon parat. Alkohol.

Er bezeichnete mich als schwersten Alkoholiker und riet mir, sofort mit dem "Trinken" aufzuhören. Woraufhin ich ihm sagte, dass ich sehr selten Alkohol trinke. Vielleicht nur ein Glas Bier und eventuell ein Glas Wein im Monat. Daraufhin erklärte er mir, dass das jeder Alkoholiker sagen würde.

Ich war perplex und schockiert sprachlos. Ich achte sehr auf meinen Körper. Ich sah schon berufsbedingt immer ordentlich und gepflegt aus. Ich lallte und torkelte nicht; und roch in keiner Weise nach Alkohol. Doch mit dieser dreisten Aussage, mit dieser Behauptung über mich wusste ich nun genau, dass ich einem absoluten Vollidioten gegenüber saß. Der mich mit einem dümmlichen Grinsen und gleichzeitig mit einem rechthaberischen Blick anschaute.

Ich hatte diesem sogenannten Arzt Tage zuvor erzählt, dass sehr gesund lebe. Seit über 25 Jahren kein Schweinefleisch esse, nicht weil ich einen heidnischen Aberglauben pflege, sondern um einfach gesund zu bleiben. Keine Fertig-Müll-Nahrung zu mir nehme, weitgehend keine Weißmehlprodukte, viel Sport treibe und rauchfrei atme.

Dazu kein Plastikwasser mit Weichmachern trinke, genauso auch keinen hochbedenklichen Plastikkannenfilter nutze und selbstverständlich auch kein gesundheitsgefährdendes Umkehrosmosewasser zu mir nehme. Nur ein bestimmtes Glasflaschenwasser, welches wirklich alkalisch und nicht wie 99 %, der zu kaufenden Wasserflaschen übersäuert ist.

Die wichtigen Themen: Ungesundes "Schweinefleisch" und gesundes Wasser werde ich in einem nachfolgenden Kapitel noch genauer erklären und selbstverständlich beweisen.

Zu meinen überhöhten Blutfettwerten gab er mir noch ein Rezept mit, welches ich erst einmal aus einer Apotheke holte. Als Privatpatient musste ich ohnehin alle Behandlungen, Medikamente vorab komplett bezahlen, bis es die Krankenkasse zurückerstattet. Als ich das Medikament bezahlte, übrigens 3 x das Gleiche, war ich über die hohen Preise entsetzt. Dreimal 70,00 DM. 210,00 DM nur für Chemie empfand ich damals als recht teuer. Es sei mir entschuldigt, zumal ich seit über 10 Jahren bei keinem Systemarzt war, kannte ich natürlich keine Medikamentenpreise.

(Zur Erinnerung: Von dieser Aussage ist selbstverständlich mein ehemaliges Knieproblem ausgenommen, weil es keine Krankheit war.)

Den Namen dieser hochbedenklichen Chemie weiß ich leider nicht mehr. Zumal ich ihn hier vermutlich auch nicht nennen darf, da es in Deutschland gesetzlich untersagt ist, die Wahrheit öffentlich zu machen; um keinesfalls berüchtigte Pharmakonzerne namentlich in Misskredit zu bringen. Das wäre politisch nicht erwünscht.

Zuhause schaute ich mir in Ruhe an, was mir nun genau dieser Arzt verschrieben hatte. Dann kam der nächste Schock. Als ich mir den Beipackzettel durchlesen wollte, war dies kein Zettel, sondern ein Mini-Büchlein. So etwas hatte ich zuvor noch nie gesehen. Aufgrund dessen, dass die aufgeführten Nebenwirkungen und Gegenanzeigen so umfangreich waren, genügte dazu kein normaler Beipackzettel.
Allein nur die aufgeführten Nebenwirkungen waren so vielfältig gruselig, dass der Hersteller dafür ein Büchlein beilegen musste. Genauso die möglichen Wechselwirkungen. Unfassbar, was das nun mit einer medizinischen Versorgung zu tun haben sollte?
Ich tat genau das, was mir meine Intuition riet und mein Bauchgefühl deutlich sagte. Ich warf die Medikamente gezielt dahin, wohin sie gehörten; in den Müll.
Umweltaktivisten mögen mir diesen Fehler verzeihen, natürlich hätte ich sie auch in der nächsten Apotheke abgeben können, doch damals wusste ich das nicht und ich war so wütend über diesen Schulmediziner; dass der mir einfach so höchst bedenkliche Medikamente verschrieben hat; von denen er vermutlich selbst keine Ahnung hatte.
Wie so oft verschreiben Ärzte ihren Patienten Medikamente, von deren Auswirkungen sie selbst nichts wissen. Nur nach vorherigen Behauptungen von Pharmareferenten und nach gut bezahlten medizinischen Gutachten. Sicherheitshalber dazu ein paar offizielle Genehmigungen von überbezahlten Politikern und äußerst nette "Extras" von der ach gar so integren Pharmaindustrie.
Als Selbstständiger war es von jeher meine Devise, dass ich nur etwas verkaufen kann, von dem ich persönlich überzeugt bin und auch selbst nutze. Hat Ihr Arzt die Medikamente, die er Ihnen so bedenkenlos verschreibt, jemals selbst eingenommen? Selbst wenn er sie eventuell persönlich nehmen müsste, würde er sie wirklich schlucken?
Die Pharmaindustrie wird oftmals zurecht als Pharmamafia bezeichnet. Doch nennen wir sie einfach mal passenderweise die Systempharma. Die mit System vorgeht, neue Krankheiten zu erfinden, um im gleichen Atemzug wie durch ein Wunder neue Medikamente dagegen zu präsentieren.
Sowie bei bekannten Krankheiten, oftmals keine alternativen Heilungschancen zulässt und sie als lächerlich oder gefährlich deklariert.

Wie zum Beispiel die Wechseljahre einer Frau. Die ab <u>sofort</u> keine Evolution mehr sind, sondern ab <u>sofort</u> eine Krankheit, die man ab <u>sofort</u> mit Medikamenten bekämpfen muss. Logisch! ... Nicht wahr?

Oftmals werden nur 10 Prozent der Gewinne in die Forschung für neue Medikamente investiert. Wovon der überwiegende Teil nur in "Nachfolgeprodukte" patentgeschützter Medikamente fließt, damit das gar so redlich verdiente Geld weiterhin sprudelt. Denn warum sollte man ein "uraltes" Schmerzmittel, welches in anderen Ländern bereits verboten ist, vom Markt nehmen, wenn man dem Kind nur einen neuen Namen geben muss. In einer internen Studie gestand über ein Drittel der befragten Forscher ein, wegen des Drucks von finanzierenden Pharmakonzernen die Ergebnisse zu verändern. Studien, die nicht das gewünschte Resultat bringen, werden häufig gefälscht oder der Öffentlichkeit vorenthalten. Mit dem flotten Pharma-Liedchen auf der Zunge:

♫ *Wes Brot ich ess, des Lied, ich sing". Tri ... Tra ... Trallalala.*♫

Es ist allgemein bekannt, dass einige der sogenannten unheilbaren Krankheiten seit Jahrzehnten heilbar sind. Wie zum Beispiel Rheuma, Fibromyalgie, die sogenannte Krankheit Diabetes-Typ-2, welche alle vor Jahrzehnten als angeblich unheilbar deklariert wurden. Wohingegen jeder normale Mensch heute weiß, dass bei 2 selbstverständlich eine gute Heilungschance besteht. Wieder einmal vergängliche Lügen der Systempharma.

Das Wissen dazu verschwindet entweder in den Schubladen der Systempharma und/oder es wird vernichtet. Selbst Krebs ist seit Jahrzehnten heilbar. Den Beweis dazu habe ich vor Jahren medizinisch bestätigt bekommen. Meine Mutter war mit Brustkrebs erkrankt und hat alle meine Empfehlungen befolgt. Nach 10 Monaten wurden bei ihr keine Krebsmetastasen mehr festgestellt. Meine Mutter war nachweislich vom Krebs geheilt. Und DAS öffentlich zu sagen, werde ich mir niemals von unredlichen Politikern und pharmatreuen Ärzten verbieten lassen. Doch das ist jetzt nicht die Thematik meiner Geschichte.

Selbstverständlich gibt es auch einen geringen Teil einer seriösen Pharmaindustrie, die homöopathische Mittel oder Medikamente herstellen, um damit Menschen wirklich zu helfen und es glücklicherweise oftmals auch können.

Genauso gibt es sehr viele seriöse Ärzte, versierte Heilpraktiker, alternative Therapeuten und sogar Krankenhäuser, die es sich wahrlich auf die Fahne geschrieben haben, Menschen erfolgreich zu behandeln und sogar zu heilen. Gemäß ihrem Eid.

Der berühmte Heilpraktiker Dr. Rolf Stühmer hat regelmäßig Patienten nach Hause geschickt, sie waren ihm nach seinen Behandlungen zu gesund. Kennen Sie "das" von Ihrem Arzt?

Ich habe es vor vielen Jahren gewagt, einen Orthopäden in Hamburg zu fragen, welchen Eid er einmal geschworen hat. Daraufhin erklärte er mir, dass das hier nicht zur Sache tut; und ich müsste gefälligst verstehen, dass er hier eine große Praxis zu finanzieren hat. Danach hat er mich rausgeworfen. Damit war deutlich, dass der Eid des Hippokrates bei einigen Ärzten keinen Pfifferling mehr wert ist. Im wahrsten Sinn des Wortes.

Sehr oft geht es bei vielen Pharmafirmen und ihren Lobbyisten nur darum, einen möglichst großen Anteil des Milliardenmarktes "Krankheit" abzugreifen; nonstop und mit einer unstillbaren Gier. Deshalb wird es der Systempharma kaum gefallen, dass ich Ihnen meine Geschichte erzähle, wie ich mich selbst von einer angeblich unheilbaren Fibromyalgie geheilt habe. Selbstverständlich ohne Arzt und ohne bedenkliche Medikamente; und selbstverständlich nicht nur beweisbar, sondern auch wissenschaftlich nachvollziehbar. Zumindest mithilfe des gesunden Menschenverstandes.

Völlig egal, ob die zurzeit unfähigsten Regierungen Deutschlands mit allen Mittel verhindern wollen, dass Menschen eigene Entscheidungen treffen und sogar noch schlimmer eine eigene Meinung haben, bleibt vorerst das gesetzliche Recht auf eine freie Meinungsäußerung bestehen. Welches ich hiermit offiziell in Gebrauch nehme. Obwohl dieses Recht zwischenzeitlich weltweit eher eine Farce ist.

Alles, was Sie hier erfahren, sind Inhalte meiner persönlichen Meinung.

Ebenfalls egal, ob die gleichgeschalteten Systemmedien im Sinne der Regierenden und der Großkonzerne ihre hanebüchenen Märchen verbreiten. In denen sie alternative Heilungen, Naturprodukte, lebenswichtige Vitamine und eine gesunde Lebensweise oftmals als gefährlich darstellen.

Ein trauriges Beispiel ist eine fehlerhafte und gefälschte Studie des amerikanischen Wissenschaftlers Ancel Keys. Dessen Lüge ging um die Welt.

Er behauptete, dass gesättigte Fette zu Herzkrankheiten führen. Woraus das nachfolgende Paradigma entstand, das Fett fett machen würde und damit grundsätzlich ungesund sei. Vielleicht waren seine deutschen Vorfahren mit heutigen VW-Managern und Politikern verwandt?

Diese Lüge wurde jahrzehntelang von sämtlichen Systemmedien und Medizinern den Menschen geradezu eingebläut. Insbesondere haben Margarine-Hersteller diesen Mythos ordentlich geschürt. Heute weiß jeder vernunftbegabte Mensch, dass viele Öle nicht fett, sondern gesünder und sogar schlank machen.

Wohingegen Margarine als gehärtetes Pflanzenfett Krankheiten mit verursachen oder verschlimmern könnte.

Ein paar Beispiele für gute Öle sind: Kokosnussöl, Leinöl, Avocadoöl und sortenreines Olivenöl und viele mehr. Dank der entzündungs-hemmenden Wirkung von Omega-3-Fettsäuren sind diese sehr hilfreich bei vielen entzündlichen Erkrankungen, wie zum Beispiel bei Rheuma, Asthma, chronischen Darmerkrankungen; bis hin zur Beseitigung von Depressionen.

Viele gesundheitliche Erfolge mit Omega-3-Fettsäuren wurden in Dutzenden, zum Teil klinischen Studien bestätigt. Googeln Sie´s gerne selbst.

Aufgrund des Hypes zum Kokosnussöl mixen selbst Margarine-Hersteller ihrem bedenklichen Pflanzenfett Kokosnussöl bei, um Kunden zurückzugewinnen. Genau das Öl, welches sie selbst jahrzehntelang verteufelt haben.

Ich meide seit über 30 Jahren künstlich-gehärtetes Pflanzenfett, Margarine in jeglicher Form, weil ich genau weiß, dass es mich krank macht.

Einige unserer Systemmedien verunglimpfen derzeit wieder Kokosnussöl und weitere gesunde Öle als gefährlich. Dreimal dürfen Sie raten, in welchem Interesse.

Handeln Sie intuitiv und glauben nicht alle Behauptungen der Systemmedien, auch nicht meinen. Testen, schmecken, prüfen Sie Dinge einfach immer selbst. Anwendungsmöglichkeiten zum gesundheitsfördernden Nutzen von Kokosnussöl und vielen weiteren gesunden Ölen finden Sie zuhauf im Internet.

Doch bewiesene betrügerische Handlungen der Systempharma und von einigen profitierenden, dubiosen Lebensmittelherstellern werden nur selten oder grundsätzlich nicht öffentlich an den Pranger gestellt. Im Gegenteil, dazu stellt sich das sogenannte "Bundesinstitut zur Risikobewertung" nicht vor die Menschen und Verbraucher, sondern vor die Hersteller von Glyphosat. Und ein konzernmotivierter CSU-Landwirtschaftsminister vergab vor Jahren klammheimlich nochmals eine Zulassung dieses Pflanzen- und Insektengiftes für ganz Europa. Beiderseits mit der scheinheiligen Begründung, dass diverse Gutachten die Harmlosigkeit dieses gefährlichen Giftes bescheinigen. Ganz zufällig ausschließlich bezahlte Gutachten des Herstellers; zufälligerweise ... natürlich.

Wer es dennoch glaubt?

Genau im Gegenteil in den USA, wo aktuell ein Prozess nach dem anderen gegen den berüchtigten Hersteller gewonnen wird; mit einem nachgewiesenen Krebsverdacht.

Meine Empfehlung an die Herren Entscheider: Gönnen Sie sich doch einmal einen lauwarmen Einlauf mit Glyphosat. Nach ihrer Aussage garantiert harmlos. Vielleicht werden damit bei Ihnen noch Hirnregionen freigelegt, die bisher mit diesen gefährlichen Eurocash-Bazillen infiziert waren? Die sollen ja bekannterweise häufig auf Schweizer Konten herumlungern. Wer weiß, ... wer weiß?

Hopfen und Malz ist bei diesen Leuten schon lange verloren; selbst als Einlauf.

Je mehr unsere Umwelt durch dubiose Chemiekonzerne chemisch verunreinigt wird, gesetzlich legitimiert mit Parteispenden, umso chemisch belasteter ist unser Essen; und je geringer besteht die Möglichkeit, ein gesundes Leben zu führen.

Gesund zu bleiben, ist heute ein Krampf, doch gesund zu werden, ein unsäglicher Kampf. (Volker Gätz)

Man kann nur hoffen, dass immer mehr Menschen wach und wacher werden, sich zusammenschließen und sich gemeinsam gegen Lügner, Betrüger, Verbrecher und gegen ehrlose Politiker stellen. Ich werde hierzu nochmals näher darauf eingehen.

Bitte entschuldigen Sie diesen kleinen Ausflug zu den "Mitverursachern" vieler Krankheiten. Nur für meine eventuell für einige so empfundene direkte Ausdrucksweise entschuldige ich mich in keiner Weise. Ich bin Hamburger und befolge das "Hamburger Ehrenwort", immer die Wahrheit zu sagen. Wenn ich die Wahrheit verharmlosen und verdrehen würde, würde man mich eventuell für einen Politiker oder fatalerweise für einen Pharmareferenten halten. Und ich möchte mir im Spiegel nach wie vor mit Anstand und Ehre in die blauen Augen schauen.

Doch nun zurück zu meinem ehemaligen Problem und vielleicht auch zu Ihrem "künftig" vergangenen Problem: Fibromyalgie, und/oder, Rheuma.

Nun stand ich wieder einmal mit meinem Problem alleine. Doch das war ich seit Jahren gewohnt. Meine Hoffnung, vielmehr mein Glaube an einer Lösung zu meinem Problem, war größer als die Angst, chronisch krank zu bleiben. Unabhängig davon, dass ich nicht wusste, wie es weitergeht, was ich machen sollte.

Weitere Ärzte zu konsultieren, erschien mir als völlig sinnlos und pure Lebenszeitverschwendung. Zumal mir vor vielen Jahren ein Arzt ein Antidepressiva verschreiben wollte, da ich ihm sagte, dass ich manchmal unter Bauchgrummeln litt. Das hatte ich 1982 schon instinktiv als absoluten Blödsinn empfunden. Denn dieser Mediziner hat nicht gesagt, geschweige denn gefragt, warum ich etwas Bauchweh haben könnte. Auch wieder typisch, sogleich falsche Medikamente gegen vermeintliche Symptome zu verabreichen und keinesfalls eine Ursache zu eruieren. Direkt ein Wunder, dass er mir gegen mein Bauchweh keine Beinamputation verschrieben hatte. Es gibt ein universelles Gesetz, welches sich Ursache und (Aus-)Wirkung nennt. Das lässt sich auch nicht von studierten Schlaubergern wegdiskutieren, denn das ist eine unumstößliche physikalische Tatsache.

Das heißt: Zu den (Aus-)Wirkungen von Rheuma und Fibromyalgie gibt es definitiv eine Ursache, <u>die ich erklären und beweisen kann.</u>

Zwischenzeitlich hatte ich meinen Immobilienjob gekündigt, denn 1. war mein Hund wichtiger und 2. beschäftigte ich mich lieber und immer mehr mit den Produkten dieser Firma aus Asien. Deren Technologien in anderen Ländern zum Teil medizinisch anerkannt sind. Selbstverständlich nicht in Deutschland. Einmal dürfen Sie raten, warum wohl.

Ich erkannte mit dem Erfolg meines Knies ungeahnte Möglichkeiten, Tausenden von Menschen zu helfen und genau das tat ich.

Meine finanziellen Möglichkeiten waren derzeit sehr begrenzt, da ich auch kein Geld von dem Arbeitsamt bekam.

Also kaufte ich mir einige wenige Produkte zusätzlich und begann mit der Beratung und dem Vertrieb dieser außergewöhnlichen Produkte.

Aufgrund dessen, dass sich die positive Wirksamkeit oftmals sofort einstellte, wurde ich immer erfolgreicher. Niemand brauchte irgendwelche "Mittelchen" oder fatale Chemie schlucken.

Dennoch wurden meine Schlafprobleme immer größer und dazu kamen jetzt auch noch Gelenkschmerzen. Besonders an den Handgelenken, Ellenbogen und Fußgelenken. Nach wie vor unerklärlich. Die neuen Gesundheitsprodukte linderten zwar meine Probleme, heilten sie aber nicht.

Schließlich musste ich berufsbedingt zu einem Management-Training nach Barcelona fliegen. Eigentlich freute ich mich, doch gleichzeitig hatte ich Angst, wegen meiner Magen-/Darmproblemen täglich 8-10 Stunden in einem Trainingsraum zu sitzen. Daher packte ich einige alternative Magen/Darmprodukte in meinen Koffer.
Schon am ersten Tag wartete ich auf mein Bauchgrummeln. Doch es stellte sich nicht ein? Ich war erstaunt und glücklich.
Unabhängig davon, dass ich mir diese schlagartige Verbesserung nicht erklären konnte, glaubte ich wahrlich, dass sich mein Problem nun "gegeben" hätte.
Während meines Aufenthalts in Barcelona musste ich berufsbedingt zweimal das Hotel wechseln. Ich schlief fantastisch und wachte morgens völlig erholt und frisch auf. Trotz des sehr anstrengenden Trainings, welches von morgens um 8:00 Uhr bis 20:00 Uhr abends abgehalten wurde. Das kannte ich schon lange nicht mehr. Ich fühlte mich topfit, hatte null Magen- und Darmprobleme und fast keine Gelenk-/Muskelschmerzen. Alles war perfekt.
Nach 9 Tagen ging es (leider) zurück nach Hamburg; zurück in meine Wohnung.

Mit dem festen Glauben, dass nun alles wieder in Ordnung wäre, betrat ich meine Wohnung; mit einem sehr mulmigen Gefühl. Ich kann es Ihnen nicht genau erklären, doch irgendetwas in dieser Wohnung beunruhigte mich.

Meine Erwartung, dass nun alles in Ordnung wäre, wurde bereits am folgenden Tag oder vielmehr nach der zweiten Nacht enttäuscht. Ich wachte abermals morgens völlig erschöpft auf, hatte auch schon wieder Gelenkschmerzen; und heftige Magen/Darmprobleme. Jetzt war es deutlich. Ein Unterschied wie Tag und Nacht.
Mir war klar, "hier" stimmt was nicht. Nur was?
Ich hatte 1991 einen sehr sympathischen Bayern auf der Hamburger Messe: "Du und Deine 'Welt" kennengelernt, der damals auf dieser Messe

ein sehr außergewöhnliches Matratzen- und Lattenrostsystem vorstellte. Komplett aus Eschenholz, ohne Metall und einer natürlichen Beweglichkeit der Lattenroste mit Naturlatexkernen. Genial.

Mein Bruder und ich waren total begeistert und kauften jeweils diese Bettsysteme, worauf ich aktuell in meiner kleinen Wohnung schlief.

Dieser Mann namens Max beschäftigte sich dazu schon seit Jahren mit alternativen Heilverfahren und über die japanischen Produkte, von denen er genauso begeistert war wie ich, kamen wir nun auch geschäftlich zusammen.

Ich erzählte ihm von meinen Problemen. ENDLICH jemand, der auch mal zuhört. Nun ja, … schließlich war er ja auch kein Arzt.

Er sagte mir, dass ich vermutlich auf einer Wasserader liege oder schlimmer.

Ich war erstmal irritiert. Ich hatte zwar schon als Kind davon gehört, doch wäre ich nie darauf gekommen, damit einen Zusammenhang zu sehen.

Ich fragte ihn, wie man das überprüfen könnte. Max meinte, dass das sehr einfach sei. Optimal wäre es, bei mir vor Ort, meinen Schlafplatz auszupendeln. Dann könnte er es mir genau zeigen.

Allerdings standen gut 800 Kilometer zwischen uns beiden. Er unterhalb von München und ich in Hamburg. Was tun?

Er sagte, es gäbe noch eine Alternative. Ich soll mein Schlafzimmer mit meinem Schlafplatz auf ein DIN-A4-Blatt zeichnen, dazu auch die Tür, das Fenster, Kleiderschrank, evtl. mit Spiegeln und sämtliche Metall- und/oder Elektronikgeräte. Keine Maßangaben oder ein Lineal benutzen.

Es genüge eine einfache Handzeichnung. Keine komplexe Computerprogramm-Zeichnung. Es muss eine persönliche Zeichnung direkt von mir sein; und die solle ich ihm bitte schicken. Mehr nicht.

Nun gut, was soll mir damit schon passieren? Ich war immer noch etwas skeptisch. Doch mal ganz ehrlich. Wenn man verzweifelt ist, macht man alles; und ganz wichtig, es hatte absolut NICHTS mit der Schulmedizin zu tun. Also tat ich es.

Zumal ich in meinen Leben schon viele Dinge gesehen und erlebt habe, die ohnehin nicht wissenschaftlich erklärbar sind. Doch nur weil etwas wissenschaftlich nicht erklärbar ist, ist es nicht gleichbedeutend, dass es DAS nicht gibt. Zumindest für schlaue und offene Menschen.

Nach zwei Tagen ratterte plötzlich mein Faxgerät und mein hand-gezeichneter Grundrissplan von meinem Schlafzimmer kam zurück; und wenige Sekunden später ein Anruf aus Bayern.

Es waren viele quer über meine Zeichnung, zusätzliche Querlinien und Symbole eingezeichnet, die mir erstmal gar nichts sagten. Dann kam die Erklärung.

Max sagte mir, dass ich direkt in der ganzen Linie nicht auf einer Wasserader, sondern noch viel schlimmer auf einer Magnetfeldlinie liege und sich in unteren Teil sogar ein sogenannter Kreuzgitterpunkt mit einer Wasserader befindet. Ich war erstmal baff.

Ich konnte "es" erstmal gar nicht so recht glauben. Damit meine ich jetzt bitte nicht das Auspendeln, das war für mich selbstverständlich logisch, sondern das erschreckende Ergebnis.

Dazu erklärte er mir die gesundheitsschädlichen Auswirkungen bis hin zum Krebs. Er erzählte mir, dass sein Schwiegervater vor ein paar Jahren an Krebs gestorben ist und beim Ausräumen der Wohnung stellte er fest, dass der Schlafplatz von seinem Schwiegervater völlig in Ordnung war. Der Mann war schon jahrelang Rentner. Doch als sie das Wohnzimmer ausräumten und dabei den Fernsehsessel mitnahmen, testete er einfach mal genau diesen Platz. Die schlechte, geopathische Strahlung war immens.

Sein Schwiegervater hatte zum Teil über acht Stunden täglich jahrelang in diesem Sessel gesessen und Fernsehen geschaut. Exakt im Strahlungsfeld einer recht stark strahlenden Wasserader.

Das war nicht sein Schlafplatz, sondern sein Fernsehplatz. Daher beklagte er sich auch nie über Schlafprobleme. Mehr gab es dazu nicht zu sagen.

Dabei fiel mir ein, dass wir früher in dem Reihenhaus meiner Mutter quer an der Wohnzimmerwand eine große Couch stehen hatten. Genau gegenüber vom Fernseher. Jeder wollte abends unbedingt immer ganz links sitzen, oder zumindest in der Mitte, keiner wollte rechts sitzen. Sogar unsere kleine Zwergschnauzer-Hündin lag immer links. Selbst wenn manchmal vier Personen auf dieser Couch saßen, versuchte sich der Hund immer noch irgendwie auf die linke Seite mit rein zu quetschen. Unsere Hündin wollte partout nicht rechts liegen.

Kommt Ihnen hierbei etwas bekannt vor? Vielleicht eine kleine Parallele?

Max erklärte mir noch einiges mehr und riet mir sofort, meinen Schlafplatz zu verändern. Doch das war in diesem kleinen Zimmer fast unmöglich. Die

Tür und das einzige mehr linksseitig eingebaute Fenster im Raum ließen nur Platz für ein Bett auf der rechten Seite. Daraufhin erklärte er mir, dass man das Bett alternativ noch mit einem speziellen Natur-Kork unterlegen könnte. Allerdings aufgrund meiner vorhandenen, besonders starken Strahlung müsste ich mindest eine fünf cm dicke Korkschicht unter das Bett legen. Er erklärte mir, dass in den Verwindungen des Korks geopathische Strahlungsbelastungen hängen bleiben und sich totlaufen. Klang logisch und ist sogar ein physikalischer Fakt.

Ich wusste erst einmal gar nichts mehr. Das musste ich erstmal verdauen. Zumal sich ein Verdacht meinerseits nun als unangenehme Wahrheit herausstellte.
Ich bedankte mich für seine Mühe, verabschiedete mich und sagte ihm, dass ich mich melde und erst einmal darüber nachdenken muss.

Die folgende Nacht war besonders schrecklich. Nicht, weil ich wie immer schlecht schlief, sondern allein der Gedanke mit dem Wissen, worauf ich nun schlief.
Diese Tatsache beunruhigte mich doch sehr.

Ich las zu jener Zeit per Abonnement wöchentlich die Zeitung "Welt am Sonntag". Damals war diese Zeitung noch lesbar. Unter anderen gab es dort drinnen wöchentlich einen genialen Medizin-Report, der immer exzellent recherchiert war und einzigartige medizinische Berichte bot. Bitte bedenken Sie, 1998 hatte kaum jemand Internet.
"ZU-Fälligerweise", gab es an dem folgenden Sonntag einen großen Bericht über Fibromyalgie; eine ganze Seite, die mir "zu-fiel". Diese Krankheit wurde sehr ausführlich beschrieben. Mit einem Schaubild wurden auch die Tender Points gezeigt und genau erklärt. Wie einfach es ist, damit Fibromyalgie festzustellen.
Sicherlich können Sie sich denken, was ich tat.

Ich überprüfte meine Tender Points. Die Punkte an den Ellenbogen schmerzten ziemlich stark. Genauso auch die Punkte an den Handgelenken. Ein stechender und sehr intensiver Schmerz durchzuckte meinen Körper. Ebenfalls an den Fußgelenken, allerdings nicht so intensiv stechend, dennoch sehr schmerzhaft. Vermutlich, weil meine Fußgelenke immer etwas weich und wabbelig waren. Weiterhin meldeten sich noch sechs weitere Tender Points, ebenfalls mit stechenden Schmerzen.

Die Diagnose war eindeutig. Ich hatte Fibromyalgie. Dazu auch sämtlich bekannten Symptome, die ebenfalls genauestens beschrieben und erklärt waren.

Ein chronisches Erschöpfung- und Schlafproblem, heftige Magen- und Darmschmerzen, katastrophale Leberwerte und fast alle Gelenkmuskeln schmerzten nonstop.

Zu diesem Zeitpunkt hatte ich schon erhebliche Probleme, jemanden nur die Hand zu geben, da der leichte Druck zufälligerweise an den Handgelenk-Tender Points sehr schmerzhaft war. Genauso, wenn ich nur einen Arm lässig auf eine weiche Sofakante legte, durchzuckte mich bereits ein stechender Schmerz aus dem Ellenbogen.

Alles passte haargenau und bestätigte exakt die richtige Diagnose: Fibromyalgie.

Unglaublich!

Noch unglaublicher war, dass kein einziger Arzt in der Lage war, diese Diagnose zu stellen. Zumal ich ausnahmslos ALLE Symptome hatte.

Genauso war mir jetzt völlig klar, warum es mir in Barcelona so gut ging und kaum war ich zurück, wieder auf dem alten Schlafplatz, ging es mir innerhalb von 48 Stunden erneut extrem schlecht. Mehr als menschlich logisch.

Jetzt erst bemerkte ich noch eine weitere wichtige Bestätigung. Tobi, mein kleiner Westie, war ein sehr gehorsamer Hund, zumal er auch vor ein paar Jahren noch Krimis und Hundefutterwerbung gemacht hatte. Allerdings hatte er seinen Dickkopf und egal, wo ich lebte, in jeder ehemaligen Wohnung, sprang er des Nachts immer in mein Bett. Er wusste genau, dass er das nicht darf, dennoch tat er es immer. Als ich nun darüber nachdachte, bemerkte ich jetzt erst, dass Tobi in dieser Wohnung nur ein einziges Mal in mein Bett gesprungen war; und danach nie wieder. Der wusste "Bescheid".

Genauso fiel mir nochmal das Handeln von unserer damaligen Zwergschnauzer-Hündin ein, die immer auf die linke Seite von der Couch wollte. <u>Zwei tierische Bestätigungen.</u>

Meine Nachbarin, die unter mir wohnte, hatte ihr Schlafzimmer genau unter meinem und ihre Hobbys waren Mode und Nähen. Ich hatte sie ein paar Mal gebeten, mir abgegangene Knöpfe oder einen neuen Reißverschluss anzunähen.

Um mich zu bedanken, hatte ich sie vor Monaten einmal zum Kaffee eingeladen. Sie erzählte mir dabei von einem seltsamen Erlebnis.

Sie hatte Besuch von einer Freundin, die sich von ihr ein paar Kleider nähen lassen wollte. Sie bat sie in ihr Schlafzimmer, da sie dort drinnen an ihrer Nähmaschine arbeitete, um ihr die fertigen Kleider zu zeigen.

Doch als ihre Freundin ihr Schlafzimmer betrat, sagte sie nach wenigen Minuten, dass sie sofort aus dem Raum raus muss. Als meine Nachbarin sie nach dem Warum fragte, sagte sie wohl wortwörtlich; Zitat: *„Ich muss hier sofort raus, in diesem Zimmer bekomme ich wieder Rheuma."*

Eine weitere eindeutige Bestätigung.

Denn ich wusste, wenn jemand einmal ein sehr ernstes Problem hatte, dann ist die Person immer hypersensibel zu dem ehemaligen oder aktuellen Problem und zu der Ursache. Außerdem, warum sollte meine Nachbarin lügen. Dafür gab es keinen Grund.

Ich hatte meiner Nachbarin absolut nichts von meinen gesundheitlichen Problemen erzählt, zumal mir das auch peinlich war.

Also können sich selbst die Gesundheitsverhinderer, ihre psycho-somatischen Placebo-Märchen zu meinem Hund und der Nachbarin sparen.

Auf einmal ergab alles ausnahmslos einen Sinn.

Gleich am nächsten Tag rief ich Max an, um ihn zu fragen, woher ich diesen besonderen Kork bekomme? Ganz einfach von ihm.

Aufgrund dessen, dass er sich schon jahrelang mit diesem Problem beschäftigt.

Zufälligerweise ist er sowieso in einer Woche beruflich in Hamburg und könnte mir den Kork mitbringen. Dieses Angebot nahm ich dankbar an und fragte ihn, ob er den Kork bitte zu mir privat bringen und hier vor Ort meinen Schlafplatz testen könnte.

Das versprach er mir.

Eine Woche später kamen er und seine Ehefrau zusammen in meine Wohnung. Beide hatten unterschiedliche Pendel dabei.

Max pendelte über meinem Bett und ich sah, wie sein Pendel fast Kapriolen schlug. Damit war es mehr als deutlich, dass nicht er, sondern das sich ausschließlich das Pendel bewegte. Seine Ehefrau tat nochmals mit ihrem - genauer gesagt – mit einem anderen Pendel das Gleiche zur Kontrolle.

Es bestätigten sich haargenau sämtliche geopathische Strahlungsfelder auf meiner Zeichnung, die er mir bereits vor einer Woche per Fax geschickt hatte. Dazu gab es nichts Gegenteiliges hinzuzufügen.

Nur so viel: Es ist morphogenetisch völlig egal, ob wir nur 800 km oder 30.000 km entfernt wohnten. Das ist mit dem Quantensprung bewiesen.

Er fragte, ob ich beim Schlafen starke Schmerzen im rechten Fuß hätte, was ich verneinte. Wie ich denn schlafen würde? Bauch oder Rücken? Ich sagte ihm, dass ich ein seitlicher Bauchschläfer bin und dabei meine Beine überkreuze. Daraufhin fragte er, ob ich starke Schmerzen im linken Fuß hätte; das konnte ich leidvoll bestätigen. Besonders morgens.

Max stellte am rechten Fußende vom Bett einen sogenannten Kreuzgitterpunkt fest, wobei sich eine heftige Wasserader mit einer Magnetfeldlinie kreuzt und genau in dem Kreuzpunkt lag immer mein linker Fuß. Meine beiden Fußgelenke waren immer geschwollen, wobei das linke Fußgelenk dicker als das rechte war. Wieder eine Bestätigung.

Ich bat ihn, den Schlafplatz von meinem kleinen Hund zu untersuchen, den er sich vor über einem Jahr selbst ausgesucht hatte. Ich sah, dass sein Pendel schlagartig genau in die entgegengesetzte Richtung ausschlug. Sehr deutlich und damit war es genauso deutlich, dass Tobis Schlafplatz perfekt war.

Max erzählte mir, dass besonders Schweine und Hunde sich instinktiv niemals auf Störfelder legen würden. Außer Hunde, deren Instinkte verkümmert sind oder wenn unwissende Herrchen und Frauchen ihnen befehlen, wohin sie sich legen sollen. Wobei Max, nachdem Tierärzte sogar bei Hunden Rheuma diagnostizierten, ebenfalls unter deren Schlafplätzen geopathische Strahlungen feststellte.

Ich hatte einfach Glück, dass Tobis Instinkte noch funktionierten und wie ich bereits eingangs erwähnte: Der beste Freund des Menschen lügt nie.

Meine menschlichen Instinkte hatten zwar intuitiv bezüglich des Schlafplatzes geklingelt, doch leider überwog damals die mir zwangsgelehrte, rationale Denkweise.

Dazu verfolgte Max mit seinem Pendel die Magnetfeldlinie, die hinter meinem Bett unter dem dort stehenden Schreibtisch führte und im angrenzenden Wohnzimmer direkt unter meiner Couch weiterlief.

Das ist logisch, denn schließlich sprechen wir hierbei von einer Magnetfeldlinie.

Damit war es eindeutig, dass ich auch tagsüber auf dieser Linie an meinem Schreibtisch saß und weiterhin abends auf dem Sofa. Wobei mir dann abermals bewusst wurde, dass mein kleiner Hund in dieser Zeit niemals heimlich auf die Couch gesprungen war. Wieder eine tierische Bestätigung.

Am Wohnzimmerfenster stand eine große Ficcuspflanze, halbwegs in der Magnetfeldlinie, die immer linksseitig komplett gelbe, zum Teil verwelkte Blätter hatte und rechts waren sie sattgrün. Ich glaubte immer wegen des Sonnenlichts. Jetzt wusste ich warum. Ich habe später die Pflanze einfach mal herumgedreht. Einmal dürfen Sie raten, was mit dem jeweiligen Blättern links und rechts bereits nach einigen Tagen passierte.

Vor dem Haus selbst war noch eine lang gezogene Hecke und als ich aus dem Fenster schaute, genau geradeaus, mit der exakten Fortführung dieser eindeutigen Magnetfeldlinie, bemerkte ich jetzt erst, dass die Hecke genau einen Meter breit, in dieser Linie kein einziges Blatt trug. Das war mir zuvor nie aufgefallen.

Gegenüber, auf der anderen Straßenseite stand ein Einfamilienhaus mit einer vierköpfigen Familie mit zwei kleinen Mädchen. Johanna, meine Hunde-Oma, erzählte mal beiläufig vor einigen Monaten, dass diese beiden Mädchen unter Neurodermitis litten.

Ich sah und erkannte, dass diese Magnetfeldlinie geradewegs über die Straße in dieses Haus führte; und oben im ersten Stock schliefen die beiden Mädchen. Ich kann Ihnen nicht sagen, ob damit nun auch ein Zusammenhang bestand? Ob die Mädchen eventuell ebenso in dieser Magnetfeldlinie schliefen? Doch merkwürdig war es schon. Zumindest bei mir und meinen Hund ergab ALLES einen Sinn.

Max hatte mir einige spezielle Korkplatten mitgebracht. Ein halber Quadratmeter, einen Zentimeter dick, für 50,00 DM. Preislich völlig in Ordnung. Allerdings war mein Bett 120 x 220 cm groß und ich benötigte mindestens eine 5 cm dicke Korkschicht. Genauso auch für meinen Schreibtisch und ebenso für meine Wohnzimmercouch.

Das war mir finanziell zu diesem Zeitpunkt nicht möglich, obwohl er mir preislich sehr entgegenkam.

Dafür, dass Max zu mir kam und alles vor Ort untersuchte, hatte ich ihm angeboten, dass er mit seiner Ehefrau in dem Reihenhaus meiner Mutter in Hamburg/Bergedorf schlafen kann. Zumal meine Mutter an diesem Wochenende noch im Urlaub war und ich ihre Erlaubnis hatte.

Ich nahm erstmal alle Korkplatten, die er mir mitgebracht hatte. Die Anzahl der Korkplatten reichte nicht aus, um mein Bett, den Schreibtisch und die Couch mit einer 5 cm dicken Spezial zu unterlegen.

Ich musste eine Entscheidung treffen.

Mir blieb mir keine Wahl. Ich musste das Schlafzimmer umräumen.

Ich fragte am nächsten Tag einen Nachbarn, ob er mir dabei behilflich ist. Ich tauschte die Standplätze von Bett und Kleiderschrank. Wobei ich das Schlafzimmerfenster fortan nur noch öffnen oder schließen konnte, wenn ich mich dafür aufs Bett stellte.
Dazu unterlegte ich das Bett mit einer 2 cm dicken Korkschicht, weil Max auch an dieser Seite den Raum überprüft hatte. Auf der linken Seite, jetzt unter meinem Bett, hatte er zuvor eine Wasserader entdeckt. Die allerdings nicht so heftig strahlte wie auf der rechten Seite diese Magnetfeldlinie. Daher genügte eine 2 cm dicke Korkschicht.

Gerade unterhalb von Hamburg gibt es sehr viele Wasseradern. Die Stadt ist vor Jahrhunderten auf einem wässrigen Untergrund gebaut. Zum Teil auf ehemaligen Mooren. Daher ist die Wahrscheinlichkeit sehr groß, unwissentlich auf einer Wasserader zu schlafen. Fatalerweise trafen hier mehrere starke Strahlungsbelastungen zusammen.

Leider konnte ich meinen Schreibtisch und auch die Couch nicht umstellen. Aufgrund der gegebenen Räumlichkeiten war das unmöglich. Daher unterlegte ich nicht meinen Schreibtisch, sondern meinen Sitzplatz vor dem Tisch mit 2 cm Kork und mit dem Rest nur mit einem Zentimeter meine Couch. Mehr Kork hatte ich nicht und mehr war mir finanziell derzeit nicht möglich. Über den Kork legte ich noch kleine Teppiche, damit besonders der Kork unter meinem Schreibtischstuhl nicht beschädigt wird.

Ich ging die folgende Nacht mit einem deutlich besseren Gefühl schlafen. Ob Sie es nun glauben oder nicht, ich träumte sogar. Das war eine Bestätigung für einen tiefen und gesunden Schlaf. Ich wachte morgens ohne geschwollene Füße und sogar ohne ein dickes Gesicht auf.
Ich fühlte mich auch nicht mehr so völlig erschöpft und gerädert.
Mein Glücksgefühl war fantastisch.

Ich rief gleich am Vormittag bei Max an, der zwischenzeitlich wieder in Bayern war und bedankte mich tausendmal.
Genauso bedankte er sich bei mir dafür, dass sie im Reihenhaus meiner Mutter schlafen durften. Wobei er mir erzählte, dass er grundsätzlich immer die Schlafplätze überprüfte, wenn sie auswärts schliefen.

Er hatte das große Ehebett meiner Mutter überprüft und dabei festgestellt, dass unter der rechten Seite ebenfalls eine starke Wasserader verläuft. Daraufhin hätte nur seine Ehefrau die Nacht auf der linken Seite in dem Schlafzimmer verbracht. Er wollte lieber im Wohnzimmer im Erdgeschoß auf der Couch schlafen. Wobei er feststellte, dass auf der rechten Seite unter der Couch eine problematische Wasserader verlief. Also schlief er letztendlich in meinem ehemaligen Kinderzimmer, in meinem alten Jugendbett. Wobei er meinte, dass dieser Platz perfekt sei. Er sagte noch, dass oben in dem Schlafzimmer auf der rechten Seite die Strahlung so stark wäre, dass hier die Gefahr besteht, an Krebs zu erkranken und genauso auch auf der rechten Seite der Couch.

Ich war baff. Ich hatte diesem Mann absolut nichts über das Reihenhaus und meiner Familie erzählt. Unglaublich.

1. Mein Stiefvater schlief immer auf der rechten Seite im Ehebett, schnarchte fürchterlich mit Atmungsaussetzern; und verstarb 1992, also 6 Jahre zuvor an Krebs.

2. Keiner wollte bei dieser Couch auf der rechten Seite sitzen, selbst unsere damalige Hündin nicht.

3. Mein Kinderzimmer und meinen dortigen Schlafplatz hatte er als perfekt bezeichnet. Das konnte ich nur bestätigen. Denn hier wachte ich IMMER völlig erholt und geradezu kraftvoll auf. Erst jetzt war mir das wirklich bewusst.

4. Hatte ich Max nichts, absolut NICHTS erzählt und alles, was er sagte, stimmte.

Mir ist es egal, wer mir "das" nun nicht glaubt oder nicht glauben kann.

Es war so, wie es war. <u>Ein Faktum.</u>

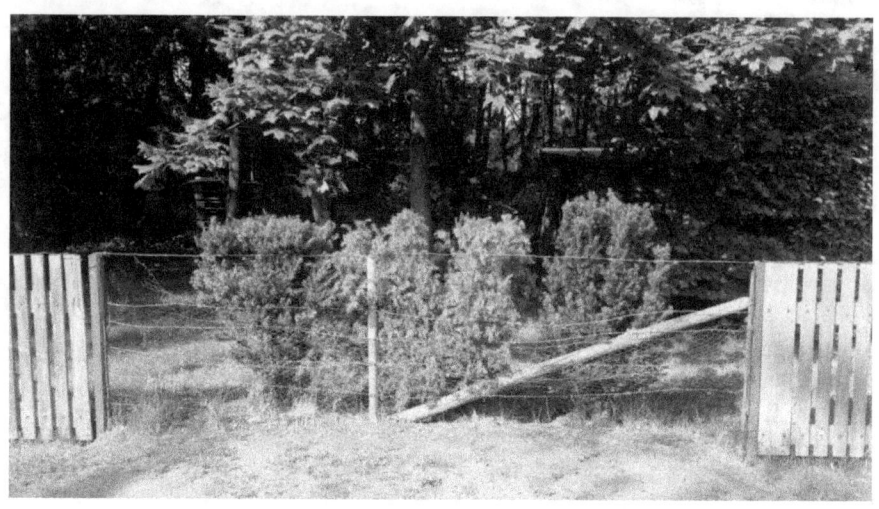

Der Beweis:

Exakt in der Mitte dieser drei Sträucher verläuft eine Magnetfeldlinie. Ein gesundes Leben ist in diesem Plusionen-Strahlungsfeld unmöglich.

Nach der allgemeinen Lehre der Schulmedizin leidet der mittlere Strauch unter einer vererbten psychosomatischen Placeboeffekt-Persönlichkeits-Spaltung, weil er zuvor von einer fiesen Zecke gebissen worden ist, die unter Stress stand. Schauen Sie mal genau auf das Foto.

Ebenso vor dem Grundstück und vor den Sträuchern wächst kein Gras durch eine vorhandene Wasserader.

Nein, ... in dem Stacheldraht fließt auch kein Strom.

Leider sind in diesem Buch die Fotos nur in schwarz-weiß zu sehen, weil mit einem Farbdruck das Buch über 35 Euro kosten würde. Daher habe ich für Sie diese kuriosen Farbfotos auf der Website: www.fibrofox.de veröffentlicht. Dort können Sie deutlich besser den Unterschied sehen.

Doch vielleicht können Sie auch in schwarz-weiß den Unterschied bereits gut erkennen!? Der mittlere Strauch ist rostfarbig, komplett verwelkt und damit tot. Die beiden Sträucher, links und rechts, sind knallgrün und kerngesund. Der Eigentümer erzählte mir, dass er dreimal in 10 Jahren immer einen neuen Strauch pflanzte, der bereits nach einem Jahr kränkelte und nach 2-3 Jahren endgültig tot war; und einen pflanzlichen Krebstod erlitt.

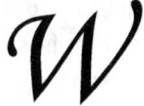 *er nicht jeden Tag etwas Zeit für seine Gesundheit aufbringt, muss eines Tages sehr viel Zeit für die Krankheit opfern.*
(Sebastian Kneipp, 1821-1897)

Kapitel 4 - Wahre Erkenntnisse

ENDLICH waren meine Probleme weitgehend vorbei. Zumindest fast. Natürlich hatte ich noch Gelenkschmerzen an den Tender Points. ENDLICH sah ich nicht mehr wie ein Geschwollener aus. Das Leben machte wieder Freude.
ENDLICH sah ich wieder ein Licht am Horizont.

Nach ungefähr 6 Tagen ging ich abermals zu diesem sogenannten Arzt in der Fuhlsbüttler Straße - Hamburg für einen weiteren Bluttest. Ich hatte keine Lust, egal wie schuldmedizinisch dieser Arzt eingestellt war, noch zu einem anderen zu gehen und wieder alles sinnlos von vorne zu erzählen. Jetzt kommt´s!

Ein paar Tage später studierte der Arzt in meinem Beisein meinen Bluttest mit ernster und grübelnder Miene. Wobei ich wahrlich dachte, was kommt denn nun?
Plötzlich sagte er: „Super! Sie haben nicht nur Idealwerte, sondern auch Ihre Blutfettwerte sind es genauso. Alles ist perfekt in Ordnung. Da haben Ihnen ja meine Medikamente gut geholfen". Ich bemerkte seinen erstaunten Blick. Vermutlich hatte er selbst mit so einem Ergebnis nach wenigen Wochen nicht gerechnet.
Klar … logisch! Selbstverständlich ließ ich den Arzt in seinem Aberglauben, dass seine mir verschriebene, krankmachende Medizin geholfen hätte.
Selbstverständlich erzählte ich ihm mit keinem Wort, das ich seine Medikamente in den Müll geworfen hatte; und selbstverständlich erzählte ich ihm nichts zu dem wahren Grund meiner nun idealen Blutfettwerte. Erstens empfand ich das als pure Lebenszeitverschwendung und zweitens wollte ich ihn nicht mit der Wahrheit in einen paralysierenden Schockzustand versetzen.

Meine vorherige Entscheidung, die mir verschriebenen Medikamente in den Müll zu werfen, war definitiv die richtige. Das bewahrte mich vor den fatalen Nebenwirkungen, die heute ursächlich als vierthäufigste Todesursache bezeichnet werden.

Im Jahre 2017 stellte sich heraus, dass höchstwahrscheinlich über eintausend Menschen nur an den Nebenwirkungen des Medikaments "Actemra" starben. Welches vom Schweizer Pharmariesen Roche gegen rheumatoide Arthritis auf den Markt geworfen wurde. Untersuchungen ergaben, dass die Patienten, die das Mittel einnahmen, an Komplikationen des Herz-Kreislauf-Systems oder der Lunge starben. Anders als bei anderen Medikamenten enthielt der Beipackzettel zu Actemra keine Warnhinweise zu möglichen Risiken für Herzinfarkte, Herzversagen oder Lungenproblemen. Vermutlich auch, weil Roche allein nur im Jahre 2016 über 1,7 Milliarden Dollar Umsatz damit machte.

Seit Ende der 1990er-Jahre gab es einen massiven Anstieg von verschreibungspflichtigen Opioiden. Chemisch verwandt mit Heroin und mit ähnlichen Wirkungen, erzeugen Opioide extreme Abhängigkeit. Infolge von Überdosierung starben zwischen 1999 und 2017 ca. 218.000 Amerikaner an diesen Medikamenten.

Verantwortlich dafür wird von vielen Beobachtern das US-Unternehmen Purdue Pharma angesehen. Nach deren Behauptung mache das Opioid-Präparat kaum abhängig, berge keine Gefahr für Missbrauch und weise angeblich keine narkotischen Nebenwirkungen auf.

Ein Jahrzehnt später gestanden Führungskräfte von Purdue in einem öffentlichen Gerichtsverfahren ein, dass sie das Medikament in betrügerischer Absicht und Täuschung vermarktet hatten. Im Jahr 2007 wurde das Unternehmen in einem der größten Pharma-Gerichtprozesse in der Geschichte der USA zu einer Geldstrafe von 600 Millionen Dollar verurteilt. Verglichen mit rund 35 Milliarden Dollar, die Purdue zuvor mithilfe von einer aggressiven Marketing-Kampagne abgesahnt hatte, nur Peanuts.

Die Geldgier der Pharmakonzerne kennt keine Skrupel und unsere Systemmedien kennen natürlich keine Berichte zu überlebenswichtigen Informationen.

Wir alle wissen, warum.

Deshalb nochmals meine Empfehlung: Prüfen Sie besser immer selbst die Ihnen vorschnell verschriebenen Medikamente, besonders in puncto Schmerzen, Rheuma und möglicher schwerwiegender Nebenwirkungen. Ihr Leben könnte davon abhängen.

Nachdem ich nun wusste, dass ich wieder gesund werde und nur noch gesünder werden kann, waren die neuen Ergebnisse eine 100%ige Bestätigung zu der nicht mehr vorhandenen Ursache. Denn ich hatte ich den letzten zwei Wochen meine Lebensweise nicht geändert, sondern nur meinen Schlafplatz; ohne gefährliche Chemie.

Mit der Zeit verschlimmerten sich meine Symptome nicht mehr, sondern genau im Gegenteil. Innerhalb von 3 Monaten hatten sich meine Schmerzen und Probleme halbiert. Ich wachte sogar an manchen Tagen wieder mit meinem Hund im Bett auf. Abermals eine eindeutige und freudige Bestätigung zu allem.

Ich beschäftigte mich noch intensiver mit diesem sogenannten Krankheitsbild und mit der eigentlichen Ursache. Max empfahl mir dazu einige wissenschaftlich fundierte Berichte und Studien.

Es gab sogar eine Studie mit weit über 8.600 Patienten, welche eindeutig die krankmachende Wirkung von geopathischen Belastungen feststellte.

Diese Studie wurde sogar mit dem Forschungspreis der Stiftung deutscher Heilpraktiker ausgezeichnet.

Strahlungsbelastungen verursachen keine typischen Erkrankungen, wie zum Beispiel virale Infekte. Unter einer Strahlungsbelastung wird zum Beispiel eine schon eventuell vorhandene körperliche Schwächung des Immunsystems sehr deutlich verschlimmert.

Angefangen mit starken Schlafstörungen, Allergien, Migräne, Asthma, rheumatoider Formenkreis jeglicher Art, Magen-/Darm-/Leber-/Galle-/Pankreaserkrankungen und viele Probleme mehr. Bis hin zu unterschiedlichen Haut- und Stoffwechselproblemen; und leider sogar Krebs.

Sie erinnern sich an meinen Bluttest!? Der dummdreiste Schulmediziner hatte mich als schwersten Alkoholiker bezeichnet, mit einer Fettleber durch Alkoholsucht. Logisch!

Und völlig unlogisch, dass ich dank seinen höchstbedenklichen Medikamenten binnen von drei Wochen von meiner angeblichen Alkoholsucht und einer Fettleber geheilt war.

Danach fragte er überhaupt nicht. Es interessierte ihn in keiner Weise. Typisch.

Wie Sie vielleicht nicht wissen, haben Männer und Frauen einen

unterschiedlichen Stoffwechsel. Das ist einer der Gründe, warum sich Frauen oftmals bereits schon nach einem Glas Sekt betrunken fühlen.
Vielleicht ist das der Grund, warum Frauen häufiger von einer Fibromyalgie oder Rheuma geplagt werden? Vielleicht weil ihr langsamerer Stoffwechsel zwangsweise mit einer geopathischen Strahlungsbelastung anders umgeht!? Männer gehen seltener zum Arzt, da müsste ihnen schon Bein abfallen. Schon gar nicht wegen Fasermuskelschmerzen. Das wären für mich plausible Erklärungen und meine persönliche, logische und vor allem gesetzlich geschützte freie Meinung.

Dazu kam, dass ich mit meiner Arbeit immer glücklicher und erfolgreicher wurde. Es machte mir eine wahre Freude, vielen Menschen mit meinen Produkten zu helfen und dadurch fanden sich Tausende von begeisterten Kollegen.
Mein Schwur dafür, ... dass ich mein Bein nach dem Motorradunfall behalten durfte, erfüllte sich.
Jetzt konnte ich mir verdientermaßen ein eigenes Schlafsystem leisten.
Eine magnetische Unterlage auf meiner Matratze und eine große keramische Schlafdecke. Selbstverständlich einzigartig und selbstverständlich ohne Strom.
Bitte nicht zu vergleichen mit diesen angeblichen Gesundheitsprodukten von dubiosen Kaffeefahrten-Anbietern und/oder verlogenen Network-Unternehmen, die hilfesuchenden Menschen völlig überteuerte Produkte, mit scheinheiligen Heilungsversprechen verkaufen.

Ich schlief im wahrsten Sinn des Wortes traumhaft.
Die Zeitschrift BIO hatte damals sogar einen Bericht geschrieben: Schlafen Sie sich gesund im Magnetfeldkokon. Der wurde aufgrund der Nachfrage tausendfach nachgedruckt. Bis eine sogenannte ärztliche Vereinigung, raten Sie mal welche, den Nachdruck per einstweilige Verfügung untersagte. Sie dürfen nochmal raten, warum wohl.
War mir aber egal. Ich habe diesen Bericht dennoch tausendmal privat weitergegeben und werde ihn weiterhin kostenlos privat verschenken. Die Wahrheit lässt sich nun dank des Internets nicht mehr von den Systemmedien, von sogenannten ärztlichen Vereinigungen und der Systempharma unterbinden.

Ich hatte NULL Knieprobleme und meine langsam heilende Fibromyalgie hatte nach über 6 Monaten gefühlt noch 10 % ihrer schmerzhaften Auswirkungen.

Ich konnte sogar wieder joggen, im Fitnesscenter Gewichte jeglicher Art heben und trainieren; und unglaublicherweise sogar Boxtraining machen. Überlegen Sie bitte, vorher hatte ich bereits heftige Schmerzen in den Ellenbogen, wenn ich sie nur auf eine weiche Sofakante ablegte; und nun schlug ich mit voller Kraft gegen Pratzen und Sandsäcke. Kaum zu glauben. Doch es zählt hierbei nur eins, dass ich es nicht einfach nur glaubte, sondern genau "das Warum" wusste. Die Meinungen und zum Teil dummdreisten Behauptungen mancher Ärzte, die von mir und/oder von meiner Heilungsgeschichte hörten, waren mir völlig egal. Wer sich selbst heilt, hat recht.

Einmal habe ich in meiner eigenen Wohnung meinen kleinen Hund nicht wiedergefunden. Ich habe gerufen und gepfiffen, in jede Ecke geschaut. Nichts?

Das war doch nicht möglich? Das ich meinen Hund in meiner winzigen, 40 m² großen Zwei nicht finde? In meiner Angst überlegte ich, ob ich ihn eventuell heute Morgen vor der Tür vergessen hatte? Oder ob ihn vielleicht noch meine Hunde-Oma hat und ich es nur nicht mehr wusste. Trotzdem lief ich einmal kurz vom 1. Stock vors Haus, um zu schauen, ob er vielleicht vor der Haustür sitzt? Nichts?

Ich wusste genau, dass ich ihn heute Morgen noch gefüttert hatte.

Also durchsuchte ich meine Wohnung ein drittes Mal. Als ich nach der erneuten gründlichen Suche vom Schlafzimmer ins Wohnzimmer gehen wollte, bemerkte ich, dass die Schlafzimmertür nicht ganz offen war. Ich schloss die Tür von innen. Denn hinter der Tür hatte ich eine magnetische Demo-Schlafauflage gestellt. Ich glaubte, dass diese wohl die Tür etwas bewegt hätte. Weil ich die Auflage dreimal in sich zusammengefaltet hatte und sie wohl dadurch nicht stabil genug hinter die Tür stand. Wobei sich im unteren Teil der Auflage eine Art von Mulde und eine Faltöffnung bildete. Einmal dürfen Sie raten, wer dort drinnen lag und mich mit verschlafenen Augen anschaute. Tobi, mein kleiner Westie. Normalerweise brauchte ich nur das Zauberwort flüstern: "Ausgehen!"; und schwuppdiwupp stand er freudig vor der Wohnungstür.

Der Hund liebte es, in einem Magnetfeldkokon zu liegen, zu schlafen und sich einfach pudelwohl zu fühlen, obwohl er ein Westie war.

Niemals zuvor wäre er nach dem Zauberwort "Ausgehen" nicht gekommen. Ausgeschlossen!

Selbst wenn von mir irgendwo ein paar magnetische Einlegesohlen herum lagen, lag der Hund auf diesen. Daher habe ich ihm letztendlich ein paar in sein Körbchen gelegt und fortan sprang er nur noch selten heimlich nachts in mein Bett. Der kleine Hund liebte es, auf einem gesunden Magnetfeld mit einer keramischen Decke zu schlafen.

Eindeutige Beweise zu seinen natürlichen Instinkten. Kunden erzählten mir ähnliche Abenteuer mit ihren Vierbeinern.

Ungefähr ein Jahr später konnte ich zusammen mit meiner Freundin und meinem Hund aus der Wohnung in ein Haus umziehen.

Mir ging es gesundheitlich hervorragend. Nicht nur genauso gut wie vor meinem Einzug in diese strahlungsbelastete Wohnung, sondern sogar noch deutlich besser.

Meine Fibromyalgie war inzwischen fast geheilt. Sehr selten haben sich manchmal ein paar Tenderpoints gemeldet. Lediglich nur, wenn sie intensiv gedrückt wurden. Diese letzten leichten Symptome verschwanden dann einfach innerhalb von einem weiteren halben Jahr.

Ich vertrieb nicht nur diese innovativen Produkte aus Asien, sondern hielt darüber hinaus sogar Vorträge und Schulungen in ganz Europa. Mein medizinisches Fachwissen wurde immer größer, sodass selbst Ärzte um meinen Rat fragten. Ich habe sogar Heilpraktiker und Ärzte, die ebenfalls Menschen wirklich helfen wollten, zu diesen Technologien geschult.

Obwohl ich kein studierter Arzt bin, kein Wochenend-Seminar-Heilpraktiker, habe ich mir als Autodidakt in 25 Jahren ein umfangreiches medizinisches Wissen angeeignet. Sodass selbst Ärzte heute noch fragen, ob ich ein Kollege sei.

Ich bin einmal aus dem UKE, das ist die Universitätsklinik in Hamburg, mit erhobenem Haupt rausgeworfen worden, weil wegen mir eine Knie-Operation abgesagt werden musste. Ein damaliger sogenannter Professor erklärte mir, was ich mir einbilden würde, hier eigenmächtig Patienten zu behandeln. Denn ich müsse mir vorstellen, dass dieser Mann hier im Krankenhaus sei, um gefälligst operiert zu werden.

Ohne Worte.

1. Habe ich niemanden behandelt, sondern beraten. Denn ich darf noch nicht einmal die Worte: "Behandeln" und/oder "Behandlung" benutzen, da ich kein studierter Schulmediziner und/oder auch kein sogenannter

Wochenend-Seminar-Heilpraktiker bin. Glücklicherweise.

2. Hatte ich aufgrund einer persönlichen Empfehlung diesen Mann privat im Krankenhaus besucht. Dessen Schwester bat mich, weil sie in Berlin lebt, ihm eine keramische Bandage und einen bestimmten Permanentmagneten zu bringen. Dazu habe ich ihm selbstverständlich die Anwendung erklärt und die Wirksamkeit mit einfachen Tests gezeigt. Mehr nicht.

3. War es seine Entscheidung, das Krankenhaus zu verlassen und seine Operation abzusagen, weil er schmerzfrei sei.

Doch dieses Wort von diesem Schuld-Mediziner, "gefälligst", das habe ich nie vergessen. Eigentlich schon sehr schockierend, wenn inzwischen Menschen in Krankenhäusern, "gefälligst" sinnlos operiert werden **sollen**. Doch diese Art von Respektlosigkeit und Behauptungen war ich inzwischen gewohnt, zumal ich mehrfach aus diversen Arztpraxen und Krankenhäusern herausgebeten worden bin. Bitte denken Sie sich Ihren Teil dazu, warum wohl.
Genauso andersrum. Ich wurde auch von wahren Ärzten in ihre Krankenhäuser gebeten, geradezu eingeladen, um an ihren Patienten die möglichen Anwendungen meiner Produkte vorzuführen. Das waren alles offene Schulmedizinern, die ihre Scheuklappen und Dogmen bereits vor Jahren abgelegt hatten und sich zum Teil sogar von der deutschen Schulmedizin lossagten. Einer dieser Ärzte sagte einmal zu mir, dass er absolut nichts mehr mit der deutschen Schulmedizin zu tun haben will.
Ich möchte hier keine Namen nennen, da diese wahren Ärzte garantiert mit böswilligen Repressalien durch diverse ärztliche Vereinigungen zu rechnen haben. Zumal ein sehr bekannter Arzt genau "das" schon mehrfach erlebt hat. Mit diversen Androhungen, ihm seine Zulassung zu entziehen, wenn er sich weiterhin weigert, die vorgeschriebene Schulmedizin zu praktizieren.
Diese sogenannten ärztlichen Vereinigungen wollen "uns" vor der Nicht-Schulmedizin beschützen, statt uns vor gesundheitsschädlichen Behandlungen und gefährlichen Medikamenten der Schulmedizin zu bewahren. Fassungsloses Kopfschütteln ist jetzt angebracht.

Sicherlich gibt es auch viele selbst ernannte Fachleute, also keine Ärzte, die gegenüber verzweifelten Menschen Heilungsversprechen mit dubiosen Wundermitteln vorgeben. Wobei diese Leute immer nur auf das Geld ihrer kranken Opfer aus sind. In der höchsten Not sind viele Menschen bereit, alles zu zahlen. Hier muss ich die Schulmedizin etwas in Schutz nehmen, die natürlich bemüht ist, scheinheilige Wunderheiler zu entlarven. Doch oftmals zu pauschal vorgeht und leider zum Teil auch "echte", wirksame, alternative Therapiemöglichkeiten ohne vorherige Prüfung, als Quatsch oder gefährlich bezeichnet.

Seit Jahrzehnten wird von allen Seiten gepredigt, dass die Schulmedizin mit der Naturheilkunde Hand in Hand arbeiten sollte, um Menschen gemeinsam zu helfen.

Doch stattdessen wird sich oftmals nur gestritten, behauptet und über die Systemmedien bekriegt. Letztendlich bleiben immer die hilfesuchenden Menschen auf der Strecke.

Eines Tages rief bei mir ein bekannter Promi-Arzt an und bat mich, dringend auf den Hamburger Center Court zu kommen, weil ein deutscher Tennisstar Probleme mit seinem Handgelenk hatte. Nein, es war nicht BB. Das war im Jahr 2002.

Dieser Tennisspieler gehörte zu den Top 10 in der Weltrangliste. Als ich ankam, wurde ich bereits hoffnungsvoll erwartet und kümmerte mich sogleich um sein Handgelenk. Nein, ich habe ihn nicht behandelt, weil ich das in Deutschland nicht darf. Ich habe ihm für sein schmerzhaftes Handgelenk eine biokeramische Bandage gegeben, dazu habe ich ihm eine Anwendung von bestimmten Magneten an seinem Handgelenk vorgeführt. Er war binnen von Sekunden schmerzfrei. Dazu bekam er von mir noch ein paar zusätzliche Produkte. Als ich ihm sagte, was er zu bezahlen hat, verweigerte er die Zahlung. Er erklärte mir mit arrogantem Ton, dass er es gewohnt sei, alles geschenkt zu bekommen. Ich erklärte ihm daraufhin, dass mich das nicht interessiert. Ich bin es gewohnt, dass Kunden ihre gekauften Produkte bezahlen. Wortlos und beleidigt verschwand er mit meinen überlassenen Produkten zum nächsten Spiel. Selbst der anwesende Physiotherapeut war sprachlos und zuckte nur mit den Schultern. Dieser Tennisstar wohnte privat in Hannover und hat erst nach über 4 Monaten und 3 Mahnungen bezahlt.

Da lobe ich immer wieder gerne die mehrfachen Box-Weltmeister, die Klitschko-Brüder, die meine Anwendungen nicht nur sehr schätzten, sondern mich mit Respekt und Höflichkeit behandelt haben.

Für die beiden waren die Technologien und die resultierende Wirksamkeit selbstverständlich. Sie kannten aus ihrer Jugend ähnliche Produkte von den Russen.

Russland war bereits in den 1960er-Jahren in der Magnetfeldforschung den Europäern Lichtjahre voraus. Ich habe und zeige heute noch meinen Kunden russische Technologien.

Diese Technologien sind in Deutschland glücklicherweise nicht medizinisch anerkannt, weil sie helfen. Daher ist eine problemlose Vorführung mit diesen "Wellness-Produkten" jederzeit möglich und für viele Menschen, insbesondere bei Fibromyalgie und Rheuma, sehr schmerzlindernd.

Meine "Vorführungsdienste" waren grundsätzlich kostenlos. Viele Kunden kauften sofort meine Produkte, weil sich gesundheitliche Verbesserungen oftmals binnen von Minuten einstellten. Einige von ihnen wurden aufgrund ihrer eigenen positiven Erfahrungen sogar später nette Kollegen.

Ich freute mich immer sehr und immer wieder, wenn ich erneut einem Menschen helfen konnte; und vor allem helfen durfte.

In den letzten 25 Jahren habe ich Dutzende von Rheuma- und Fibromyalgie-Kranken helfen können. 75 % von ihnen waren bereits nach 30-40 Minuten zum ersten Mal schmerzfrei. Ich betone besonders für die Gesundheitsverhinderer "schmerzfrei!" Ich habe **NICHT** gesagt und behauptet geheilt. Nur was es für jemanden bedeutet, schmerzfrei zu sein, das zeigte mir vor einigen Jahren ein älterer Mann.

Er hatte von mir gehört und bat um einen Termin. Er hatte Fibromyalgie. Nach einer ausführlichen Beratung und angewandten Vorführung meiner Produkte saß er wortlos an meinem Besprechungstisch. Plötzlich fing er heftig an zu weinen und zu schluchzen. Ich gebe zu, ich hatte richtig Bammel, dass ich der Verursacher dieser Reaktion war und eventuell den Notdienst holen müsste.

Ich gab ihm ein Papiertaschentuch und fragte sehr behutsam, ob alles in Ordnung sei? Er bemerkte meine Unsicherheit und beruhigte nun mich. Er holte einmal tief Luft, schaute mir direkt in die Augen und sagte er einen Satz, den ich bis heute nicht vergessen kann.

"Warum ... Warum habe ich Sie nicht bereits schon vor 11 Jahren kennengelernt?"

Nun verstand ich seine Reaktion. Ich wusste genau, was und wie er "es" meinte. Ich sah es in seinen Augen. Der Mann war zum allerersten Mal

51

nach über 11 Jahren schmerzfrei. Wieder einmal muss ich betonen, er sagte schmerzfrei und nicht geheilt. Doch scheinbar muss ich irgendetwas ziemlich gut gemacht haben. Was meinen Sie?

Er rief mich nach einer guten Woche nochmal an, bedankte sich abermals und erzählte mir, dass er heute mit seinem Hund spazieren gegangen war? Das verstand ich nicht, da ich ja genauso mit meinem Hund regelmäßig spazieren gehe. Doch dann erzählte er weiter und sagte, dass er das letzte Mal vor 6 Jahren mit seinem Hund spazieren war. *Ich glaube, da gibt es nichts mehr anzumerken.*

Weiterhin verbesserten sich meine Fähigkeiten, selbst geopathische Belastungen zu ermitteln und definitiv nachzuweisen. Ebenfalls habe ich morphogenetisch weitmehr als über fünfhundert geopathische Strahlungsbelastungen anhand der mir übersandten Schlafplatz-Zeichnungen festgestellt. Die ausnahmslos alle von den jeweiligen Kunden im Nachhinein bestätigt wurden. Da sich ihre Probleme nach meinen Empfehlungen deutlich verringerten.

Völlig unabhängig von der Entfernung. Wie bereits gesagt, ist das mit dem physikalischen Quantensprung und dem morphogenetischen Feld bewiesen. Unabhängig von der Entfernung.

Einmal rief bei mir ein Therapeut aus dem Rhein-/Maingebiet an, frühmorgens um 7:00 Uhr holte er mich aus dem Bett. Um mir freudig mitzuteilen, dass er an diesem Morgen ohne Magen-/Darmschmerzen aufgewacht sei. Er litt seit über zwei Jahren an diesem Problem. Per Fax und morphogenetisch hatte ich zuvor bei ihm eine massive Wasserader quer unter seinem Bett festgestellt. Ihm ging es damals ähnlich wie mir und er hatte nichts, ich betone: absolut "nichts" zu verlieren. Aufgrund dessen, dass er ein recht großes Schlafzimmer hatte, stellte er am gleichen Tag nach unserem Telefonat lediglich nur sein Bett zwei Meter weiter; in eine andere Ecke. Diesen Standort hatte ich ihm als gut empfohlen. Dem folgend hatten sich seine Probleme bereits am nächsten Morgen erledigt; daher seine frühmorgendliche frohe Kunde per Telefon.

Ich habe in den vergangenen 25 Jahren sehr vielen Erkrankten mit Rheuma, und/oder, Fibromyalgie und vielen Menschen mit Gelenkproblemen jeglicher Art durch meine Beratung und ultimativen Produkten helfen können. Zumindest denen, die sich auch helfen lassen wollten.

Das musste ich leider erst noch lernen, dass sich nicht alle Menschen helfen lassen wollen.

Eine seltsame Erfahrung.

Denn als ich damals so krank war, so schwer geplagt von dieser Fibromyalgie, hatte ich mich selbst gefragt, was ich bereit wäre zu zahlen, um endlich schmerzfrei und geheilt zu sein.

Ich hatte entschieden, dass eine Heilung für mich mindestens 30.000 DM oder mehr wert sei.

Völlig egal, dass ich das Geld gar nicht hatte. Darum geht es nicht. Es ging mir einzig allein darum, wozu ich bereit wäre. Das war meine Summe. Und wenn ich das Geld über viele Jahre als Bankdarlehen hätte zurückzahlen müssen. Hauptsache ENDLICH keine Schmerzen mehr.

Obwohl es nicht ganz stimmt. In Wahrheit war mir die Summe völlig egal. Unabhängig davon, dass ich das Geld damals gar nicht hatte. Doch warum darf ich in den Augen von Schlaubergern trotz dessen nicht sagen dürfen, was es mir wert ist.

Letztendlich habe ich meine Heilung mit einem Bruchteil dieser Summe erreicht. Voraussetzung war allerdings meine Offenheit gegenüber dem mir "noch" Unbekannten.

Ansonsten wäre ich heute definitiv schwerkrank, wenn nicht sogar noch schlimmer.

Ein paar Erfahrungen:

Ich war in der Nähe von Stuttgart zu einem Beratungstermin bei einer älteren Dame, die sehr unter einer rheumatoiden Arthritis litt.

Nachdem ich ebenfalls bei ihr eine geopathische Belastung feststellte und ihr die Ursache so einfach wie möglich erklärte, verstand sie dennoch nicht viel. Lediglich ihre anwesende jüngste Tochter hatte es gut verstanden.

Dennoch habe ich ihre 72-jährige Mutter mit meinen Produkten "beraten". Dazu habe ich noch ihre besonders schmerzhaften Gelenke mit bestimmten Produkten ausgestattet und die jeweilige Anwendung vorgeführt. Also keine Behandlung, weil ich das wegen den sogenannten Gesundheitsverhinderer nicht tun und auch nicht wortwörtlich sagen darf; und leider immer wieder betonen muss. Weil genau diese Leute nur darauf aus sind, Worte zu verdrehen, um mir etwas anzudichten. Damit Sie, liebe Leser, unter keinen Umständen erfahren, wie sich Fibromyalgie und/oder Rheuma heilen lassen … "können".

Die ältere Dame war nach gut 40 Minuten mit den vorgeführten Anwendungen der Produkte weitgehend schmerzfrei. Sie konnte es selbst nicht glauben. Sie erzählte mir, dass sie seit 12 Jahren in Behandlung eines bestimmten Arztes sei, der ihr Ex-Schwiegersohn ist und damit automatisch ein guter Arzt wäre. Verstehe "das" wer will?

Ihre anwesende jüngste Tochter bestätigte mir diesen Umstand.

Ich fragte sie: Wenn der Arzt als ihr Ex-Schwiegersohn so gut ist, warum sie dennoch seit 12 Jahren Schmerzen hat? Wozu nimmt sie seit 12 Jahren seine verschriebenen Schmerzmittel? Das kann ich nicht verstehen.

Wieso hat er, wenn er so gut ist, sie in 12 Jahren nicht geheilt?

Die Frau wusste selbst keine Antwort darauf.

Erst viel später in einem Telefonat mit ihrer Tochter erzählte diese mir, dass nach gut drei Wochen der Ex-Schwiegersohn-Arzt angerufen hätte und wissen wollte, warum die ältere Dame nicht mehr in seine Praxis kommt. Daraufhin erzählte ihm die ältere Dame wohl von mir und dass sie seine Tabletten zurzeit nicht braucht. Ihr Ex-Schwiegersohn fragte nicht "warum" sie nun schmerzfrei sei? Sondern genau im Gegenteil. Er hat sie eindringlich davor gewarnt, meine Produkte, die er zu 100 % nicht kannte, zu benutzen. Er meinte, das könnte gefährlich sein. Logisch oder?

Vermutlich sind seine chemischen Schmerzmittel seit über einem Jahrzehnt völlig harmlos und ohne Nebenwirkungen.

Was soll man dazu noch sagen? Nichts.

Diese selbstgefällige Art und Weise von einigen Ärzten habe ich in den letzten 25 Jahren Hunderte Male erlebt.

Keiner fragte nach dem "Warum".

Keiner fragte nach den Produkten und deren Wirksamkeit.

Keiner fragte jemals, ob er mit diesen Produkten ebenso seinen Patienten helfen könnte. Keiner.

Doch Ausnahmen bestätigen nicht die Regel, sondern bleiben Ausnahmen.

Im Jahre 2002 habe ich einen Orthopäden kennengelernt, der schon seit über 2 Jahren genau diese Produkte bei seinen Patienten einsetzte. Seine Worte habe ich nie vergessen:

Zitat: *„Ich bin 20 Jahre Orthopäde und nach dem ich diese Produkte über 2 Jahre an meinen Patienten testete, konnte ich zum allerersten Mal Menschen helfen."*

Ich war baff. Solche Worte aus dem Mund eines Arztes. Ein knappes Jahr später schloss der Orthopäde seine Praxis und wollte fortan nur noch mit diesen Produkten arbeiten. Eine ortsansässige Zeitung hat über ihn, über seine sehr ehrenhafte Entscheidung, einen ganzseitigen Bericht geschrieben.

Ich war von diesem Arzt … von diesem Mann … von seiner Entscheidung sehr beeindruckt.

Ein weiteres gutes Beispiel.

Ich wurde beruflich nach Bayern gebeten. Es war eine Empfehlung einer Kundin, die jahrelang in Ansbach gelebt und dort noch viele Verwandte hatte. Von denen es einigen gesundheitlich nicht besonders gut gehen würde.

Ich habe mir damals eine Ferienwohnung genommen. Das war deutlich preiswerter als ein Hotel. Eine gute Woche hatte ich über ein Dutzend Termine. Zum Teil mit über 10 Personen gleichzeitig, da sich meine Anwesenheit herumgesprochen hatte. Genauso auch die gesundheitlichen Erfolge. Doch davon möchte ich hierbei nicht berichten, das wäre zu viel. Sondern über ein Ereignis in dieser Ferienwohnung.

Die Eigentümer, ein junges und dennoch konservatives Ehepaar, hatten nach einer Woche davon erfahren, wer sich nun genau in ihrer Ferienwohnung aufhielt; und erstaunlicherweise keine Ferien in Bayern machte.

Die Ehefrau sprach mich an und erzählte mir, dass sie seit Jahren morgens immer mit stark geschwollenen Beinen aufwacht und deshalb den unteren Teil ihres Bettes dauerhaft hochstellt. Ihr Ehemann, der links von ihr schlief, verließ grundsätzlich in tiefster Nacht das Ehebett, nicht um bei der Nachbarin zu "fensterln", sondern um in der Wohnküche auf einer Couch zu schlafen, da er seit Jahren unter massiven Schlafstörungen litt.

Daraufhin habe ich angeboten, ihren Schlafplatz kostenlos zu untersuchen und auszupendeln.

Dabei stellte ich eine stark strahlende Wasserader fest, die quer unter ihrem Bett von links oben nach rechts unten verlief. Also genau von seinem Kopfbereich in ihren Fußbereich. Damit waren seine Schlaflosigkeit und ihre dicken Beine logisch nachvollziehbar. Wobei ich den beiden die geopathische Belastung als eindeutige Ursache genauer erklärte und sogar mit einfachen, kinesiologischen Tests nach- und bewies.

Letztendlich bestätigen die menschliche Logik und ihre vorhandenen gesundheitlichen Probleme meine Feststellung.

Allerdings war der Ehemann über meine Erklärungen sehr irritiert und dem "Warum".

Er beschimpfte mich sogar als Fischkopf, Zauberkünstler und mit vielen weiteren traditionsreichen bayerischen Bezeichnungen. Er warf mich aus der Ferienwohnung, obwohl ich die Wohnung noch für einen Tag länger bezahlt hatte.

Ich kannte ähnliche Reaktionen von Menschen, allerdings nicht so drastisch.

Schon seltsam an den Heiligen Geist und an Gott glaubte er, die er beide noch nie gesehen hat und entgegen seinem Glauben richtig krank war.

Viele Menschen nutzen Handys, Telefone ohne Kabel; und telefonieren sogar ohne eine augenscheinliche Verbindung. Dazu sind sie selbst noch nicht einmal in der Lage, zu erklären, warum sie mit einem kleinen, flachen Zauberkasten telefonieren können.

Wollen mir aber und auch der Welt erklären, dass meine festgestellten, geopathischen, gesundheitsschädlichen Strahlen Unsinn wären.

Der Unterschied ist so einfach.

Ich kann diese Art von Strahlungsbelastungen aufspüren, beweisen und erklären.

Selbsternannte Schlauberger können nichts dergleichen. Selbst bei einer Frage, warum ihr Gott sie nicht heilt, kommt oftmals die zwangsgelehrte Antwort: DAS wäre eine große Prüfung für sie. Logisch.

Das nenne ich Unsinn.

Das nenne ich an einem scheinheiligen Zauber festzuhalten.

Was ist Ihnen lieber? Einer Religion zu frönen, bis zu Ihrem Lebensende ohne Lebensqualität zu leben? Nur noch mit göttlichen Schmerzen, tagein und tagaus über die Runden zu kommen?

Nun, wenn das für Sie eine göttliche Erfüllung, Aufgabe und Prüfung ist, dann lesen Sie bitte jetzt nicht weiter und fragen besser irgendeinen Schein-Heiligen, ob er Ihnen helfen kann.

Für alle anderen, die es mir gleichtun wollen und es besser finden, gesund zu werden, gesund zu bleiben; es lieber bevorzugen, ein gesundes Leben führen, denen möchte ich gerne erzählen, wie meine Geschichte weiterging.

Beim Zusammenpacken meiner Sachen kam noch einmal die Ehefrau zu mir, um sich für ihren Ehemann zu entschuldigen. Der guten Frau war es wohl ziemlich peinlich, wie sich ihr Mann verhalten hatte, obwohl ich nur helfen wollte. Genauso verzweifelt war sie auch. Sie erstattete mir fairerweise den nun zu viel bezahlten Tag.

In ihren Augen sah ich genau meinen damaligen, verzweifelten Blick, als ich ähnlich krank war. Ich konnte so nicht gehen.

Klar hätte ich dieser Frau gerne mit einer Anwendung geholfen. Ihre Wirbelsäule blockadefrei gemacht. Doch ihr überschlauer Ehemann ließ das nicht zu.

Deshalb gab ich ihr ein paar magnetische Einlegesohlen, deren Technologie in anderen Ländern medizinisch anerkannt ist. Selbstverständlich nicht in Deutschland. (www.urlebenskraft.de)

Ich erklärte ihr genau die Anwendung und empfahl ihr, eine Sohle nachts unter ihrem Fußbereich ins Bett zu legen und eine Sohle unter das Kopfkissen ihres Mannes und sicherheitshalber unter dem Bettbezug zu verstecken. Damit der bayerische Döösbattel (Trottel) nichts merkt.

Danach fuhr ich zurück nach Deutschland … sorry … nach Hamburg natürlich.

Ungefähr nach fünf Tagen bekam ich einen Anruf aus Bayern. Es war die Vermieterin der Ferienwohnung. Sie entschuldigte sich erst einmal bei mir, seltsamerweise dafür, dass sie sich erst jetzt meldet. Doch sie konnte "es" immer noch nicht glauben.

Daher wartete sie fünf Tagen mit diesem Anruf. Sie berichtete mir, dass sie meinen Rat annahm und die ihr überlassenen Magneteinlegesohlen trug. Dabei <u>sofort</u> ein seltsames Kribbeln in ihren Beinen spürte; gleichzeitig deutlich mehr Kraft und Stabilität im ganzen Körper. Abends hat sie eine Sohle unter ihren Fußbereich ins Bett gelegt und die andere klammheimlich unter den Bettbezug und das Kopfkissen ihres Mannes.

Sie konnte es am nächsten Morgen kaum glauben, doch ihre Beine waren nicht dick, nicht geschwollen. Trotz dessen hatte sie noch Bedenken, mich anzurufen, weil sie sich nicht sicher war, ob DAS nun so bleibt. Nachdem ihre Beine nach fünf Tagen immer noch und vor allem endlich wieder normal aussahen, musste sie mich einfach anrufen.

Sie bedankte sich besonders herzlichst für meine Beratung und sagte mir, dass ihr Mann mich auch noch einmal sprechen möchte.

Au Backe? Ich dachte nur, … was kommt denn nun? Vielleicht per Telefon ein paar kräftige bayerische Watschen? (Ohrfeigen)

Erstaunlicherweise begrüßte er mich höflich. Keine Beschimpfungen mehr?

Er erzählte mir, dass er die letzten Jahre immer gegen 1:00 Uhr morgens in seine Wohnküche zum Schlafen ging, weil er partout in seinem Bett keinen Schlaf fand.

Doch an dem Morgen, nach dem Tag meiner Abreise, ist er frühmorgens um 6:30 Uhr in seinem Bett aufgewacht. Ausgeschlafen und erholt wie lange nicht mehr. Wobei er völlig irritiert war, dass er in seinem Bett und nicht in der Wohnküche lag.

Erst danach beichtete ihm seine Frau, dass sie auf den Rat eines Preußen gehört und ihm heimlich eine Magnetsohle unters Kopfkissen gelegt hatte. Jetzt erst war er bereit, das zu glauben oder viel mehr zu akzeptieren, dass es Dinge gibt, die wir zwar nicht sehen können, die dennoch vorhanden sind.

Er entschuldigte sich für sein Verhalten, für seine Beschimpfungen und für meinen Rauswurf. Diese Entschuldigung nahm ich gerne an, denn sie war ehrlich gemeint.

Ein paar Tage später bekam ich unerwartet ein kleines Paket geliefert. Aus Bayern.

In diesem befand sich erstaunlicherweise keine Lederhose, sondern eine Champagner Flasche und ein paar bayerische Spezialitäten. Sowie eine "Entschuldigung"-Karte von dem besagten und jetzt doch sehr netten Bayern.

Scheinbar war es ihm immer noch so peinlich, wie er mich behandelt und beschimpft hatte, dass er sich auf diesem Wege ein weiteres Mal bedankte. Fand ich toll.

Ich bedanke mich ebenfalls telefonisch für dieses Geschenk und freute mich über deren Erkenntnis. Leider war er bei meinem Anruf nicht anwesend, doch dafür seine Ehefrau; die mir freudig berichtete, dass "alles" immer noch in bester Ordnung sei. Dennoch empfahl ich ihr, zusammen mit einem netten Gruß für ihren Ehemann unter ihrem Ehebett mindest 2 cm Naturkork-Platten zu legen. Sicher ist sicher. Ich denke, dass sie garantiert meinen Rat befolgt haben. (Inzwischen gibt es weitere ultimative Abschirmungen von Erdstrahlen, schauen Sie bitte bei: www.urlebenskraft.de)

Es ist für mich immer ein schönes Gefühl, mit Menschen zu sprechen, die zuvor in irgendeiner Weise kläglich krank waren und ihren Lebensmut verloren hatten; und nun gesund sind. Man hört es an dem Klang ihrer Stimmen und ihren Worten.

Ihre Stimmen klingen nun fröhlich, deutlich hörbar nach purer zurückgewonnener Lebensfreude.

Ich reiste nun durch ganz Europa. Schließlich wurde ich abermals in die Schweiz gebeten. Ein Fitnesstrainer, der gleichzeitig Physiotherapeut ist, bat mich, für mindestens 10 Tage in die Schweiz zu kommen. Er hätte über 25 Interessenten, die ich alle aufgrund seiner Empfehlung, "beraten" möchte.

Das war ein Grund zu fahren.

Die Termine waren von ihm zeitlich sehr eng gelegt, da viele Interessenten auch noch ihre Berufe hatten.

Bei einigen Terminen ging es erstmal nur um die Vorstellung meiner Produkte und den damit verbundenen Möglichkeiten, Menschen gesundheitlich zu helfen. Besonders bei jeglichen Knochen- und Gelenkproblemen. Insbesondere um die damit verbundene Schmerzlinderung, selbstverständlich ohne chemische "Schmerz-Kampfmittel".

Wie hatten einen Termin in einem großen Fitnessstudio in Zürich; in dem auch mein Bekannter als privater Fitnesstrainer arbeitete. Der Geschäftsführer war sehr sympathisch und ein offener Mensch.

Das ist mir in der Schweiz ohnehin immer aufgefallen, dass viele Schweizer einfach offener, neugieriger auf "neue" Dinge sind.

Sie interessierten sich grundsätzlich für bessere und vor allem für natürliche Alternativen, um gesund zu bleiben oder gesund zu werden. Die alternative Medizin ist in der Schweiz offenkundig beliebter.

Die Deutschen sind da erstmal verschlossener und der Lieblingssatz von vielen Deutschen ist immer gleich: *„Das glaube ich nicht!"*

Selbst wenn man "das", was man vorführt, noch beweist, wurde es häufig als unglaubwürdig bezeichnet.

Wobei deutsche Ärzte oftmals noch "einen" drauflegen und nach einem Beweis entweder einen Placeboeffekt unterstellten oder "gefälligst" nach empirischen Studien fragten.

Da beides nicht vorhanden war, wurde oftmals behauptet, man hätte getrickst. Anstrengend … sehr, sehr anstrengend.

Sie waren oftmals nicht in der Lage, einfach ihre alten Paradigmen loszulassen und etwas Platz einzuräumen, für das offensichtlich nur für sie Neue.

Da hingegen waren die Schweizer und auch die Österreicher immer offener; ohne Vorurteile. Sie ließen einem grundsätzlich zu Wort kommen und sagten einfach nur, dass ich "es" bitte vorführen möchte. Immer höflich.

Genau "das" tat ich bei diesem Geschäftsführer.

Nachdem ich ihm alles erklärt und gezeigt hatte, bat er noch um eine Anwendung, um eine Vorführung bei ihm selbst. Also haben wir erst einmal seinen Schreibtisch abgeräumt und haben auf den Tisch eine "spezielle" magnetische Unterlage platziert. Mit einer einzigartigen, permanent Magnet-Massagerolle habe ich ihm seine Wirbelsäule links und rechts abgerollt. Ich muss abermals für die Gesundheitsverhinderer betonen: NEIN! Ich habe ihn nicht behandelt, sondern lediglich die Anwendungsmöglichkeiten meiner Produkte vorgeführt. Allerdings ist es dabei sehr wichtig, mit der "richtigen Vorführungstechnik" diese Anwendung zu demonstrieren. Doch nach etlichen Jahren mit Hunderten von Menschen, denen ich "das" vorgeführt habe, bin ich ein Meister der Handhabung geworden. Das soll jetzt bitte nicht eingebildet klingen, falls doch, ist es mir egal. Denn ich habe leider oftmals bei Kollegen gesehen, wie man es nicht richtig machen kann. Die nicht korrekte Ausführung ist im wahrsten Sinn des Wortes völlig harmlos; und daher leider nicht sonderlich wirksam.

Nach einer intensiven "Anwendungs-Vorführung" links und rechts an seiner Wirbelsäule, haben wir ihn auf seinen Rücken gedreht. Ihn noch keramisch eingewickelt und schlussendlich eine magnetische Schlafmaske über seine Augen gelegt.

Ich erklärte ihm dazu eine bestimmte Sauerstoff-in-den-Bauch-Atemtechnik und wir verließen den Raum.

Bitte seien Sie nach wie vor über meine zum Teil seltsamen Sätze nicht irritiert, doch wie Sie wissen, gibt es immer Leute, die Ihnen ihre Gesundheit nicht gönnen. Und da ich grundsätzlich keine Heilungsversprechen mache und keine Behandlungen jeglicher Art durchführe oder anbiete, muss ich immer sehr bedacht mit meinen Worten umgehen. Denn bestimmte Leute warten geradezu auf einen "Versprecher" oder nach der Möglichkeit, Worte anders auszulegen und den Sinn zu verdrehen. Praktisch mir und Kollegen Heilungsaussagen anzudichten, die wir grundsätzlich niemals machen.

Doch hier erzähle ich Ihnen von meinen eigenen Erfahrungen bei der Beratung von Menschen. Letztendlich bleibt alles, was Sie hier erfahren, meine persönliche Meinung. Genauso wie die Gründe meiner Heilung, zu denen es kein medizinisches Placebo-Gerede gibt.

Im Fitnesscenter warteten bereits einige Schweizer Interessenten auf uns und unseren Produkten. Jeder hatte irgendetwas. Von Knie-, Rücken-,

Schulterschmerzen bis hin zu vielen weiteren gesundheitlichen Beeinträchtigungen. Viele Gründe, warum diese Menschen in ein Fitnessstudio gingen.

Alle bekamen ein entsprechendes Produkt zu "ihrem" individuellen Problem zum Testen. Vorab noch eine gemeinsame Erklärung der Technologien, den möglichen Wirkungen und eine Handhabung zur jeweiligen Anwendung.

Dabei war auch eine junge Frau anwesend, die irgendwie spontan dazu kam. Sie glaubte, dass wir hier für alle etwas vorführen. Das war auch so, zumindest für alle Anwesenden, die sich per Termin angemeldet hatten.

Selbstverständlich konnte sie bleiben, zuhören und staunen.

Schließlich waren wie ja keine Ärzte.

Nachdem alle versorgt waren, fragte sie, ob ich ihr auch helfen könnte. Sie erzählte uns, dass sie seit einem knappen Jahr unter extremen Schmerzen litt.

Damit lag ein bestimmter Verdacht schon sehr nahe. Sie wissen es sicherlich auch. Ich drückte ihre Tender Points. Daraufhin schrie sie so laut auf, dass sich alle Personen im Fitnessstudio erschrocken zu uns herumdrehten.

Mit einer so lautstarken Reaktion hatte ich nicht gerechnet.

Sie sagte, nachdem ich ihre Tender Points im Lendenbereich drückte, dass sie das Gefühl hatte, dass ich ihren Körper mit einem glühenden Schwert durchstoßen hätte.

Das war schon heftig.

Damit waren ihr Problem und die Ursache glasklar. Die Frau hatte Fibromyalgie. Eindeutig!

Zumal sie sämtliche und typische Symptome bestätigte.

Ich fragte sie, ob sie bereits bei einem Arzt war und was der eventuell dazu meint?

Sie erzählte uns, dass ihr Arzt nichts meinte und ihr lediglich sehr starke Schmerzmittel verschrieben hatte.

Unfassbar! Wie ignorant manche Ärzte sind! Ich konnte es nicht glauben. Fibromyalgie ist nun wirklich sehr einfach festzustellen. Da fragt man sich als normaler Mensch, was haben diese Leute eigentlich studiert? Und gelernt? Krankheiten pflegen mit Chemie?

Hätten wir auf dieser Welt noch eine ähnliche Vorgabe für Ärzte und selbst ernannte Wunderheiler wie im alten China, würden vermutlich über 95 % dieser Therapeuten auf der Straße sitzen.

Im alten China war es "normal", dass Ärzte und Heiler immer bezahlt wurden. Wenn jemand krank wurde, wurde der Arzt nicht mehr bezahlt. Ganz einfach.

Einmal dürfen Sie raten, was der Arzt oder ein Wunderheiler schnellstmöglich zu tun hatten.

Die "Welt am Sonntag" hatte vor vielen Jahren einen ganzseitigen Zeitungsbericht mit folgender Überschrift herausgebracht:

"95 % aller Fachärzte sind Fach-Idioten".

Kein medizinischer Aufschrei? Keiner widersprach? Es gab auch eine Woche später keinen geforderten Widerruf? Selbst im Internet keine Diskussion?

Die Überschrift sagte alles zu dem Inhalt dieses Zeitungsberichtes. Dem gab es nichts mehr hinzuzufügen. Denken Sie sich bitte erneut Ihren Teil, Sie liegen richtig.

Nachdem die eindeutige Ursache ihrer Schmerzen klar war, habe ich ihr ebenso die Anwendung meiner Produkte gezeigt und an ihren Körper vorgeführt. Die junge Frau konnte es nicht fassen, sie war binnen von Minuten erst einmal schmerzfrei.

Ich betone abermals "schmerzfrei", nicht geheilt!

Das ist mir in 25 Jahren immer wieder aufgefallen, dass besonders Menschen mit sehr starken Schmerzen immer die schnellstens und eindeutigsten Linderungen hatten.

Die Schweizerin war 24 Jahre jung, alleinerziehende Mutter und hatte daher wenig Geld zur Verfügung. Um ihr dennoch zu helfen, haben wir ihr die wichtigsten Produkte zum Einkaufspreis überlassen. Dazu habe ich ihr geraten, SOFORT und heute noch ihren Schlafplatz zu verändern, um mindest einen guten Meter. Da sie ein großes Doppelbett hatte, fragte sie, ob es genügen würde, wenn sie fortan auf der anderen Seite schläft. Ich sagte ihr, dass sie es bitte probieren muss. Denn wie genau eine eventuell vorhandene Wasserader oder eine von mir vermutete Magnetfeldlinie unter ihrem Bett verläuft, konnte ich ihr ohne eine Untersuchung nicht sagen.

Ich bot ihr aber an, dass sie mir gerne eine Handzeichnung ihres Schlafzimmers nach Deutschland schicken kann.

Denn wir mussten wir uns erstmal um den Geschäftsführer des Fitness-Centers kümmern. Der lag bereits seit über 50 Minuten in unserem Magnetfeld-Kokon.

Als wir sein Büro betraten, schlummerte er in den tiefsten Träumen. Deshalb habe ich ihn sehr vorsichtig geweckt.

Er sah völlig entspannt aus und fühlte sich auch so.
Ich habe ihn gefragt, wie es ihm gefallen hat. Spontan sagte er, dass er eigentlich Schmerzen in beiden großen Zehen gehabt hätte und die sind jetzt weg. Dazu leidet er seit Jahren unter Schlafproblemen und konnte es überhaupt nicht verstehen, dass er so tief in diesem Kokon am helllichten Tag eingeschlafen war. Gut, wir wussten vorab nichts von seinen jetzt ehemalig schmerzhaften Zehen, dennoch konnte ich ihm das "Warum nun schmerzfrei" physiologisch erklären.
Ebenso konnte ich ihm seinen unerwarteten Tiefschlaf genau erklären und Ihnen ebenso liebe Leser.
Sein Körper lag zum allerersten Male belastungsfrei genauer gesagt strahlungsfrei in einem schützenden Kokon. Nach vielen Jahren des Nichtschlafes spurt das der Körper sogleich und suchte geradezu die lang vermisste und heilende Tiefschlafphase. DAS ist der Grund, warum so viele Menschen nach einer Anwendung von mir und dem Einwickeln in diesem Kokon oftmals in einen Tiefschlaf fallen. Denn NUR in einem Tiefschlaf kann und muss der Körper lebenswichtige Stoffwechselvorgänge aktivieren, die ihn regenerieren. NUR in einem gesunden Tiefschlaf können unsere Zellen umschalten von ständiger Reparatur auf Selbstheilung. DAS ist ein physiologischer Fakt.

Wir erzählten und zeigen ihm, wie begeistert seine Kunden von uns und den Produkten waren. Das konnte er absolut verstehen und nun auch persönlich nachvollziehen.
Als Geschäftsführer wird er den Inhabern vorschlagen, unsere Produkte und die Anwendungen mit aufzunehmen, besonders die magnetische Massage. Zumal sie ohnehin Massagen anboten, würde es daher sehr gut in ihr Dienstleistungskonzept passen. Doch darum kümmerte sich später mein Schweizer Partner.
Am späten Nachmittag hatten wir noch einen Einzeltermin bei einem jungen Pärchen in Zürich, wobei es mehr um die junge Frau ging. Ich wusste nur, dass sie unter massivsten Schlafproblemen und unerklärlichen Schmerzen leidet. Sie machte wirklich einen bemitleidenswerten Eindruck. Sie sah nicht nur sehr müde aus, sondern hatte bereits dunkelbraune Augenringe mit 26 Jahren sehr erschreckend. Bei der Begrüßung sah ich Hoffnung in ihren Augen und bei ihrem Freund

große Skepsis. Das bestätigte sich, da er wohl diesem Termin nur zugestimmte, weil seine Freundin darauf bestanden hatte. Nach einigen Erklärungen untersuchte ich ihr Bett. Dabei stellte ich eine längst laufende Wasserader fest. Exakt nur auf der rechten Seite, von oben nach unten, ausschließlich unter ihrer Schlafseite. Links schlief ihr Freund und weil er keine Probleme hatte, bezeichnete er meine Feststellung erstmal als Unsinn.

Daraufhin machte ich mit ihm einen kinesiologischen Kräftetest hinter dem Bett, genau im weiteren Verlauf der Wasserader. Neben der Wasserader hatte er Kräfte wie Bruno der Bär, doch auf der Wasserader selbst plumpste er einfach kraftlos um. Doch selbst dieser Beweis ist für Berufsskeptiker nicht ausreichend. Solche Leute, ähnlich wie manche Ärzte, wollen "es" einfach nicht wahrhaben.

Nach deren Meinung darf es so etwas **gefälligst nicht** geben.

Seine Freundin hatte es sehr wohl verstanden und nach einem weiteren kinesiologischen Test mit ihr war "es" zumindest für sie eindeutig. Ihre Symptome und resultierenden. Schmerzen tendierten mehr in Richtung Rheuma. Mit ein paar wenigen Vorführungen unserer Produkte war sie genauso schmerzfrei wie zuvor alle anderen.

Allerdings empfahl ich ihr, dringend ihre Bettseite abzuschirmen. Woraufhin sich wieder ihr skeptischer Freund einmischte und alles als Blödsinn bezeichnete, weil er ja keine Schmerzen und keine Schlafstörungen hätte. Ich bedankte mich für seine konstruktive Meinung und schlug ihm vor, wenn "das" alles Quatsch ist, dann kann er auch bedenkenlos die Bettseite mit seiner Freundin tauschen. Mit diesem Vorschlag hatte er nicht gerechnet, man sah es in seinem irritierenden Blick. Seine Freundin hingegen hatte mehr einen Lichtblick in ihren Augen und stimmte freudig meinem Vorschlag zu. Jetzt war da jemand ziemlich in der Bredouille.

Als Berufsskeptiker müsste er eigentlich meinem Vorschlag zustimmen, um sich keine Blöße zu geben.

Nach ein paar gewährten Augenblicken meinte er, dass er sich an seine linke Seite gewöhnt hätte und daher rechts nicht schlafen könnte. Jeder im Raum hörte seine Worte und jeder verstand sie als lächerliche Ausrede.

Ich sagte ihm, dass er dann auch niemals in Urlaub fahren darf, weil er nicht woanders schlafen könnte. Doch letztendlich war der Termin für mich erledigt. Ich verschwende keine Lebenszeit mehr für Schlauberger, die alles besser wissen und sich dann als Feiglinge entpuppen. Die junge Frau hingegen tat mir sehr leid, doch auch sie muss ihre eigenen Entscheidungen treffen.

Mit diesem Erlebnis möchte ich Ihnen nochmals verdeutlichen, dass es manchmal nur um einen Meter Unterschied geht, um fatalerweise nicht in, sondern außerhalb einer geopathischen Störzone zu liegen. Darum hat oftmals nur ein Partner ernsthafte gesundheitliche Probleme oder etwas geringere Probleme.

Nach gut zwei Wochen, nachdem ich schon eine Woche wieder in Deutschland war, erhielt ich einen Anruf von meinem Schweizer. Er erzählte mir, dass die Antwort der Geschäftsleitung des Fitnesscenters noch ausstand. Gut, das war ich gewohnt, auch das Schweizer Entscheidungen länger dauern.

Er sollte mir noch einen besonders herzlichen Gruß von der jungen Frau aus dem Fitnessstudio bestellen. Sie hat alles so gemacht, wie ich es empfohlen hatte, und hat dazu ein paar weitere Produkte für ihre Gesundheit gekauft.

Sie sagte wortwörtlich zu ihm:

„Ich bin wieder gesund. Dank Euch!"

Das können jetzt die Gesundheitsverhinderer auslegen, wie sie wollen, doch ich denke, dass "wir" alle wissen, wie es die junge Frau genau meinte.

Mit dem jungen Pärchen aus Zürich hatte er telefoniert, wobei der Mann immer noch skeptisch war und seiner Partnerin ging es nach wie vor sehr schlecht und schlechter. Wobei sie es ertrug, weil sie ihren besserwissenden Partner nicht verärgern wollte.

Ein klarer Fehler in meinen Augen. Wenn jemand nach Jahren des Schmerzes schmerzfrei ist, sollte sich doch jeder gute Mensch für seinen Partner freuen und jegliche liebevolle Unterstützung geben. Vielleicht passe ich mit dieser Denkweise nicht mehr in die heutige Zeit, sich für andere Menschen zu freuen; besonders wenn es die eigene Partnerin oder der Partner ist.

Ich könnte Ihnen nach weit über 20 Jahren noch Dutzende von ähnlichen Erlebnissen aus ganz Europa erzählen, doch das möchte ich nicht. Sonst klingt mein Buch eventuell wie:

"Don Quichotte im Kampf gegen die medizinischen Mühlen der politischen Systempharma"

Viele der nun ehemaligen Kranken sagten selbst: DAS glaubt mir sowieso kein Mensch.

Genauso ist es auch. Für Sie sind es erst einmal nur Geschichten. Wieso sollten Sie mir das alles glauben?
So ist der Mensch geprägt, so sind wir gezwungenermaßen erzogen worden und werden tagtäglich durch die Systemmedien in deren Sinne manipuliert.
Denn nur negative Nachrichten bringen Quote und damit viel Geld.

Doch vielleicht … hoffentlich vielleicht ist Ihnen ein bisschen ihrer gesunden Skepsis erhalten geblieben?
Skeptisch zu sein gegenüber einer scheinheiligen Schuld-Medizin und besonders skeptisch zu sein gegenüber den Märchenerzählern der Systempresse. Die Ihnen immer sehr ausführlich erklären, was alles nicht funktioniert und "was" Sie alles bekämpfen sollen.
Besonders sollen alle Krankheiten mit Chemie bekämpft und unter keinen Umständen etwas für die Wiederherstellung von natürlicher Gesundheit getan werden.
Genauso muss auch die sogenannte Altersarmut bekämpft werden, auf keinen Fall muss etwas für einen gesunden Lebensabend für alle Menschen getan werden.
Und schlussendlich muss wie immer natürlich noch der Krieg bekämpft werden. Am besten mit Krieg.

Selbst wenn etwas nachweislich Menschen helfen "könnte", wird oftmals von der Presse versucht, mit allen Mitteln die Wahrheit zu verdrehen und/oder es als gefährlich darzustellen.
Dafür gibt es Tausende von Beweisen; auch ich wurde von solchen Lügen nicht verschont.

Oftmals werden Menschen, die der Systempresse und ihren Zuträgern mit der Wahrheit im Wege stehen, sofort als unmoralische Verrückte dargestellt. Zum Teil mit hanebüchenen Behauptungen von Pseudo-Wissenschaftlern, die jeglicher Grundlage des gesunden Menschenverstandes widersprechen.

Doch nur weil diese selbst ernannten "Allwissenden" einen Doktortitel auf Visitenkarten drucken, glauben leider immer noch zu viele Menschen, dass diese Leute damit wissen, worüber sie sprechen. Drehen Sie es mal um und fragen einen Schulmediziner nach eindeutigen Beweisen und empirischen Studien zu seinen Behauptungen. Wenn er nichts vorweisen kann und Sie immer noch krank sind, eventuell seit Jahren, was wollen Sie dann noch von diesem sogenannten Arzt?

Manche Schulmediziner behaupten, dass die Entstehung von Rheuma, und/oder Fibromyalgie durch Borreliose, also durch einen Zeckenbiss verursacht wird. Manche Ärzte sind zum Teil so fanatisch und bestehen vehement auf ihre Behauptung OHNE Evidenzen!
Nur … was machen die an Rheuma oder Fibromyalgie erkrankten Menschen, die zuvor keine Borreliose hatten? Sollen die jetzt alle in den Wald laufen, nach Zecken Ausschau halten und hoffen, dass sie von einer fiesen Zecke heimlich in den Popo gebissen werden? Damit ein weiteres schulmedizinisches Thesen-Märchen offiziell von den Krankenkassen anerkannt wird?

Wobei mir gerade einfällt, dass eine an Fibromyalgie erkrankte Dame mir erzählte, dass sie als kleines Kind noch von ihren Eltern und auch von ihren Lehrern geschlagen wurde. Genau wie Zigtausende andere Kinder ihrer Generation.
Das könnte natürlich ebenso eine schulmedizinische Ursache sein!? Weil sie jetzt nach über 60 Jahren dieses Kindheitstrauma mit Fibromyalgie kompensieren will.
Nennen wir es mal schulmedizinisch **BTT**:
Die "**B**ackpfeifen-**T**heorie-**T**hese".

Vermutlich wird die Systempresse versuchen, meine Lebensgeschichte zu meiner Selbstheilung von Fibromyalgie als ein unmoralisches Science-Fiction Buch ins Lächerliche zu ziehen. Bitte denken Sie sich Ihren Teil dazu. Sie wissen ja, wer das sagt und warum.
Gerne dürfen Sie über diese Leute herzhaft lachen, denn das ist genauso gesund wie die zusätzliche Einnahme von natürlichen Vitaminen und Mineralien.

"Wenn ich Sie ins Grübeln gebracht habe?
„Wenn ich Ihnen etwas Hoffnung geben durfte?
Wenn ich etwas Licht in eine lange Zeit
der Dunkelheit hineingeben konnte?
Dann würde ich mich darüber sehr freuen."

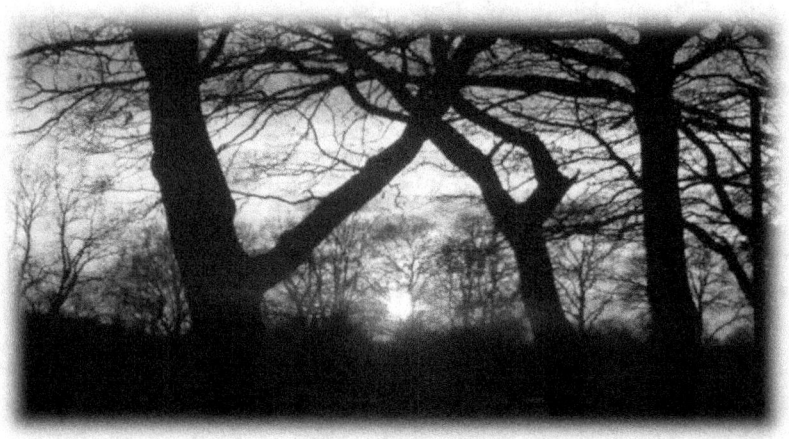

Genauso freue ich mich, wenn Sie weiterlesen. Denn ich möchte Ihnen gerne noch ein paar lebenswichtige Empfehlungen für Ihre Gesundheit geben.
Selbstverständlich chemiefrei.

Besonders möchte ich Ihnen meine persönlichen Erkenntnisse erläutern, warum es bei manchen Menschen länger dauert oder gedauert hat, bis sie ihre von der Natur gegebene und auch zustehende Gesundheit wieder erlangten.

$\mathcal{P}$ure Ignoranz existiert genauso lange wie die Welt.
(Volker Gätz)

Kapitel 5 – Wissenschaftliche Fakten

Der Begriff Fibromyalgie steht für einen Fasermuskelschmerz, der sich zum Teil schon sehr schmerzhaft zeigen kann. Die Medizin steht seit über 30 Jahren vor dem Rätsel der Ursache und weil es die Schulmedizin nicht erklären kann, wird diese sogenannte Krankheit einfach als unheilbar deklariert. So einfach ist das. Obwohl es viel einfacher wäre, sich mit der Ursache zu beschäftigen. Denn eine Ursache gibt es immer und hat oftmals überhaupt nichts mit irgendeiner ungewollten psychosomatischen Vererbung zu tun.

Allerdings, es könnte auch daher rühren, dass vielleicht vor 150 Jahren Ihr Ur-Ur-Ur-Großvater, selbstverständlich mütterlicherseits, nach´m Pinkeln seine Büx nicht mehr hochziehen konnte, weil er dabei Spontan-Rheuma erlitten hatte? Und Sie das jetzt in der Erbfolge mit Rheuma und/oder Fibromyalgie kompensieren wollen?

Das wäre zumindest eine logische psychologische Erklärung.

Doch letztendlich bleiben alle, ausnahmslos alle Vermutungen der Schulmedizin und auch der Homöopathie, Vermutungen, Thesen und zum Teil sehr aberwitzige Behauptungen.

Vor vielen Jahren, als ich noch am Anfang meiner Erkenntnisse stand, gab in einer deutschen Zeitung - im Hamburger Abendblatt - einen Bericht über Fibromyalgie. Dazu wurde ein Live-Vortrag eines sogenannten Professors aus der Kleinstadt "Bad Bramstedt" angekündigt.

Die Kleinstadt Bad Bramstedt liegt oberhalb von Hamburg und ist für ihre Vielzahl von Reha-Kliniken und ähnlich, zumindest … sagen wir mal … bekannt.

Dieser Vortrag sollte in den Räumlichkeiten einer großen, namhaften Krankenkasse stattfinden, die ihre Zentrale direkt an der Autobahn A7 innerhalb Hamburgs hat.

Das wollte ich mir unbedingt anhören, zumal ich fest davon ausging, etwas zu lernen.

Ich machte mich richtig schick, Anzug, Krawatte und Aktenkoffer, da ich von einem seriösen Vortrag ausging.

Ich war rechtzeitig vor Ort und setzte mich sogleich in die erste Sitzreihe, weil ich unbedingt alles besonders gut mitbekommen wollte. Ich war beeindruckt, wie groß der Saal innerhalb der Räumlichkeiten dieser Krankenkasse war.

Nach und nach füllte sich der Saal und war schließlich angefüllt mit weit über 400 Menschen. Darüber war ich damals sehr erstaunt, wie viele Menschen "das" interessierte. Schließlich kam dieser Professor und begann mit seinem Vortrag.

Ich saß direkt vor ihm in erster Reihe, mit höchster Bereitschaft zum Lernen. Gewappnet mit einem dicken Block, Kugelschreiber und einer 90er-Jahre Krawattenklemme.

Nach gut 20 Minuten bemerkte ich, wie ein paar Leute aufstanden und gingen. Ich dachte mir nichts dabei, vielleicht auf die Toilette? Nach weiteren 10 Minuten gingen immer mehr Leute aus dem Saal. Teilweise gleichzeitig über 12 Personen und mehr. Das wurde immer auffälliger. Als ich nach über 40 Minuten hinterrücks blickte, war der halbe Saal leer? Genauso leer wie mein Schreibblock vor mir.

Ob Sie's glauben oder nicht, ich hatte nichts, absolut nichts aufgeschrieben. Normalerweise bin ich ein Vielschreiber bei Vorträgen. Doch bei diesem Vortrag konnte ich mir keine Notizen machen.

Zuallererst erzählte der Professor von der bekannten Kurklinikstadt Bad Bramstedt, wo sie liegt und wie man sie findet: *„Uuiieh toll!"*

Danach nochmal 10 Minuten, wie man am besten seine Klinik innerhalb der Kleinstadt Bad Bramstedt findet und was sie dort alles Tolles machen. Richtig spannend.

Nach über 25 Minuten sprach er endlich von Fibromyalgie und den Symptomen dieser Krankheit. Die eigentlich jeder kannte, der dort saß. Danach von seinen Behandlungsmöglichkeiten: Chemie, Chemie, Kältekammer und zum Dessert noch einen "Absacker" harmloses Cortison. Bestimmt lecker und hilfreich?

Nach über 45 Minuten hatte er eigentlich "Nichts" gesagt und genauso viel nichts stand auf meinen Schreibblock. Das reichte, ich stand auf und ging. Es machte keinen Sinn, diesem dort stehenden "Nichts" noch länger zuzuhören.

Draußen vor dem Gebäude standen noch über 100 Menschen und unterhielten sich sehr angeregt, teilweise aufgeregt und empört.

Als ich mich dazu stellte und ins Gespräch kam, erzählten mir einige Menschen, von wo sie herkamen. Aus Berlin, Hannover, Bremen, ein paar sogar aus Frankfurt, also insgesamt aus Halbdeutschland.

Jetzt verstand ich "es"; das Warum.

Diese Menschen sind teilweise Hunderte von Kilometern gefahren, um sich einen Vortrag von einem Professor anzuhören. Mit der verbundenen Hoffnung, dass ein Professor richtig Ahnung hätte. Denn damals, 1999, gab es zu diesem Thema noch nicht sehr viel. Herr Professor Oberschlau erzählte allerdings lieber erst einmal nur von seiner ach gar so tollen Klinik und seinen chemischen Behandlungsmöglichkeiten. Insbesondere wie man mithilfe seiner chemischen "Cocktails", am besten mit der Krankheit lebt, leben sollte. Dabei konnte er "es" nicht sehen, geschweige denn "es" wahrnehmen.

Alle Menschen waren hier vor Ort, weil sie Hilfe suchten, weil sie sich eine Lösung zu ihren gesundheitlichen Problemen erhofften. Endlich eine Ursache erfahren wollten. Doch Herr Professor Oberschlau aus Bad Bramstedt, bot absolut nichts dergleichen; sogar noch weniger als NICHTS.

Ich erinnere mich noch, als ich aus dem Saal ging, als bereits der halbe Saal leer war, störte es diesen Mann überhaupt nicht? Er ratterte einfach seinen Vortrag weiter herunter, ohne echten Inhalt, keine Erkenntnisse und/oder Verständnis.

Eigentlich war es kein richtiger Vortrag, sondern mehr ein Ablesen seinen vor ihm liegenden Notizen.

Bei den Gesprächen vor dem Gebäude hielten mich einige für einen Arzt, da ich als einer der Wenigen Anzug und Krawatte trug; und fachlich bereits sehr versiert war.

Das war natürlich von mir keine Absicht.

Als ich mit einer älteren Frau sprach, stellte sie sich als die Vorsitzende eines sogenannten Fibromyalgie-Verbandes vor. Ich wusste derzeit gar nicht, dass es sogar schon Verbände und Vereine gab. Ich dachte, wenn ich ihr meine Erkenntnisse erkläre, dass das vielleicht auch für die Mitglieder sehr wichtig und hilfreich wäre.

Doch weit gefehlt.

Sie hatte nichts verstanden und merkte ich eher, sie wollte nichts verstehen? Und sagte schließlich zu mir, dass sie "so etwas" ihren Mitgliedern nicht berichten kann.

Ich war irritiert, zumal ich davon ausging, dass es doch eigentlich jeden Betroffenen interessieren müsste.

Daraufhin sagte ich ihr, dass sie es den Menschen doch bitte selbst überlassen möchte, ob "es" hilfreich sein kann. Ich glaubte zu dem Zeitpunkt, dass so ein Verband geradezu auf Alternativen wartet, um sie weiterzugeben.

Diese Vorsitzende verweigerte mein Hilfsangebot.

Plötzlich klopfte mir jemand von hinten auf die Schulter. Eine Frau, die mich mit großen Augen anschaute und sich dafür entschuldigte, dass sie meinen Worten gelauscht hätte und dass sie "das" brennend interessiert, was ich erzählte.

Fazit:

Dieser Dame konnte ich später genauso helfen wie mir selbst und vielen weiteren Menschen, die bereit waren "zuzuhören".

Später erfuhr ich, dass viele sogenannte Vorsitzenden von Krankheitsverbänden jeglicher Art oftmals von der Systempharma bezahlt werden, um den Mitgliedern genau deren Medikamente zu empfehlen. Dabei wurden schon einige in flagranti erwischt.

Nun verstand ich auch, warum diese Vorsitzende meine Hilfe vehement verweigerte und keinesfalls weitergeben wollte.

Auch wenn ich an diesem Tag nichts dazu gelernt habe, hatte ich zumindest verstanden, warum es bei dieser Krankheit bisher keine Heilung gab.

Pure Ignoranz, schulmedizinisches Schlaubergertum und maßlose Geldgier.

Ich muss Ihnen hier keine medizinischen Auswirkungen der Fibromyalgie erklären, da Sie die sicherlich schon zu Genüge von Schulmedizinern gehört haben.

Macht auch keinen Sinn, denn letztendlich erklären diese festgestellten medizinischen Symptome keine Ursache.

Ist es nicht verwunderlich, dass die Schulmedizin exzellent allwissend ist, sogenannte begleitende Symptome aufzuzählen, wie zum Beispiel:

➢ Chronische Müdigkeit und Erschöpfung
➢ Chronische Schlafprobleme
➢ Konzentrations- und Antriebsschwäche
➢ Depressionen (u. a. nach unzähligen Ärzte-Odysseen)

- ➢ Erhöhte Blutfettwerte
- ➢ Reizdarmsyndrom
- ➢ Deutlich stärkere Schmerzen in der Nacht
- ➢ Resultierend eine morgendliche Steifigkeit der Gelenke
- ➢ Sowie Schwellungen an Händen, Füßen und im Gesicht
- ➢ Und vieles mehr …

Um in diesen begleitenden, sich "immer gleichenden" Symptomen nichts, absolut NICHTS zu erkennen, bedarf es schon einer sehr arroganten Ignoranz oder pure Dummheit. Alle diese Symptome bestätigen die Ursache, die ich Ihnen bereits nannte und mit meiner persönlichen Heilung bewiesen habe.

Die Schulmedizin bräuchte nur einmal genauer hinzusehen und vor allem ENDLICH einmal richtig zuzuhören. Alle Erkrankten erzählen von ähnlichen Symptomen.

Selbst vor laufender Kamera bei einem Systempresse-Sender, sagte ein betroffener Mann:

„Immer frühmorgens sind meine Schmerzen am größten!"

HALLO!? … Er nennt vor laufender Kamera die Ursache und die anwesenden Schulmediziner begreifen, … verstehen, … wie immer … absolut nichts. **Unglaublich.**

Einmal dürfen wir nun alle raten, worauf der Mann des Nachts wohl schläft und warum er **GRUNDSÄTZLICH IMMER morgens stärkere Schmerzen hat.**

Schulmedizinisch gesehen, ist sein morgendlicher, stärkerer Schmerz seit über 10 Jahren bestimmt nur ein zufälliger, vererbter Placeboeffekt, weil sein Hund mal als Welpe von der Nachbarskatze missbraucht wurde; oder was meinen Sie?

Es ist so einfach und für mich noch einfacher nachzuweisen; und vor allem … so logisch. Es ist natürlich auch sehr, sehr schwierig, für einen Schulmediziner das gelehrte und antrainierte Wissen abzuschalten. Einfach offen zu sein für das "Andere".

Ein mentaler Kraftakt sondergleichen, der nur den wenigsten gelingt.

Es könnte doch sein, wenn die Schulmedizin seit über 30 Jahren keine eindeutige Ursache kennt, dass es vielleicht trotz dessen eine "Nicht"-schulmedizinische Ursache gibt und sogar höchstwahrscheinlich geben muss.

Doch im wissenschaftlichen Sinn existieren keine "Erdstrahlen" und deshalb hat es sie "gefälligst" auch nicht zu geben. Aus diesem scheinheiligen Grund fühlt sich die Schulmedizin in ihrer Lehrmeinung bestätigt, dass es angeblich keinerlei Zusammenhang zwischen Erdstrahlen und körperlichen Beschwerden gibt.

Das sollten wir mal den Brieftauben erzählen, dass sie sich ab sofort nicht mehr nach den Erdmagnetfeldlinien orientieren können, weil es die "laut der Schulmedizin" nicht gibt. Genauso auch müssen wir unbedingt Walen und Delfinen mitteilen, dass ihre natürlichen Orientierungssinne in Wahrheit schulmedizinische Placebo-Sinne sind; und sie ihre ozeanischen, vom Magnetfeld geführten Wege besser vorab mit Google-Maps checken sollten. Ja, … das macht Sinn.

Wissenschaft ist der aktuelle Stand des Irrtums.
(Christa Weger)

Eine geopathische Strahlungsbelastung, verursacht durch geopathogene Wasseradern, Magnetfeldlinien, Verwerfungen usw., strahlt immer mit einem Plusionenfeld. Ähnlich wie der extrem zugenommene und sehr gesundheitsbedenkliche Elektrosmog.

Alle aus der Erde kommenden Strahlungen und Schwingungen sind sogenannte Erdstrahlen, die bei längerem Einfluss im Organismus je nach Disposition zu verschiedenen Erkrankungen führen "können".

Es handelt sich um keine künstlichen oder neuartigen Strahlungen, sondern lediglich um völlig natürliche Energien, die sich selbst nochmals in einer Plus- und Minusionenstrahlung unterscheiden.

Eine Plusionenstrahlung hat für uns Menschen auf unseren Organismus immer eine negative und krankmachende Auswirkung.

Wie z. B. durch Elektrosmog, Autoabgase usw. und insbesondere geopathische Strahlungsbelastungen. Ein physikalisches Faktum.

Wir Menschen mögen lieben und brauchen vor allem Minusionen!

Kommen Sie einmal in den hohen Norden Deutschlands.

Oberhalb von Hamburg befindet sich eines der letzten und schönsten Moore Deutschlands, dahinter ist es ein Klacks bis zur wunderschönen Ostsee.

Vermutlich werden Sie selbst einmal in Ihrem Leben an einen Strand spazieren gegangen sein und begeistert die "frische Meeresluft" eingesogen haben.

Viele Menschen sagen: „Die Luft tut mir so gut. Hier fühle ich mich wohl. Die Luft ist am Wasser immer so herrlich frisch!"; und duftet nach "Meer"-Luft.

Warum? Ganz einfach. Der Sauerstoff ist an "bewegendem Wasser", durch Brandungswellen und in windrauschenden, grünen Wäldern besonders minusionisiert.

Diese Luft tut uns allen gut; Menschen, Tieren und auch den Pflanzen.

Diese Minusionen lassen uns besonders tief einatmen, sie sorgen für einen erhöhten Sauerstoffgehalt der Körperzellen. Plusionen hingegen machen uns nach meiner gesetzlich geschützten und freien Meinung grundsätzlich krank.

Falls Sie keine Waterkant vor Ihrer Haustür haben? Dann gehen Sie doch einfach mal wieder in den Wald oder noch besser in ein Moor. Dort drinnen bekommen Sie eine herrlich minusionisierte Luft! Sie atmen pures, frisches Chlorophyll.

Ich garantiere es Ihnen.

Folgende Mengen der vorhandenen Minusionen wurden vor ein paar Jahren pro Kubikzentimeter in der Luft gemessen:

In der Stadt, Büros, Wohnungen: ca.   100 bis   200 Minusionen

Auf dem flachen Land: ca. 1.000 bis   1.500 Minusionen

Im Wald und/oder am Meer: ca. 2.000 bis   6.000 Minusionen

Am Wasserfall: ca. weit über 12.000 Minusionen

Anmerkung: Vor vielen Jahren wurde bereits die heilsame Wirkung von minusionisierten Wasser-Verwirbelungen, unmittelbar an einem Wasserfall bei Lungenerkrankungen jeglicher Art nachgewiesen.

Doch direkt über und auf einer geopathischen Strahlungsbelastung können sich zum Teil bis zu weit über 10.000 Plusionen pro Kubikzentimeter Luft tummeln. Das hierauf kein normaler Mensch schlafen kann, ist nachvollziehbar. Damit sind künftige Krankheiten schon fast garantiert. Denken Sie daran, eine schlechte Strahlung findet bei einem Menschen immer den schwächsten Punkt.

Man kann und darf jetzt nicht pauschalisieren. Jede Strahlung ist anders, hat dazu immer eine andere Intensität und Ursache. Jeder Mensch ist individuell, konditionell gesund oder eventuell bereits krank.

Manche Menschen schlafen dazu fatalerweise noch auf Federkernmatratzen, deren Metallfedern jegliche Strahlungen exponentiell verstärken. Bei dem einen kommen die Auswirkungen bereits nach zwei Wochen und bei dem anderen erst nach zwei Jahren zutage. Doch sie kommen definitiv.

Bei mir war es damals ein knappes Jahr. Zumindest meldeten sich dann die ersten offensichtlichen Symptome. Wobei ich von Anfang an in dieser Wohnung sehr schlecht schlief. Was ich damals nicht so ernst nahm und dummerweise ignorierte. Genau im Gegenteil zu meinem intelligenteren Hund, der sich seinen natürlichen Instinkten bewusst war.

Wissenschaftlich gesehen, handelt es sich bei der Strahlung um ungebremste thermische Neutronen. Das bedeutet, dass es eigentlich keine Wellenstrahlung ist, sondern feinstoffliche Materie. Doch nennen wir sie der Einfachheit halber weiterhin geopathische Belastungen.

Letztendlich bleiben sie die Ursache und aus derartigen Reizzonen müssen wir schnellstmöglich heraus.

Optimal wäre eine Umstellung des Bettes, wobei auch hier immer der neue Schlafplatz untersucht werden muss. Oftmals ist das in vielen Räumlichkeiten nicht möglich, daher muss der Schlafplatz, um die Strahlung abzuschirmen, mit einem bestimmten Kork und einer individuellen Korkdicke unterlegt werden. Zusätzlich sollte eine vorhandene Wasserader mit einer minusionisierten Spirale gedreht werden! Schauen und staunen Sie bei www.urlebenskraft.de

Der bekannte Forscher Gustav Freiherr von Pohl hatte bereits in den Jahren 1929-1930 mit einem amtlichen Auftrag den Zusammenhang von Krankheit und vorhandenen Wasseradern sowie Erdstrahlen überprüft. Seine wissenschaftlichen Erkenntnisse sind empirisch und kausal bestätigt und stellen bis heute die wohl weltweit umfangreichsten Untersuchungen dar, die jemals zu den negativen Auswirkungen von Erdstrahlen gemacht wurden. Es wurde von ihm statistisch und signifikant nachgewiesen, dass zwischen den Erkrankungen von Menschen und auch Pflanzen, insbesondere Bäumen, verursacht durch Wasseradern oder Erdstrahlen, eine Verbindung bestand; insbesondere auch die Entstehung von Krebs.

Ebenfalls in den 1930er-Jahren hat bereits der bekannte Strahlenforscher Ludwig Straniak auf die Undurchdringlichkeit des Korks hingewiesen.

Einfacher ausgedrückt:

In den Verwindungen des Korks bleibt Strahlung hängen, weil sie sich in den Poren des Korks totläuft. Wobei kurioserweise das natürliche und lebenswichtige Magnetfeld der Erde nach wie vor vorhanden ist.

Anmerkung für Schlauberger: Ich sagte und meinte, das lebenswichtige Magnetfeld der Erde und nicht geopathogene Magnetfeldlinien. Ein wichtiger Unterschied.

Allerdings nutzt eine gute Abschirmung relativ wenig, wenn sich im Raum noch viele Metallgegenstände befinden, die die schlechte Strahlung reflektieren und dummerweise auf Sie zurückwerfen "könnten".

Daher ist es sehr wichtig, jegliche Metalle und insbesondere Spiegel aus dem Schlafzimmer zu entfernen.

Ein kurioses Beispiel:

Vor über 12 Jahren rief mich ein junger Mann an, der völlig verzweifelt war. Er litt seit drei Jahren unter massivsten Schlafstörungen und Gelenkschmerzen. Ich war ihm von einer sehr zufriedenen Kundin empfohlen worden.

Er wohnte genau zwischen Hamburg und Berlin. Eigentlich nicht weit, nur 150 km von mir entfernt. Doch er wollte und konnte eine Untersuchung vor Ort nicht bezahlen. Daher bat ich ihn um eine Zeichnung seines Schlafzimmers ins besonders exakt von seinem Schlafplatz. Wenige Tage später bekam ich die per Post.

Ich führte eine "normale" morphogenetische Überprüfung durch.

Mir ist es völlig egal, ob jemand "das" (typisch deutsch), nicht glaubt oder nicht glauben will.

Dabei stellte ich eine seltsame und für mich unerklärbare Anomalie unter seinem Bett fest. Ich konnte die eigenartige Strahlung nicht zuordnen. Daher konnte ich ihm auch keinen konkreten Rat geben.

Wie es der "ZU-Fall" so will, hatte ich damals regelmäßig Termine in Berlin. Ich bot ihm an, auf der halben Fahrt nach Berlin bei ihm vorbei zu schauen. Dieses Angebot nahm er dankbar an. Wobei es mich auch persönlich sehr interessierte, warum ich zum ersten Mal morphogenetisch keine eindeutige Strahlungsart feststellen konnte.

Fünf Tage später besuchte ich den jungen Mann in seiner Wohnung. Er hatte ein Einzelbett mit einem Bettkasten. Als ich seinen Schlafplatz nun live untersuchte, stellte ich exakt dieselbe Anomalie fest wie eine Woche zuvor auf seiner Zeichnung. Abermals hatte ich keine Erklärung, denn so einen Fall hatte ich noch nie. Während ich so grübelnd auf sein Bett schaute, hatte ich plötzlich einen Verdacht. Ich bat ihn, dass er bitte seine beiden unteren Bettschubladen öffnet. In denen sah und erkannte ich sofort den Grund der Anomalie. Beide Schubkästen waren gefüllt mit Elektroschrott. Ein alter, kaputter Videorekorder, eine alte Musikanlage, diverse Stromkabel, viele Steckdosen und einiges mehr.

Es war wirklich sehr viel Elektrokram, daher half ich ihm beim Ausräumen der Schubladen. Nun konnte ich eine einwandfreie Untersuchung durchführen.

Dabei stellte sich heraus, dass eine von oben schräg laufende Magnetfeldlinie von seinem Kopfbereich bis guthälftig über den Mittelteil seines Bettes lief. Eindeutig.

Weil er in seinem kleinen Schlafzimmer das Bett nicht umstellen konnte, empfahl ich ihm die Korklösung. Wenige Wochen später bestätigte er mir, dass er endlich schlafen kann und dass es ihm hervorragend geht.

Seine Gelenkschmerzen hatten sich binnen weniger Wochen deutlich reduziert. Sehr schön.

Für mich selbst war es ebenfalls eine eindeutige Bestätigung, dass ich mit meiner zuvor festgestellten Anomalie genau richtig lag; ohne es zu wissen. Denn wie hätte ich ahnen können, was für "Gespenster" der junge Mann unter seinem Bett hatte.

Doch morphogenetisch vorab und ebenso live vor Ort stimmten meine unmittelbaren Untersuchungen.

Sie sehen, dass Metallgegenstände jeglicher Art und gleich wo sie sich im Schlafzimmer befinden, Auswirkungen haben können. Selbst metallische Heizungskörper bishin zu Metalllampen an der Decke. Alles unabhängig von einem bereits abgeschirmten Schlafplatz. Ich habe in über 25 Jahren in ganz Europa die verrücktesten Sachen in Schlafzimmern gesehen, herausgefunden und beseitigt.

Besonders schlecht sind metallische Federkernmatratzen. Sollten Sie eventuell an Rheuma oder Fibromyalgie leiden und es befindet sich unter Ihrem Schlafplatz eine geopathische Strahlung, dann wird diese durch die Metallfedern exponentiell verstärkt.

Sehr einfach zu überprüfen.

Nehmen Sie einen normalen Kompass zur Hand. Bitte keine Smartphone-Kompass-App, weil die mit GPS arbeiten und daher völlig daneben liegen. Legen Sie diesen normalen Kompass an mindest acht unterschiedlichen Stellen auf Ihre Matratze. Sollte bei jedem Auflegen des Kompasses die Nadel Richtung Norden etwas abweichen? Können Sie ganz sicher sein, dass Sie auf einem Störfeld schlafen.

Sollten Sie bereits rheumatoide Probleme oder ähnlich haben, befindet sich oftmals eine geopathische Belastung unter Ihrem Schlafplatz.

Sollte eine derartige Belastung nicht vorhanden sein, was in diesem Fall sehr selten ist, dann können Sie fast sicher sein, dass Ihre Federkernmatratze dafür sorgt, dass Sie in einem elektromagnetischen Störfeld schlafen und eher nicht schlafen.

Insbesondere die nonstop vorhandenen Plusionen Funkstrahlung, 5-G, WLAN, Radio- und Mikrowellen und Co. potenzieren sich durch metallische Federkerne in den Matratzen; und sogar über metallische Zahnkronen.

Egal wie alt Ihre Federkernmatratze ist, bringen Sie sie zum Sperrmüll und verbuchen sie als Lehrgeld. Ihr Körper wird es Ihnen danken.

Ich hatte jahrelang in ganz Europa viele Termine, um Menschen zu helfen. Nicht nur bei Fibromyalgie und Rheuma, sondern auch sehr häufig wegen vieler Gelenkprobleme jeglicher Art. Ich bemerkte irgendwann, dass viele Menschen mein Angebot kostenlose Beratung ausnutzten. Manchmal war ich gerade noch für drei Tage zu Hause und sogleich wieder für zwei Wochen im europäischen Ausland. Ich zog die Notbremse. Irgendwann waren auch meine körperlichen Reserven verbraucht.

Manche Menschen waren nicht bereit, lediglich 100,00 Euro in Produkte für ihre Gesundheit in ihren Körper zu investieren.

Ich habe einmal einem kleinen Jungen geholfen. Er hatte mit sechs Jahren bereits heftige Rückenschmerzen, die nach meiner Beratung erst einmal weg waren. Als ich seinem Vater noch ein paar wenige, allerdings wichtige Produkte für seinen Sohn nahelegte, schüttelte er mit seinem Kopf. Er erzählte mir, dass er dabei ist, einen neuen Mercedes Benz Vito zu kaufen, daher hätte er jetzt dafür kein Geld.

Ich war schockiert sprachlos. Ein neuer Mercedes Benz war dem Mann wichtiger als die Gesundheit seines Kindes. Ohne Worte.

Ähnliche, menschlich unerklärliche Handlungen begegneten mir sehr häufig. Eine junge Frau erklärte mir, dass sie und ihr Mann sich gerade einen neuen Fernseher für 2.000 Euro gekauft haben. Daher hätte sie jetzt keine 40,00 Euro für ein schmerzfreies Handgelenk übrig. Einen Kommentar dazu erspare ich Ihnen und mir.

Einmal kam ein bekannter Hamburger Gastronom zu mir. Er selbst ist Portugiese und Inhaber eines recht gut gehenden Restaurants. Natürlich im beliebten Hamburger Portugiesenviertel am Hafen.
Er hörte von mir über zwei Empfehlungen und war mit Anfang 50 Jahren schon sehr gesundheitlich angeschlagen. Er kam zu mir, in meine Wohnung. Ich wohnte im 2. Stockwerk, in einem Haus ohne Fahrstuhl. Das war für ihn schon ein Dilemma.
Der Mann hatte wohl die letzten 30 Jahre gut gelebt und einen ziemlichen Raubbau mit seinem Körper getrieben. Ungesundes Essen, Alkohol und täglich 30-40 Zigaretten gehörten zu seinem Tagesablauf. Er kam mit einem portugiesischen Bekannten zu mir, da er selbst seit über 12 Jahren nicht mehr Autofahren kann.
Er blieb erst einmal im Treppenhaus sitzen und weigerte sich vehement, zu mir hochzukommen. Schließlich konnte ihn sein Bekannter überreden, es zumindest zu versuchen. Zu zweit stützten wir ihn hoch und haben es nach über 15 Minuten in den 2. Stock geschafft. Wir alle waren jetzt erstmal völlig ausgepumpt. Er besonders.
Sein Blutdruck stand kurz vor einer Explosion. Das waren alles die Folgen einer jahrzehntelang sehr exzessiven Lebensweise. Das erschreckte mich schon sehr.

Nachdem er einigermaßen stabil war, begann ich mit meiner Beratung. Ich wollte ihn auf den Bauch auf meine Liege legen, um ihm meine spezielle Anwendung meiner Produkte links und rechts an der Wirbelsäule zu demonstrieren. Das war unmöglich, da er sich in 30 Jahren einen mächtigen Kugelbauch angeschafft hatte. Offensichtlich war und is(s)t er in seinem Restaurant der beste Kunde.
Doch irgendwie gelang es mir, ihm zu helfen. Besonders mit Produkten, deren Technologien in Russland in den 1960er-Jahren entwickelt wurden. Seine Gesichtsfarbe kehrte zurück.
Als ich ihn an bestimmten Stellen an seinen Armen berührte und sogleich sein schmerzverzerrtes Gesicht sah, hatte ich eine Vermutung. Rheumatoide Arthritis.
Die er mir auch laut seinem Arzt bestätigte.

Nach fast 3 Stunden Beratung und dem Vorführen meiner Produkte war er zu 70 % beschwerdefrei.

Er konnte sogar alleine die Treppe runtergehen. Vorher bezahlte er meine Beratung und die Produkte, die er - mehr als - dringend benötigte.

Ein paar Tage später habe ich ihn in seinem Restaurant besucht. Trotz seines immensen Zigarettenkonsums sah er deutlich besser aus.

Er war mit mir so zufrieden, dass er unbedingt noch einmal zu mir kommen wollte.

Dann stellte er mir seine Frau vor, oder vielmehr eine lebende Leiche. Seine kleine Ehefrau sah sehr kränklich aus, schmächtig, in sich zusammen gesunken, dunkelbraune Augenringe und müde Augen. Sehr, sehr erschöpft.

Ich hatte einen Verdacht und habe sie einfach im Restaurant kurz durchgetestet. Bei allen Tender Points zuckte sie schmerzverzerrt auf und erzählte, dass sie seit vielen Jahren nicht eine Nacht richtig geschlafen hätte.

Die Ursache ihrer Probleme war damit klar. Fibromyalgie.

Vermutlich lag sie mit ihrer Körperlänge komplett in der Linie einer geopathischen Strahlung und ihr Ehemann bekam davon noch einen seitlichen Strahlungsanteil ab. Damit könnte eventuell seine rheumatoide Arthritis zu erklären sein.

Selbstverständlich hatte er einen massiven Raubbau an seinen Körper betrieben.

Selbstverständlich kann eine schlechte Ernährung, Lebensweise viele gesundheitliche Probleme entstehen lassen. Dazu war er das beste negative Beispiel.

Doch seine Ehefrau rauchte und trank nicht, war schlank, erzählte mir, wie gesund sie sich ernährt und dennoch schwerkrank ist.

Für mich eine klare und weitere Bestätigung, dass die Entstehungen von Rheuma und Fibromyalgie nicht unmittelbar mit ungesunder Ernährung und einer schlechten Lebensweise zu tun haben müssen.

Eine schlechte Lebensweise verschlimmert immer viele Krankheiten oder kann sie auch entstehen lassen. Wie zum Beispiel Diabetes-Typ-2. Hierbei ist die Ursache oftmals eine jahrelange falsche Ernährung, Übergewicht und kein Sport.

Genauso auch andersrum. Viele vorhandene Krankheiten, gesundheitliche Probleme können zum Beispiel nach einem

Wohnortwechsel von einer nun eventuell vorhandenen geopathischen Strahlung verschlimmert werden.

Die Betroffenen stehen hier völlig alleine vor dem "Warum" und ihre Hausärzte erhöhen einfach die Dosis der Schmerzmittel. Kennen Sie das?

Der Portugiese kam ein weiteres Mal zu mir und gerade als ich die Treppen hinunterlief, um ihn erneut behilflich zu sein, winkte er ab und meinte, es geht schon.

Darüber war ich sogar erstaunt. Innerhalb von einer Minute war er bei mir oben im 2. Stockwerk. 10 Tage zuvor mussten wir über eine Viertelstunde kämpfen, um ihn hier irgendwie zu mir hochzubekommen.

Er erzählte mir, wie gut es ihm jetzt geht und dass er in ein paar Tagen nach über 9 Jahren in seine Heimat nach Portugal fliegt; endlich fliegen kann … dank mir.

Ich empfahl ihm noch eine wichtige Schlafplatz-Untersuchung vor Ort, da die gesundheitlichen Probleme seiner Ehefrau sehr offensichtlich waren und ihr Schlafplatz dringend abgeschirmt oder verlegt werden muss.

Das verstand er auch, doch er wollte es nicht bezahlen.

Die Gesundheit seiner Ehefrau stand bei ihm ganz hinten.

Er fragte mich sogar, ob meine Beratung und Vorführungen von der Krankenkasse bezahlt werden. Natürlich nicht.

Krankenkassen zahlen für alles, was nicht hilft und zahlen nichts für die Dinge, die helfen. Zumal ich kein Therapeut bin und daher keine Behandlungen mache.

Kostenlose Beratungen kann ich mir auch nicht leisten, deshalb müsste er weitere Dienstleistungen bezahlen.

Obwohl es ihm gesundheitlich deutlich besser ging und er nach über 9 Jahren endlich einmal wieder in seine Heimat fliegen konnte, war er nicht bereit, für weitere Dienstleistungen zu zahlen. Damit hatte sich der Kontakt für mich erledigt.

Daher kann ich Ihnen nicht sagen, wie es ihm heute und insbesondere wie es seiner Ehefrau geht. Meine Ratschläge, mit dem Rauchen aufzuhören, sich gesünder zu ernähren und auch mal zu bewegen, hat er nicht befolgt.

Bitte bedenken Sie, dieser Mann war kein armer Mann. Dennoch war er nicht bereit, Geld für seine Gesundheit zu investieren; noch weniger für seine Ehefrau.

Nach meiner Schätzung kosteten ihn seine Zigaretten und der Alkohol mindest 500,00 Euro im Monat, damit kam in den vergangenen 30 Jahren eine recht große Summe zusammen.

Das war jetzt vor sechs Jahren, vielleicht kostete ihm diese Lebensweise bereits sein Leben?

Ich bekam vor ein paar Jahren eine Anfrage von einem bekannten Hamburger Krankenhaus, von Therapeuten, die von mir hörten und neue Produkte für ihre Physiotherapie Abteilung suchten.

Sie fragten bei mir an, ob ich zu ihnen ins Krankenhaus kommen könnte, um den Ärzten und Therapeuten die Produkte vorzustellen; und auch gleichzeitig die Anwendungsmöglichkeiten an ihren Patienten vorzuführen. Praktisch ob ich eine Art Schulung an ihren Patienten geben könnte.

Ich fragte den Arzt, an wen ich hinterher die Rechnung stellen darf? Zumal ich mindest drei bis vier Stunden für eine ausführliche Beratung, Vorführung und Anwendungsschulung benötige.

Daraufhin meinte er erstaunt: *„Wieso? Ich dachte, Sie machen das umsonst?"*

Ich fragte ihn, ob er in seinem Krankenhaus auch umsonst arbeitet?

Der Termin kam daher nie zustande, da mich keiner bezahlen wollte. Die Zuständigen waren es einfach gewohnt, über die Systempharma vieles kostenlos zu erhalten. Deshalb kannten sie es nicht, dass sie für eine Beratung, mit der sie Menschen wirklich helfen können, zahlen müssen. Sie kennen nur Rechnungen, die sie selbst an Krankenkassen und/oder Patienten stellten.

Als Privatpatient schickte mir vor vielen Jahren ein Zahnarzt eine Rechnung für eine Zahnreinigung plus eine angebliche Telefonberatung. Die einzige Telefonberatung, die stattfand, war die vorherige telefonische Absprache für einen Termin. Unglaublich dreist. Vermutlich war er der Meinung, dass ich das nicht bemerken würde. Ich machte damals die Krankenkasse auf diesen fiktiven Punkt aufmerksam. Das hat meine private Krankenkasse nicht interessiert. Sie haben das bezahlt. Fertig.

Mir ist versehentlich beim Schneiden von Gemüse das Messer abgerutscht und halbwegs in meinem Fuß gelandet. Die Verletzung war nicht dramatisch. Ich fuhr an einem Sonntag ins Krankenhaus. Dort haben sie die Wunde einfach geklebt, Pflaster drauf und fertig. Die Krankenhausrechnung habe ich ganz normal bezahlt. Knapp zwei Jahre später bekomme ich eine weitere Rechnung über 45 Euro, von einem Arzt, den ich nicht kannte und mit einer mir unbekannten Anschrift? Erst nach intensiver Recherche kam heraus, dass diese Rechnung von dem damaligen Arzt kam, der mir ein Pflaster auf den Fuß geklebt hatte. Es war ja alles bezahlt. Doch dieser Arzt kam auf die glorreiche Idee, mir vor Ablauf von zwei Jahren noch seine Privatrechnung zu schicken; obwohl er für das Krankenhaus arbeitete. Das Krankenhaus wusste nichts von den Eigenmächtigkeiten seines Angestellten. Scheinbar hatte er das bereits jahrelang so praktiziert. Immer knapp zwei Jahre vor der vermeintlichen Verjährung, Privatpatienten private, unrechtmäßige Rechnungen zu schicken. Selbstverständlich habe ich diese Rechnung nicht bezahlt.

Unglaublich, die geldgierige Dreistigkeit von manchen Ärzten kennt keine Grenzen; und wenn es nur 45 Euro sind. Kasse machen, ist die Devise.

Unabhängig von Ärzten oder Therapeuten sind die wenigsten Menschen bereit, für ihre Gesundheit Geld zu investieren. Zumindest keine großen Summen.

Immer erst, wenn das Kind tief in den Brunnen gefallen ist, dann sind viele Menschen bereit, jede Summe zu zahlen.

Gesundheit ist unser höchstes Gut und grundsätzlich unbezahlbar. Allerdings für kleines Geld unsere Gesundheit zu erhalten und zu pflegen, ist für viele eine Zumutung. Manchen Menschen ist ihr Jahresurlaub oder ein neues Auto wichtiger als ihre Gesundheit.

Viele Menschen unterliegen nach wie vor dem Irrglauben, dass:

1. Unsere Krankenkassen alles bezahlen müssen und

2. alles, was Krankenkassen bezahlen, auch helfen müsste.

Doch in Wahrheit ist Krankheit heute kaum bezahlbar, oftmals mit dem Ergebnis: chronisch krank und ein Leben lang Tabletten.

Nach weit über 25 Jahren Gesundheitsberatung kann ich folgendes Fazit ziehen, warum heute noch viele Klienten gesundheitliche Probleme haben:

50 % von ihnen waren nicht bereit, mehr als 100 Euro in ihre Gesundheit zu investieren und/oder mindest 50 % ihrer bisherigen Lebensweise zu verbessern.

25 % haben schon deutlich mehr investiert, doch meine Empfehlungen nicht beherzigt. Sie verfielen wieder zurück in ihre alten Paradigmen. Genau in die alten Lebensweisen, welche erst ihr gesundheitliches Problem **mit**-verursachten.

15 % sind wieder gesund und haben es mir gleichgetan.

Und die verbliebenen 10 %, waren noch nicht einmal bereit, 5 Euro zu investieren, oder wollten "es" nicht wahrhaben; und sind wieder zu ihrem Arzt gelaufen, um die nächste Packung Schmerzmittel mit einer Zuzahlung von 5 Euro abzuholen.

Ich hoffe, dass Sie zu den 15 % gehören wollen. Daher möchte ich Ihnen noch einige kostenlose Tipps für Ihre Gesundheit geben.

Falls Sie jedoch zu den 10 % gehören? Dann können Sie jetzt gerne mein Buch zur Seite legen. Damit Sie noch rechtzeitig zu Ihrem nächsten Arzttermin kommen.

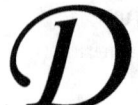*er Organismus, der keine natürlichen Lebensbedingungen kennt, wird eine leichte Beute zahlloser Krankheiten.*

(Galina Schatalova)

Kapitel 6 - Eine gepflegte Gesundheit

Als ich damals 1997/98 an Fibromyalgie erkrankte, die Ursache erkannte und beseitigte, erholte ich mich relativ schnell. Binnen von 6 Monaten war ich schon zu 90 % geheilt.
Doch warum ging das alles so schnell?
Ganz einfach.
Zu diesem Zeitpunkt war meine Lebensweise schon immer auf Gesundheit eingestellt. Dazu gab es in dieser Zeit zwar bereits Handys und die dazugehörige elektromagnetische Strahlung. Allerdings nicht annähernd so potenziell schädlich wie heute.

Gesunde Ernährung, viel Sport, ständige Bewegung in der Natur mit meinem Hund.
Ich klagte über keinen Nährstoffmangel. Vor der Krankheit nicht und hinterher erst recht nicht. Ebenso gab es diese Krankheit in keiner Generation unserer Familie. Dazu kommt, dass ich ein eineiiger Zwilling bin und eineiige Zwillinge sind zu 100 % genetisch gleich. Mein Zwillingsbruder hatte keine Fibromyalgie, damit entfällt die These einer genetischen Komponente. Eine weitere und eindeutige Bestätigung zur Ursache:

<u>Eine nachgewiesene geopathische Strahlungsbelastung!</u>

Unter einem täglichen Stress leiden sehr viele Menschen.
Ich selbst hatte keine 40 Stunden-Woche, sondern eher eine 70 Stunden-Woche. Es gab kaum ein Wochenende, an dem ich nicht zu irgendwelchen Meetings, Workshops oder Seminaren ging. Daher war ich in einem 24-Std. Fitnessstudio Mitglied und ging manchmal erst abends um 22:00 Uhr zum Training.

Während andere mit Chipstüten und Bier vor ihren Fernsehern saßen, stemmte ich Gewichte. Ich durfte meinen Hund sogar mit ins Fitnessstudio nehmen, der sich lieb und nett, mucksmäuschenstill hinter den Tresen legte; und sich bereits freute, dass ich mit ihm um Mitternacht um die Hamburger Alster lief.

Ich habe jede freie Minute genutzt, um meine Gesundheit zu pflegen. Daher habe ich kein Verständnis, wenn mir Leute erzählen, dass sie ja so viel zu tun haben und daher keine Zeit zur Gesundheitspflege hätten. Keine 15 Minuten am Tag, die schon für eine Veränderung und Verbesserung reichen?

Oftmals ist es nur der innere Schweinehund, den es zu besiegen gilt. Wenn möglich, holen Sie sich einen echten Hund aus dem Tierheim und hetzen Sie diesen auf den Schweinehund. Der Vierbeiner wird Sie zum Gassi gehen motivieren und seine Dankbarkeit mit dem Aufspüren von geopathogenen Zonen zeigen.
Der erste Sieg über diesen fiesen Schweinehund ist immer der schwerste. Mit ihm kommt ein neues Glücksgefühl auf und danach wollen wir alle mehr davon.

Ich stemme heute keine Gewichte und mache auch kein Boxtraining mehr. Durch ein paar sportliche Verletzungen, also keine Krankheit, ist das mir nicht mehr möglich. Daher fahre ich seit ein paar Jahren ganzjährig Fahrrad. Mit einem Mountain-Bike quer durch die grüne Pampa. Pro Woche gut 100 Kilometer, völlig entspannt. Das hält fit, macht viel Spaß, ist gut für die Gelenke und die Lunge; und macht vor allem süchtig nach Meer und Natur.

Das folgende Foto habe ich für Sie im Himmelmoor bei Quickborn gemacht. Es ist nicht manipuliert, schließlich arbeite ich ja auch nicht für die Presse.
Damit möchte ich Ihnen zeigen, dass für jeden Menschen die Sonne nicht nur scheint, sondern auch für eine erholsame Nacht untergeht. Damit Sie sich künftig wieder aufs "Schlafen gehen" freuen dürfen, weil Sie´s endlich können.

Doch was ist eigentlich eine erholsame Nacht?

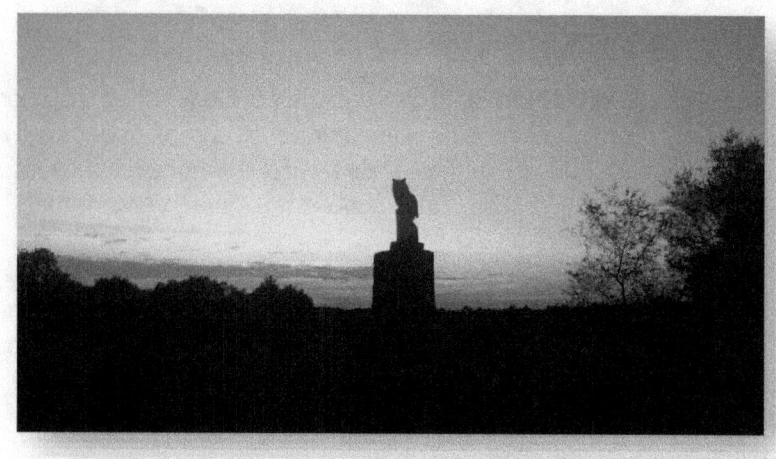

Dass wir wohlig einschlafen, dass wir kraftvoll
aufwachen und eine traumhafte Nacht hatten;
im wahrsten Sinn des Wortes.
Sehr gerne.
Doch "das", ist nur noch wenigen Menschen vergönnt.

Laut einer aktuellen Untersuchung klagen über 80 % der Menschen unter Schlafproblemen oder besser ausgedrückt, sie haben Schlafstörungen.
Prof. Dr. Zulley hat es vor Jahren kurz und prägnant auf den Punkt gebracht. Zitat:
„Chronischer Schlafmangel macht dick, dumm und krank."
Forscher haben herausgefunden, dass chronischer Schlafmangel sogar unsere Gene verändern "könnte".
Das kann zu Bluthochdruck führen, wodurch die Gefahr, einen Schlaganfall und Herzinfarkt zu erleiden um 30 % steigt.
Die Bauchspeicheldrüse produziert bei Schlafmangel vermehrt Insulin.
Die möglichen Folgen sind Diabetes und Übergewicht.
Über Jahre hinweg, kann ein chronischer Schlafmangel krank machen; ursächlich durch einen jahrelang nicht vorhandenen Tiefschlaf.

Fakt ist: Schlafstörungen sind auf Dauer eine Qual und können sogar die Lebenserwartung senken.

Die Einnahme von Schlafmitteln ist in den letzten Jahren exponentiell gestiegen, genauso wie die Strahlungsintensitäten jeglicher Funk-Wellenstrahlung.

Gegen vermeintliche Schlafstörungen nun Schlaftabletten zu schlucken, ist höchst bedenklich. Schlaftabletten enthalten oftmals fatale Betäubungsmittel. Das heißt, man wird nicht in den Schlaf begleitet, sondern man wird regelrecht betäubt.
Ein komatöser, betäubter Schlaf ist für unseren Körper, für einen entgiftenden Stoffwechsel eine Katastrophe. Eine erholsame Regeneration findet während der Betäubung nicht statt. Im Gegenteil, viele Menschen fühlen sich am Morgen noch erschöpfter als ohne Schlaftabletten.
Selbst Menschen, die von sich behaupten, dass sie gut schlafen, wissen oftmals nicht, dass sie irren. Denn das Gefühl, einen gesunden und tiefen Schlaf gehabt zu haben, täuscht solange, bis sie "ihn" endlich "wirksam" hatten.

Schauen wir doch einmal nach den Störungen des Schlafes.
Ein ganz großes Problem sind geopathische Strahlungen unter dem Schlafplatz; jeglicher Art; die habe ich Ihnen bereits erklärt und die müssen wir zu 100 % meiden.
Wie? Habe ich Ihnen beschrieben. Wobei ich in den letzten 5 Jahren neue Abschirmungen entwickelt habe, die preiswerter als Kork und genauso wirksam sind. Dazu immer wieder kostenlos erneuert werden können. Dazu später mehr!

Ein inzwischen genauso großes Problem sind die elektromagnetischen Strahlungen. Deren Intensitäten haben sich in den letzten 30 Jahren vertausendfacht.
Vor 30 Jahren spielte um Mitternacht noch einmal die deutsche Nationalhymne im Fernsehen und dann war Feierabend; die Sendeanlagen wurden abgeschaltet. Keine intensive Funkstrahlung mehr, lediglich nur noch ein paar analoge Radiosender und jeder konnte schlafen. Heute funken alleine weit über 1.000 digitale Fernseh- und Radiosender Tag und Nacht ihre heftigen Strahlungswellen durch unsere Schlafzimmer. Dazu Dutzende von Mobilfunkwellen, WLAN zusammen mit gefährlicher Mikrowellenstrahlung und weitere.
Es ist zwar wichtig, kein eingeschaltetes Handy neben seinem Kopf liegen

zu haben. Doch letztendlich schon fast egal, bei dieser Funkwellenintensität.

Sicherlich macht es auch Sinn, in ihrem Schlafzimmer den Strom auszuschalten. Doch ohne einen Schutz gegen die heftige Funkwellenstrahlung ist das nur ein zischender Tropfen auf den heißgefunkten Stein.

Gerade in der heutigen Zeit ist ein homogener, belastungsfreier Schlafplatz schon fast "überlebenswichtig". Nicht die Länge, sondern die Tiefe unseres Schlafes ist gesundheitlich entscheidend. NUR in einem Tiefschlaf werden vom Körper lebenswichtige Stoffwechselprozesse aktiviert, die uns regenerieren und für eine optimale Entgiftung körperlich und sowohl auch seelisch sorgen.

Wenn Sie diese wichtigen Schlaf-Regeneration-Prozesse nicht mehr erhalten, dann sind viele gesundheitliche Probleme schon fast vorprogrammiert.

Bei manchen Leuten liegen heute schon drei eingeschaltete Handys, keine 30 cm vom Kopf entfernt, auf einem Nachtschrank. Man(n) muss ja immer erreichbar sein. Ausnahme: Vielleicht sind Sie ein Rechtsanwalt und vielleicht könnte ja um 3:00 Uhr morgens der Papst anrufen, da er dringend Ihre Hilfe braucht, weil sich wieder ein paar Ministranten darüber beschweren, dass ihnen der Popo weh tut.

Nun … eigentlich sehr unwahrscheinlich, zumindest der Anruf vom Papst. Also schalten Sie doch einfach mal sämtliche Geräte in Ihrem Schlafzimmer aus. Auch wenn Sie es vielleicht nicht glauben, bei vielen Geräten kann man "das" noch mit einem Knopf machen.

Ich empfehle zusätzlich allen Kunden, ihre rotleuchtenden Radiowecker aus den Schlafräumen zu entfernen. Nicht nur, weil die Dinger furchtbar hell strahlen und mit ihrem nervigen Licht uns nicht einschlafen lassen, oder weil ihre elektromagnetische Strahlung sehr bedenklich ist. Auch … und doch nicht nur!

Es ist die gefährliche rote Strahlung.

Das rote Licht wird mithilfe von Gallium und Arsenit erzeugt, deren Leuchtspektrum für die menschliche Zelle sehr bedenklich ist.

Viele Menschen spüren gegenüber diesen roten Leuchtpunkten auch ein Unbehagen, unternehmen jedoch nichts. Selbst wenn Sie nicht wissen, warum? Hören Sie doch bitte einfach mal auf ihr Bauchgefühl.

Ihr Bauch hat immer Recht.

Ein Bekannter von mir hatte ständig Schulterprobleme, denn sein Radiowecker stand nur 25 cm von seiner Schulter entfernt auf einem Nachtschrank. Als ich ihm riet, einfach mal seinen roten Radiowecker zu entfernen, meinte er nur, dass das alles Quatsch sei. Dennoch nahm er mir zuliebe den Radiowecker beiseite. Keine zwei Tage später waren auch seine Schulterschmerzen weg. Was für ein "ZU-Fall!"

Bis heute hat es unsere Politik versäumt, uns vor gefährlicher Strahlung zu bewahren.
Ganz zufälligerweise sitzen viele ehemalige Politiker in den Führungsetagen von Mobilfunkanbietern. Das hat bestimmt nichts damit zu tun, dass unsere Politiker genau das tun, was sie immer machen: Schlafen ... dabei Däumchen übers Bäuchlein drehen. Sichtbar keine Diäten machen, sondern Diäten kassieren, mit "gut gerechneten" Bonuszahlungen über fiktive Teilnahmen an politischen "Sitzungen".

Vor einigen Jahren kam noch die hochbedenkliche Intensivstrahlung 5-G in unser Leben. Diese neue und vor allem null erforschte Strahlung wird uns noch alle nicht nur aufhorchen, sondern aufwachen lassen. Im wahrsten Sinn des Wortes: Wach!
Sie werden garantiert kaum noch schlafen können. Selbst Obstfliegen sollen bereits im Vorbeiflug an einer hochfrequentierten 5-G Strahlungsantenne verbrannt sein.
Ein Mensch würde eine sehr unangenehme Wärme spüren, doch für Puck die Stubenfliege, ist das bereits ein Kamikazeflug.

Die 5-G-Strahlungstechnologie wird seit vielen Jahren bereits als todbringende Mikrowellen-Strahlungswaffe eingesetzt, um z. B. Menschen, die gegen die Machenschaften von korrupten Regierungen demonstrieren, auseinanderzutreiben; um sie gesundheitlich signifikant zu schädigen. Natürlich nicht nachweisbar.

Die mobilfunkbezahlte Wissenschaft spricht von akzeptabler und damit harmloser Strahlung. Fakt ist: Es gibt keine akzeptable Strahlung. Strahlung bleibt Strahlung und die hat immer biologische Effekte. IMMER. Dazu gibt es Tausende von unabhängigen wissenschaftlichen Studien; die nach wie vor von industrietreuen Institutionen und von den (politischen) Verursachern nicht anerkannt werden.

Nach der zuvor von Lobbyisten finanziell gutmotivierten Aussage des "Bundesamt für Strahlungsschutz", ist 5G garantiert völlig harmlos. Die glauben wirklich immer noch, dass alle Menschen ihnen "das" abnehmen. Nun ... lassen wir sie mal in ihrem gut bezahlten Aberglauben.

Wieder einmal werden mit der Einführung dieser neuen Technologie mögliche gesundheitsschädliche Aspekte komplett beiseitegeschoben. Selbst sogenannte Arbeitsmediziner haben vor Jahren einen offenen Brandbrief an den damaligen Bundesminister für "Verkehr und digitale Infrastruktur" (Herrn Scheuer), sinnlos geschickt. Wobei viele Menschen sich fragen, ob unsere Politiker nur noch bescheuert sind? Im politisch-korrektem Sinn des Wortes: JA!

Die 5G-Strahlung hat bereits die bisherigen gesetzlich festgelegten Strahlungsgrenzwerte mehr als 10-fach überstrahlt und überschritten, und 6G bis 8G sind bereits in der Forschung. Selbst einige Schulmediziner befürchten eine exorbitante Zunahme von diversen Krankheiten, die mit dieser hochbrisanten Strahlung ausgelöst werden "können".
Bitte überlegen Sie selbst. Unsere Zellen erneuern sich 24 Std. am Tag. Jetzt werden sie von einer noch stärkeren elektromagnetischen Strahlung geradezu verbrutzelt. Das heißt, unsere Zellen sind nicht mehr mit der eigentlichen Zellerneuerung beschäftigt, sondern nur noch mit der ständigen Zellreparatur. Da hilft auch kein Ave-Maria mehr.

Sicherlich könnte die elektromagnetische Intensität der vorhandenen Strahlung in Ihrem Schlafzimmer gemessen werden, die garantiert gruselige Werte aufzeigt. Was können wir dagegen ausrichten? Nichts.
Oder genau andersrum, wie "nicht-wissen-wollende" Politiker im Sinne der Systempresse sagen würden:
„Wir müssen die Bekämpfer der Funkwellenstrahlung bekämpfen."

Die berüchtigte deutsche Zeitschrift der "Focus" propagiert mal wieder im Sinne der Regierenden und der Systempharma die Harmlosigkeit von 5G und zieht jegliches Bedenken gegenüber dieser schwerstrahlenden Verstrahlung ins Lächerliche. Genau nach dem typischen Niveau dieser schäbigen Journaille.

Weiterhin haben völlig zerstrahlte Politiker einen privaten Verein beauftragt, der sich dreist noch "Internationale Strahlenschutz-

Kommission" nennt und sich für Aufträge von der (zahlenden) Industrie für "nichts" zu schade ist.

Was für ein "ZU-Fall", dass dieser Verein die Harmlosigkeit dieser brisanten Strahlung bescheinheiligt.

„In puncto profilierende Wahnwitzigkeit sind deutsche Politiker Weltmeister und neurologische Wunder. Das selbst unter deren Schädeldecken auf spiegelglatten Außenhirnrinden immer noch legislative Inkompetenz wuchert, um uns das hochumstrittene 5G-Netz als strahlende Zukunft zu verkaufen." Zitat: Volker Gätz

Ich meine, dass ein wirksamer Schutz gegen Scheinheilige und der neuen 5G Strahlung unmöglich sein wird. Fast! Denn nur in Miami Beach wurden anfangs die ersten Installationen von 5G Strahlungsantennen verboten. Ganz zufälligerweise wohnen in Miami Beach Bill Gates und seine Schergen, die gesetzlich garantiert damit sicherlich nichts zu haben. Das wurde auch von dem damaligen superkompetenten amerikanischen Präsidenten Biden bestätigt. Nur dort war 5G per Dekret untersagt, mit der unbegründeten Begründung, dass 5G Antennen das Stadtbild optisch verschandeln würden.

Öhm ... ja klar ... natürlich ... macht Sinn.

Zwischenzeitlich sind in dem US-Staat Florida wie auch in den gesamten USA die Installationen von 5G Antennen erlaubt.

Mit dem Installationshinweis: "Big Brother is watching you!"

Zumal die heutigen 5G-Antennen kleiner sind, als eine Zigarettenschachtel und größere Antennen bereits zusätzlich zu den vorhandenen angebracht wurden. Allerdings sind alle gefährlich für das Leben. Aktuell haben neuere Studien gezeigt, dass Haushalte, die sich in einem Umkreis von **300 bis 400 Metern** um einen Mobilfunkmast befinden, einem erhöhten Risiko sowohl kurz- als auch langfristiger gesundschädlicher Auswirkungen ausgesetzt sein können.

Millionen Menschen fürchten um ihre Gesundheit; sodass bereits texanische Todeskandidaten der Meinung sind, dass die elektrische Strahlung während ihrer Hinrichtung harmloser wäre als 5G.

Doch viel wichtiger ist die Frage, wie schütze ich mich davor?

Es gibt bereits seit Jahren strahlungsabschirmende Teppiche, Tapeten, Vorhänge, Kleidung und sogar einige Wundergeräte, die angeblich die elektromagnetische Strahlung blockieren können oder sollen.

All diese Dinge zusammen, unabhängig von deren Wirksamkeit, kosten minimum ca. 10.000 Euro bis weit über 50.000 Euro. Viel Geld für einen strahlungssicheren Schlafraum, welches die meisten Menschen nicht haben.

Meine persönliche Empfehlung:

Nachdem Sie, genau wie ich nun hoffentlich auf einem "geopathisch-strahlungsfreien" Schlafplatz liegen, schlafe ich dazu noch in einem "Minusionen-Kokon". Ich hatte Ihnen bereits dazu etwas erzählt und warum ein wahrheitsgetreuer Bericht einer bekannten Zeitschrift namens BIO nicht mehr vervielfältig werden durfte.

Es handelt sich hierbei um eine magnetische Matratzenauflage, logischerweise **ohne Strom**, dennoch mit pulsierenden Permanentmagneten. Worüber die allgemeine Wissenschaft vor 10 Jahren noch behauptete und hämisch lachte, das wäre völlig unmöglich; sie wurde wieder einmal eines Besseren belehrt. Nach einem physikalischen Quantensprung ist es seit Jahren möglich, stromlose, permanente Magnete pulsieren zu lassen. Bedenken Sie bitte, Magnet ist NICHT gleich Magnet! Es gibt hierbei sehr große Unterschiede und nicht jeder Permanentmagnet unterstützt die Gesundheit.

Zusätzlich liege und schlafe ich unter einer Minusionen-Schlafdecke mit keramischen Fasern. Durch die jeweils unten und oben vorhandenen Magnete entsteht ein homogener Raum, oder besser gesagt, ein belastungsfreier Kokon.

Selbstverständlich werde ich noch von elektromagnetischer Strahlung getroffen. Doch mein eigenes Ionenfeld bleibt in meinem Körper gleichwellig. Genau im Gegenteil von den Wechselstrom-Wellen, die just auf Ihren Körper einwirken.

Wie gesagt, wir können einer elektromagnetischen Strahlung nicht mehr entkommen; sie ist überall vorhanden. Daher ist es von allergrößter Wichtigkeit, sich in einem homogenen Schlafplatz und belastungsfreien Arbeitsplatz zu regenerieren.

Selbst in diesem Augenblick, in dem ich diese Zeilen schreibe, bin und sitze ich homogen an meinem Schreibtisch, während Sie höchstwahrscheinlich elektromagnetisch durchströmt, meine Zeilen lesen. Das ist der Unterschied.

Genau dieser Unterschied bestätigt mir meinen gesunden Schlaf und Ihnen vermutlich einen (noch) schlechten Schlaf, bis gar keinen Schlaf!?

Nur wenn Sie lebensnahe Träume haben, können Sie davon ausgehen, dass Sie sich in einem "echten" Tiefschlaf befinden. Nur wenn Sie im Schlaf den Unterschied zwischen Traum und Realität nicht mehr erkennen, dann schlafen Sie wirklich tief, fest und gesund. Wie lange ist "das" bei den meisten Menschen her?

Nehmen Sie zum Beispiel einmal einen sogenannten Phasenprüfer in die Hand. Das ist ein kleiner Schraubendreher mit einem durchsichtigen Griff. Wenn Sie diesen in eine Steckdose stecken, ihn von hinten mit Ihrem Daumen berühren und damit "erden", leuchtet eine kleine Glühbirne im Inneren auf. Damit wissen Sie genau, ob in der Steckdose Strom fließt.

Legen Sie sich nun ausnahmsweise nicht mit einem Prüfer, sondern mit einem Phasenprüfer ins Bett. Halten Sie ihn auf ihre nackte Haut und berühren jetzt hinten das kleine Metallplättchen; sollte er jetzt aufleuchten, dann haben Sie ein sehr ernsthaftes elektromagnetisches Problem.

Wobei ich betonen muss, … selbst, wenn er nicht leuchten sollte, ist das nicht gleichbedeutend, dass durch Ihren Körper kein Strom fließt. Selbstverständlich.
Ich habe hier einen besonders empfindlichen Phasenprüfer, der bereits schon bei wenigen Volt leuchtet und ich garantiere Ihnen, der leuchtet immer. Nur wenn ein "deutscher" 220 Volt Phasenprüfer (Nein, das meine ich jetzt wieder nicht rassistisch gegenüber ausländischen Phasenprüfern!) leuchtet, dann haben Sie ein sehr, sehr großes elektromagnetisches Problem.
Ansonsten haben Sie, genau wie alle anderen, ein großes elektromagnetisches Problem.

Sie fragen mich jetzt sicherlich: „Woher bekomme ich so einen Kokon?" Nun ja, ich könnte Ihnen das genau sagen. Allerdings heißt es dann wieder von einigen Lesern:
„Der will uns ja nur was verkaufen! Bäääh!"
„Nein, will er nicht. Bäääh!"
Die Discounter wollen Ihnen nur was verkaufen. Daher empfehle ich allen Leuten, die der Meinung sind, dass ich ja nur was verkaufen will:
Bitte liebe Leute, … bitte geht nicht mehr in einen Discounter, in Supermärkte und Kaufhäuser, die wollen Euch bloß was verkaufen. Da könnt ihr nicht hingehen!

Seltsam, wenn Ärzte Ihnen ihre mehr als zu 90 % sinnlosen IGeL-Leistungen verkaufen wollen, die nicht von der Krankenkasse bezahlt werden, sind 95 % der Menschen sofort bereit, das zu zahlen. Ohne jegliches Nachdenken, ohne eingehende Prüfung, ob "diese", ja gar so supertollen, extra Spezialbehandlungen überhaupt sinnvoll sind.

In Hamburg werden regelmäßig Kurse für Arzthelferinnen angeboten, in denen sie lernen, besonders rhetorisch geschickt, Patienten IGeL-Leistungen zu verkaufen, oder besser gesagt, sie ihnen anzudrehen.

Daher verweigern immer mehr Menschen diese wirkungslosen und zum Teil überteuerten Behandlungen.

Allerdings wenn Sie etwas verändern wollen, haben Sie oftmals keine Wahl zu echten Hilfsmitteln und ich kann und werde Ihnen nur "das" empfehlen, was ich selbst nutze. Womit ich gesund geworden bin. Damit weiß ich genau, dass "es" funktioniert. Ansonsten müsste ich mich auf das Niveau von scheinheiligen Therapeuten herablassen, die Ihnen allmöglichen, überteuerten Kram andrehen wollen und gnadenlos Ihre Verzweiflung ausnutzen.

Das ist nicht mein Stil.

Daher werde ich auf den letzten Seiten noch eine Kontaktmöglichkeit anbieten. Damit auch die Leute beruhigt sind, die auf jeden Fall krank bleiben wollen und mich bitte nicht kontaktieren. Denn solche Leute habe ich in den letzten Jahrzehnten zur Genüge kennengelernt und leider auch viel Lebenszeit mit "Krank-bleiben-Wollern" verloren. Deshalb nutze ich meine Lebenszeit nur noch für Menschen, die sich wirklich helfen lassen und gesund werden wollen.

Es ist schon ein Irrwitz, wenn "Schlaflose", über ihre Ärzte in Schlaflabore geschickt werden, um herauszufinden, warum sie nicht schlafen können. Um dann in diesem Schlaflabor angeschlossen an gut zwei Dutzend elektromagnetisch-strahlenden Kabeln herauszufinden warum sie nicht schlafen können; und per WLAN-(Zer-)Strahlung überwacht werden. Na Hurra! Es lebe die strahlend schlaue Wissenschaft.

Dazu gibt es ein paar hundert selbst ernannte, oberschlaue TV-Experten, die Ihnen erklären, warum Sie nicht schlafen können. Angefangen vom falschen Kissen, eine zu weiche Matratze, zu viel Alkohol, zu spätes Essen oder spät nachts, im Akt von geistiger Strahlungs-Umnachtung, eine ganze Serie mit Trash-TV geschaut zu haben, etc. und etc.

Sicherlich gibt es auch seelische Gründe wie zum Beispiel:

Existenz- und/oder Prüfungsängste, Verlust eines lieben Menschen usw.; doch das sind nicht die Gründe einer fortwährenden Schlaflosigkeit.

Jeder hat mal ein paar schlaflose Nächte. Doch wenn diese Schlaflosigkeit chronisch wird, dann kann auch kein Schlaflabor der Welt die Ursache herausfinden. Denn zu 100 % ist das Schlaflabor nicht Ihr Schlafplatz. Was wollen Sie also dort?

Zu 99 % befindet sich der Grund einer chronischen Schlaflosigkeit unter oder über Ihrem Schlafplatz. Denn genau dort können Sie nicht schlafen. Logischerweise.

Viele Menschen erzählen, wenn sie im Urlaub woanders schlafen, dass sie dort deutlich besser schliefen. Mit der Annahme, dass es der Urlaub sei; besonders keinen Stress zu haben. Doch in Wahrheit ist es ein vermutlich "endlich" besserer Schlafplatz. Das kann ich persönlich mit meiner damaligen beruflichen Reise nach Barcelona bestätigen.

Die Schulmedizin verschreibt, wie immer Schlaftabletten, also komatöse Medikamente, um die Schlafstörungen zu bekämpfen. Fassungslosigkeit ist jetzt erlaubt.

Was meinen Sie?

Macht es Sinn, Schlafstörungen mit Chemie zu bekämpfen oder ist es wesentlich sinnvoller und besser für einen gesunden, erholsamen Schlaf auf einem nun störungsfreien Schlafplatz zu sorgen?

Aufgrund des extrem zugenommenen Elektrosmogs durchströmt uns nonstop eine bis zu 5-10 Gigahertz elektromagnetische Strahlung; und dank 5G und konzernsubventionierten Politikern eine bis zu 10-fach intensivere Strahlung.

Es gibt seit einigen Jahren die Möglichkeit, diesen Strom-Überschuss aus dem Körper abzuleiten. Womit eine physikalische Chance besteht, zumindest weitgehend "stromfrei" zu schlafen.

Erreicht wird das mit einer speziellen Anti-Elektrosmog-Tuchunterlage, welche mit einem einfachen Erdungskabel und mit einer Steckdose verbunden wird. Kann sich jeder für kleines Geld selbst basteln. Leider verlangen hierzu einige Shops völlig utopische Preise. Schauen Sie bei YouTube, dort zeigen ein paar Profis, wie einfach das gemacht werden kann.

Denn NUR wenn man sich jetzt auf dieses Tuch legt, wird der Körper sofort geerdet und die Intensität des durchströmenden Stromes wird im Körper bis zu über 95 % reduziert und in die Steckdose abgeleitet.

Bitte vergessen Sie irgendwelche Wundermatten, die sie einfach nur unter oder ins Bett legen sollen. Die aktuellen elektromagnetischen Strahlungen sind so massiv, die durchdringen einfach alles.
Es ist viel entscheidender, die sogenannte 5G-Frequenz zu stören! Denn die eigentliche Frequenz ist sehr gesundheitsschädlich.
Einer der führenden Elektrosmog-Experten Deutschlands hat das mehrfach bewiesen und vorgeführt.

Wir haben hier in Deutschland Experimente mit minusionisierten Materialien gemacht und sehr gute Erfolge erzielt. Insbesondere mit minusionisierten Kupferpyramiden "Made in Germany". **Allerdings NUR, wenn das Kupfer minusionisiert aufgeladen wurde.** Denn physikalisch werden krankmachende Plus-Ionen, wie Funkwellen jeglicher Art und Erdstrahlen immer von minusionisierten Materialien angezogen und durch eine perfekte minusionisierte Aufladung neutralisiert. Das wird wissenschaftlich sogar in der Autoindustrie angewendet.

Dass das funktioniert, ist oftmals an einem deutlich besseren Schlaf zu spüren und tagsüber mit mehr körperlichen Energie seinen Alltag zu meistern. Dank auch mithilfe von ultimativen, minusionisierten und pulsierenden Magnet-Einlegesohlen, die mit deutscher Technologie entwickelt wurden.
Dazu finden Sie mehr Informationen bei www.urlebenskraft.de

Sowie der Körper spürt, dass er in einem homogenen Umfeld liegt, sucht er geradezu die Tiefschlafphase, die er schon viele Jahre vermisst hat; um sich mithilfe eines gesunden Tiefschlafes selbst zu heilen.
Das ist einer der Gründe, warum sehr viele Menschen innerhalb von Minuten in einem homogenen Umfeld genauer gesagt in einem homogen "Schlafkokon" tief und wohlig einschlafen.

Um nun eine Genesungsphase zu unterstützen, sind natürlich auch die Inhalte wichtig, die wir uns täglich einverleiben.

Essen und Trinken.

Wenn in einem Organismus Ordnung und Harmonie herrscht, beschickt er seine Lebenskanäle mit Informationen, die eine stabile und harmonische Gesundheit bewahren. Das gilt ebenso für Menschen und für die ihn umsorgende Natur. Eine Disharmonie dieser Verbindungen bedeutet das nahende Ende eines gesunden Lebens.

(Volker Gätz)

Kapitel 7 - Das blaue Gold

Gesunde Nahrung: Ich möchte Ihnen zu diesem sehr wichtigen Thema keinen Vortrag halten. Denn das Internet ist übervoll mit guten Ratschlägen, Empfehlungen und Rezepten zum gesunden "Essen".
Wir wissen "es" doch alle:
Weniger schlechte Kohlenhydrate, weniger Zucker, weniger Fleisch, mehr Obst und Gemüse und vor allem: mehr Bewegung.
Wenn Sie all diese Empfehlungen beherzigen, sind Sie schon auf dem richtigen Weg.

Ich möchte Ihnen eher ein paar sehr wichtige Details und Unterschiede, persönliche Erfahrungen in puncto gesunde Ernährung erklären und empfehlen.

Am allerwichtigsten ist das Lebensmittel Nr. 1: *Wasser*
Leider wird zu diesem lebenswichtigen Element unglaublich viel Blödsinn behauptet und erzählt.

Beginnen wir mit einem ganz großen Mythos.
Es war einmal ... vor ein paar Jahren eine bekannte Talkshow im Systemmedien Fernsehen zum Thema Wasser. Präsentiert mit und von einem sehr einfältigen Moderator, nennen wir ihn einfach mal M. Schranz. Eingeladen war eine sogenannte Professorin, die im wahrsten Sinn des Wortes an Inkompetenz kaum noch zu übertreffen war. Diese Frau Professor hatte noch weniger Ahnung vom Wasser als ein vertrocknetes Toastbrot in der Wüste Gobi. Deshalb stellte der Moderator sicherheitshalber und seinem Niveau entsprechend ein paar recht dümmliche Fragen, um diese angebliche Expertin nicht zu überfordern.

Nachdem sie gemeinsam eine ganze Menge Blödsinn vor sich hin gestammelt hatten, kam Frau Professor zu dem Fazit: Wasser = Wasser. Wow!

Was für eine erkenntnisreiche Formel. Schließlich hatte sie ja mal … Irgendwas? … Vermeintlich Schlaues? … vor über 100 Jahren studiert? Jeder normale Mensch würde jetzt sagen: Dümmer geht´s mit solchen Leuten immer. Stimmt!

Selbstverständlich ist Wasser nicht gleich Wasser.

Zu diesem Thema eröffne ich jetzt die Märchenstube.

Leitungswasser

Bundesweit wird seit Jahrzehnten der Mythos geschürt, wir hätten weltweit das beste und sauberste Trinkwasser. Dazu auch die strengste Trinkwasserverordnung der Welt.

Obwohl Deutschland im europäischen Vergleich auf dem vorletzten Rang in puncto sauberes Wasser liegt. Also mit dem zweitschlechtesten Wasser Europas. Angefüllt mit extrem überhöhten Nitratwerten, Medikamenten, Hormonen, Natriumchlorid, Mikroplastik, Asbest und Schwermetallen etc.; die besonders in Deutschland nicht überprüft werden.

Dazu noch ein paar niedliche Wasserkakerlaken, deren Kot bestes Fast Food für Bakterien, Keime und Viren ist; und umsatzmäßig jedes "Burger Würg"-Restaurant vor Neid erblassen lässt.

Fragen Sie sich selbst oder fragen Sie in Deutschland einen Berliner, einen Hamburger, einen Sachsen oder einen Bayern. Jeder in Deutschland erzählt: „Wir haben das beste Wasser in Deutschland. Das sagen auch unsere Wasserversorger". Klar sagen die "das". Was sollten die auch sonst sagen. Die Wahrheit? Im Gegenteil. Vor ein paar Jahren hatte der Hamburger Wasserversorger eine Anzeige auf die Titelseite einer großen Tageszeitung geschaltet, mit der Überschrift:

"Wir haben das beste Wasser in Deutschland". Unglaublich dreist.

In Wahrheit hat Hamburg seit Jahren ein extremes Problem mit Wasser-Schaben. Sehr leicht erkennbar an dem oftmals bräunlichen Wasser in Hamburg; ebenso in gesamt Deutschland und Europa. Wie gesagt, die bräunliche Farbe ist bis zu 99 % der Kot von Milliarden Wasser-Schaben und eine beliebte Lebensgrundlage für Kolibakterien, Legionellen und ihren Verwandten.

Wir haben bundesweit zum Teil noch über 100 Jahre alte Trinkwasserrohre unter den Straßen liegen. Mit einer unglaublich hohen Vielzahl an möglichen Belastungen von Schwermetallen, sogar teilweise uralter Betonasbest.

Unabhängig davon, wie alt oder neu Ihre Haus-Trinkwasserrohre sind. Was wollen Sie aus uralten Rohren noch erwarten? Nachdem auch "Ihr" Trinkwasser diese Rohre zuvor bis zu hundert Kilometer durchlaufen hat. Sauberes Wasser? Wer´s noch glaubt?

Unabhängig von möglichen Verunreinigungen ist Leitungswasser aufgrund des recht hohen Kalzium- und Magnesiumgehalts fast bundesweit immer alkalisch.

Mit einem Mindest-Wert von 7,0 bis 7,5 pH.

Sofort mit einem einfachen pH-Testgerät zu überprüfen.

Mittlerweile kann man schon ab 20 Euro ein vernünftiges pH-Testgerät im Internet kaufen. Eine lohnenswerte Investition. Warum? Das werde ich Ihnen im weiteren Wasser-Verlauf meiner Empfehlungen noch besser erklären.

Ein sogenannter Teststreifen ist heute nicht mehr ausreichend. Wenn ein Teststreifen z. B. hellblau ist, ist das Wasser nicht gleichbedeutend alkalisch und hat vielleicht real nur einen Wert von 6,5 pH. Für einen guten pH-Wert müsste der Teststreifen schon tiefblau sein.

Wasser ist grundsätzlich ab einem Wert von 7,0 pH alkalisch; ein angezeigter pH-Wert von z. B. 6,9 ist immer noch sauer.

Bitte lassen Sie sich nicht diesen Blödsinn erzählen, saures Wasser würde Sie entgiften, weil es dazu auch Schlacken lösen würde. Selbst Ärzte, Heilpraktiker und selbst ernannte Wunderheiler erzählen dieses Märchen. Kein Mensch auf diesem Planeten hat bisher in seinem Körper irgendwelche fiese Schlacken gesehen. Das wird auch gerne von scheinheiligen Verkäufern dieser kranken Umkehrosmosesysteme behauptet. Diese Leute wollen nicht Ihre Schlacken, sondern ihr Geld und davon reichlich.

Ich werde Ihnen in einem weiteren Abschnitt genau erklären und beweisen, warum Sie Umkehrosmosewasser meiden sollten wie der Teufel das Weihwasser.

Trinkwasserverordnung:

Die Wasserversorger predigen: Wir haben es hier ab Werk im Sinne der Trinkwasserverordnung abgeschickt und unredliche Politiker haben, in deren Sinne die Verantwortlichkeit auf die Hauseigentümer gesetzlich abgewälzt.

Das heißt, dass das Trinkwasser auf dem Weg zu Ihnen zum Teil durch kilometerlange, uralte Rohrsysteme läuft, neutral unverantwortlich. Allerdings könnte es auf seinem unterirdischen Weg sehr viele Schwermetalle, Bakterien, Keime jeglicher Art aufnehmen.

Die schlussendlich bei Ihnen aus dem Wasserhahn sprudeln. Wofür jetzt jeder Hauseigentümer gesetzlich und persönlich haftbar in der Verantwortung steht.

Viele sogenannte Grenzwerte in der Trinkwasserverordnung (TrinkwV), sind zum Teil utopisch hoch.

Der Grenzwert von Kupfer (2 Milligramm pro Liter) ist 200-mal höher als der Grenzwert von Blei (10 Mikrogramm pro Liter). Beide völlig unverantwortlich hoch und beide hochgiftig.

Bitte bedenken Sie: Selbst wenn Ihr Wasser unter den sogenannten Grenzwerten liegen sollte, zum Beispiel mit einem Kupferwert von 1,8 Milligramm pro Liter, dann meinen viele:

Es wäre ja O. K.! Immer noch unter dem Grenzwert.

Ich sage Nein! Im Gegenteil.

Sie haben Kupfer im Trinkwasser. Wen interessieren dazu noch sogenannte Grenzwerte? Zumal der gefährlich hohe Kupfergrenzwert schon an Körperverletzung grenzt. Vergessen Sie bitte einfach Grenzwerte, denn wenn Belastungen festgestellt wurden, sind sie im Trinkwasser!

Schwermetalle jeglicher Art, wie z. B. Kupfer, Blei, Palladium, Uran usw. sind immer hochgiftig. Ein Münchner Professor hatte bereits 1998 vehement in einer Abhandlung vor der Giftigkeit von Kupfer gewarnt; insbesondere vor der Gefährlichkeit bei Kleinkindern.

Dieses gefährliche Schwermetall ist für den Menschen extrem giftig und der Grenzwert von 2 Milligramm pro Liter ist politisch gewollt und unverantwortlich hoch. Das kann jeder vernunftbegabte Wissenschaftler bestätigen. Doch bisher hat das kaum jemanden interessiert.

Ein Verantwortlicher eines Wasserversorgers wurde vor laufender Kamera gefragt, was er gegen die recht hohen Uranwerte in seinem

Trinkwasser unternehmen wird. Seine Antwort:
„Bitte machen Sie die Kamera aus."

Berlin hat nicht hohe, sondern besonders hohe Schwefelwerte im Trinkwasser. Angeblich durch und nach dem 2. Weltkrieg. Weil "alles" unter dem zerstörten Berlin vergraben wurde, wie z. B. Chemie-, Waffenfabriken und Co.; und nach über 70 Jahren sollen diese Schadstoffe jetzt erst ins Grundwasser gelangt sein!
Wer es denn wohl glaubt?
Natürlich waren diese Belastungen schon nach 20 Jahren vorhanden, nur heute kann man sie nicht mehr verheimlichen. Der zuständige Berliner Gesundheitssenator wurde ebenso vor laufender Kamera befragt, was er jetzt unternehmen wird? Seine hochintelligente und wissenschaftlich ausgeklügelte Antwort:
„Ja, weiß ich auch nicht."

Doch fragen Sie einmal einen Berliner bloß nicht nach seiner Luft, sondern fragen Sie ihn nach seinem Wasser: "Wir haben das beste Wasser in Deutschland. Sagen auch die Politiker". Logisch, die haben ja richtig Ahnung von "allem", wie wir Menschen mit Schulabschluss wissen.

Wer heute noch glaubt, dass Deutschland das beste Wasser hat, irrt gewaltig. Wie eingangs erwähnt, steht Deutschland in der EU auf dem vorletzten Platz mit dem zweitschlechtesten Wasser Europas. Deutschland wurde im Jahr 2016 von der EU wegen extrem hoher Nitratwerte im Trinkwasser verklagt und 2018 verurteilt; und hatte bis zum Jahr 2020 Zeit, das zu ändern. Unsere hochintelligenten Politiker hatten seit dem Jahr 1991 genügend Zeit, sich um die Verringerung chemischer Nitratwerte im Trinkwasser zu kümmern. Selbst unsere so wahrheitsverdrehende Systempresse hat NICHTS dergleichen berichtet. Es grenzt schon an debiler Dümmlichkeit, sich 25 Jahre nicht zu bewegen. Allerdings politische Diäten kassieren, Renten-Nullrunden verkünden, Euro Milliarden an Betrüger-Banken und korrupte Länder zu verschenken und medienpolitisch fiktive Berichte zu inszenieren; das alles war für die Verantwortlichen wichtiger. Die dreistellige Millionenstrafe für utopisch hohe Nitratwerte zahlt ja nur der Steuerzahler; garantiert nicht die dummdreisten Politiker. Also … was soll's!? Die Rentner können ja weiterhin Pfandflaschen aus Mülleimern sammeln; gibt ja schließlich genug Mülleimer mit besonders vielen leeren Flaschen in Berlin.

Nun ja … Meine Empfehlung. Schauen Sie sich unsere Politiker an: Viele ehemalige Lehrer und genauso viele Jura-Studienabbrecher; einige sogar mit Plagiat-Doktortiteln. Mit dieser Erkenntnis verstehen Sie besser, dass Ihnen nur Ihr gesunder Menschenverstand helfen kann.

Fazit: Viele Grenzwerte sind in der Trinkwasserverordnung viel zu hoch und manche wurden in der Vergangenheit nochmals erhöht. Warum?
Weil viele der ohnehin bedenklichen Trinkwasserbelastungen nicht mehr herausfiltert werden können oder sollen.
Warum sollten die Wasserversorger Investitionen für moderne Filtrationsanlagen tätigen? Damit müssten sie ihre Millionen-Gewinne schmälern.
Die viel zu hohen Grenzwerte in der mittelalterlichen deutschen Trinkwasserverordnung lassen sich wie folgt zusammenfassen:
„Biste drunter … biste krank. Biste drüber … biste tot."

Nach meinen persönlichen Erkenntnissen und Erfahrungswerten dürfen keine Schwermetalle und Co. im Trinkwasser vorhanden sein. Null-Komma-Null. Nichts.
Doch das interessiert keinen Wasserversorger und garantiert keinen Politiker.
Warten Sie bitte daher nicht auf einen versehentlichen Intelligenzanflug bei Politikern und zuständigen Wissenschaftlern. Handeln Sie und zeigen jetzt Eigenverantwortung für Ihre Gesundheit.
Denn unsere so arg überbeanspruchten Politiker haben beschlossen, im Jahr 2032 fünf weitere Belastungen mit in die Trinkwasserverordnung aufzunehmen. Danach haben die Wasserversorger nochmals zehn Jahre Zeit für die Umsetzung. Na denn … *„Prost, wohl bekommt´s";* dann können ja alle beruhigt weiterschlafen.
Aktuell wurden bereits weit über 500 Belastungen im Trinkwasser festgestellt.
Hunderte unterschiedlicher Medikamentenreste, tonnenweise Natriumchloride, Nitrate, Dutzende Schwermetalle, Unmengen an unterschiedlichem Mikroplastik. Alles zusammen, eine sehr ernst zu nehmende Gefahr.

Ich möchte Ihnen damit keine Angst machen, doch es ist so, wie es ist.
Ich kenne viele Menschen, bei denen z. T. sehr hohe Bleiwerte im Blut festgestellt wurden und daher schwer krank sind. Vom Arzt alles Mögliche

an Tabletten gegen die schwerwiegenden Auswirkungen von Schwermetallen verschrieben bekommen und bedenkenlos schlucken; statt sich um die eigentliche Ursache und um eine sinnvolle Entgiftung zu kümmern.

Offiziell weiß niemand, woher diese hohen Bleiwerte kommen und vor allem warum?
Klare Vermutung: Aus unserer Nahrung und dazu gehört auch Wasser, welches z. T. aus noch vorhandenen, bedenklichen Blei- und Kupferrohren zu Ihnen fließt.
Selbst wenn Sie kein Leitungswasser trinken, dann kochen Sie höchstwahrscheinlich damit und dabei gelangen auch mögliche Schwermetalle in Ihr Essen. Guten Appetit.
Dazu meinte einmal vor ein paar Jahren eine junge, grüne Politikerin zu mir: *„Wieso? Schwermetalle kann man doch herauskochen. Die lösen sich dann doch auf!"*
Ich fragte sie, ob sie zu Hause nur mit Holztöpfen kocht, damit sich ihre Metalltöpfe nicht auflösen? Auf die Antwort warte ich noch heute.

Bitte vergessen Sie nicht, unsere Haut ist das größte Aufnahmeorgan. Ein Kunde zeigte mir vor Jahren seinen Duschfilter, der komplett grün war. Randvoll mit Kupfer. In nicht einmal 3 Monaten hätte er ohne seinen Duschfilter eine unglaublich hohe Menge an Kupfer über die Haut aufgenommen.
Ich möchte Ihre Sinne schärfen, einfach mehr Achtsamkeit zu zeigen. Nicht immer alles hinnehmen, nur weil es ein Politiker oder ein Mediziner sagt. Genauso wenig meinen Worten vorschnell zu glauben und besser es selbst zu überprüfen.
Machen Sie einfach einen gezielten Bluttest auf Schwermetalle und Co. Eventuell müssen sie ihn selbst bezahlen? Doch dann wissen Sie, woran Sie sind.
Genauso auch einen Wassertest zu Hause. Ebenfalls besonders auf Schwermetalle, Bakterien und Keime. Den müssen Sie auf jeden Fall selbst bezahlen. Doch wann haben Sie "das" jemals gemacht? Ein sehr preiswerter Test auf Keime sind sogenannte Petri-Schalen, die Sie für kleines Geld bei Amazon bekommen. Einfach etwas Leitungswasser auf eine Nährlösung geben und wenn sich nach 1-3 Tagen Verkeimungen zeigen, .

Schwermetallvergiftungen können körpereigene Selbstheilungsprozesse verlangsamen und auch blockieren. Daher ist eine Überprüfung sehr wichtig. Wenn Sie zwischenzeitlich ebenso belastungsfrei schlafen und feststellen konnten, dass sich zwar keine Verschlimmerungen Ihrer Probleme zeigten. Allerdings sich vielleicht wundern, warum nach ein paar Monaten immer noch keine gravierenden Verbesserungen vorhanden sind. Dann hat eine langsame "Genesung", oftmals noch weitere Gründe; wie zum Beispiel eine eventuell vorhandene Schwermetallvergiftung, oder dass Sie Ihre bisherige, vielleicht ungesunde Lebensweise nicht geändert haben?

Saures Essen, schlechtes Trinken und kein Sport!?

Allerdings bestätigten fast 95 % meiner Kunden, die ihren Schlafplatz entsprechend geändert haben, einen spürbaren Unterschied, bereits nach einer Nacht.

Mineralwasser:

Soll Ihnen suggerieren, da sind Mineralien drin. Stimmt allerdings nur bedingt. Denn viele gute Mineralien bestimmen den pH-Wert jeglichen Wassers.

Bis zu 99 % der zu kaufenden Mineralwässer sind "sauer", also nicht alkalisch. Deshalb sind die Aussage und der Aufdruck "Mineralwasser" auf den Flaschen eher eine Farce.

Auch hier wird oftmals behauptet, dass Mineralwasser mit einem pH-Wert von 6,9 oder weniger alkalisch wäre. Bitte lassen Sie sich dazu nicht täuschen. Unser Blut und auch unser Zellwasser sind alkalisch, mit ca. 7,4 pH. Daraus resultierend sollte ein gutes Wasser mindestens diesen Wert erreichen.

Für diese natürliche und logische Erkenntnis muss kein Mensch studiert haben.

Umkehrosmose

Um Schwermetalle, Bakterien und Co. aus Ihrem persönlichen Trinkwasser herauszufiltern, werden "Suchenden" sehr häufig diese sogenannten Umkehrosmose-Wassersysteme angeboten und für viel Geld verkauft. Teilweise bis zu 5.000 Euro.

Verkäufer und Hersteller erzählen Interessierten, dass es in der Natur die Osmose gibt, das stimmt. Damit will man Ihnen gleichzeitig suggerieren, dass es bei der sogenannten Umkehrosmose ähnlich wäre. Das ist natürlich eine beabsichtigte Täuschung.

Die Wahrheit ist, dass es in der Natur keine Umkehrosmose gibt. Die Natur drückt ihr Wasser nicht mehrfach durch künstliche Membranen. Wodurch nur die Wassermoleküle durchgequetscht werden und der natürliche Sauerstoff im Wasser auf der Strecke bleibt.

Das künstliche Verfahren der Umkehrosmose wurde vor über 30 Jahren entwickelt, um aus Meerwasser Nutz- und Brauchwasser zu machen. Zum Beispiel für die Klospülung auf Kreuzfahrtschiffen oder als Industriewasser für Autowaschanlagen. Bis ein findiger Verkäufer auf die Idee kam, man könnte Umkehrosmose den Menschen auch als bestes Trinkwasser für viel Geld verkaufen. Völlig egal ob jemand ein Umkehrosmose-System für 50 Euro nutzt oder eins für über 5.000 Euro, am Ende kommt nur bedenkliches Umkehrosmosewasser heraus. Mehr nicht.

Dazu verschwendet dieses unnatürliche Verfahren gutes Trinkwasser.

Teilweise bis zu 3 Liter und mehr nur um einen Liter krankes Umkehrosmosewasser herzustellen und dieses Abwasser müssen Sie teuer bezahlen.

Umkehrosmose ist eine unnatürliche Wasserfiltration, die es so in der Natur nicht gibt und gegenteilig der Natur das Trinkwasser massiv demineralisiert und es damit übersäuert. Falls jemand "das" anmerkt, wird sofort behauptet, demineralisiertes Wasser würde den Körper entgiften. Das ist natürlich völliger Unsinn.

Wissenschaftler haben festgestellt, dass durch das Trinken von Umkehrosmosewasser dem Körper lebenswichtige Mineralstoffe entzogen werden, weil es höchst begierig ist, Stoffe aufzunehmen.

Ein physikalisches Faktum.

Jegliche Flüssigkeit, also auch ein Apfel und eine Banane, wandelt der Körper in sein Zellwasser um. Je demineralisierter ein Lebensmittel ist, besonders Umkehrosmosewasser, umso mehr muss der Körper von seinem eigenen Mineralienbestand hinzufügen, um dieses leere Wasser in sein mineralisiertes Zellwasser zu wandeln. Deshalb klagen viele Umkehrosmose-Trinker oftmals über Erschöpfung und dass sie sich ausgelaugt fühlen; im wahrsten Sinn des Wortes. Dazu steht jahrelanges Trinken von Umkehrosmosewasser im dringenden Verdacht, Osteoporose mit zu verursachen. Durch das ständige Demineralisieren der Zellen mit diesem unnatürlichen Wasser müssen die Zellen quasi nonstop ihren Mineralienbestand angreifen und leeren.

Für eine optimale Auffüllung mit alkalischem Zellwasser brauchen unsere Zellen Mineralien. Die sie durch den verursachten Mangel durch Umkehrosmosewasser zwangsweise aus dem Mineralienbestand der Knochensubstanz nehmen müssen.

Wie gesagt ein sehr logischer und berechtigter Verdacht, der sich kürzlich bestätigte. Ein Kunde berichtete mir, dass er aktuell von Osteoporose betroffen ist und jahrelang oftmals gekauftes Mineralwasser und Umkehrosmosewasser trank. Wie jeder weiß, sind gekaufte, sogenannte Mineralwasserflaschen zu 99 % sauer und demineralisiert. Er hegte selbst diesen Verdacht, dass das jahrelange Trinken von leerem Wasser seine Osteoporose verursachte.

Umkehrosmosewasser ist gegenüber Mineralflaschenwasser deutlich saurer; fast komplett demineralisiert. Die verheerenden Auswirkungen von demineralisiertem Wasser auf den menschlichen Körper, insbesondere auf Knochen und Gelenke, kann sich nun jeder vernunftbegabte Mensch vorstellen.

Dahingegen wird oftmals behauptet, dass wir genügend Mineralien über die Nahrung aufnehmen würden. Das ist seit Jahren ein Mythos. Viele Nahrungsmittel sind seit Jahrzehnten extrem degeneriert (gezüchtet). Hersteller von minderwertigen Fertigprodukten haben Jahr für Jahr ein exponentielles Wachstum in ihren Verkaufszahlen. Und einer der größten und berüchtigtsten Lebensmittelkonzerne der Welt freut sich wie ein Kuckuck im Nest; das er viele integre Mitbewerber mit seinen künstlichen Fertig-Produkten verdrängt.

Zum Beispiel hatte eine Banane vor 25 Jahren 70 % mehr Kalium zu bieten als heute. Sehr viele Menschen sind seit Jahren demineralisiert. Warum empfehlen sogar Ärzte nicht nur älteren, sondern bereits jungen Menschen Kalzium- und Magnesiumtabletten einzunehmen? Der länderübergreifende Mineralmangel ist offenkundig und in dem Gesundheitszustand vieler Menschen allgegenwärtig.

Vor ein paar Jahren gab es sogar einen Fernsehbericht, der zeigte, wie ein älteres Ehepaar, mit ernsthaften gesundheitlichen Problemen, verursacht durch Umkehrosmosewasser, ärztlich versorgt werden musste; die Ehefrau kam sogar ins Krankenhaus.

Eine demineralisierte Zelle ist eine mineralisch perforierte und damit eine sehr instabile Zelle; und kann den Körper selbstverständlich nicht entgiften. Eine demineralisierte Zelle ist eine kränkliche Zelle und verliert ihre Schutzfunktion. Genau gegenteilig zu einer gesunden, mineralisierten Zelle.

Je alkalischer ein Wasser ist, mit einem mindest pH-Wert von 7,4, umso besser kann der Körper seine Zellen mit Zellwasser auffüllen. Nur eine mit alkalischem Wasser optimal aufgefüllte Zelle ist eine gesunde Zelle, kann Sie entgiften und damit gesund halten; logischerweise.

Unser Zellwasser und unser Blut sind grundsätzlich alkalisch und Umkehrosmosewasser ist grundsätzlich sauer! Denken Sie sich bitte Ihren Teil, warum saures Wasser für Ihre Gesundheit nicht zuträglich ist.

Wir alle sind übersäuert, laut Statistik zumindest 97 % der Menschen. Doch wenn Sie bereits durch eine geopathische Belastung extrem übersäuert sind, macht es daher Sinn, sich noch mit Umkehrosmose-Wasser weiterhin zu übersäuern?

Garantiert nicht.

Gerade weil das Wort "Umkehrosmose" schon seit vielen Jahren für viele Menschen ein Negativwert ist, verheimlichen viele Verkäufer, dass sie Ihnen in Wirklichkeit ein Umkehrosmosesystem andrehen wollen. Sie sprechen dann von einer Membran-, Nano- oder Molekularfilterung, was schon rein physikalisch eine dumme und lächerliche Behauptung ist.

Durch das Verfahren der Umkehrosmose werden die Sauerstoffcluster im Wasser zerstört; endgültig. Sehr einfach zu überprüfen. Leitungswasser kocht deutlich schneller als Umkehrosmosewasser und "echtes", sauerstoffreiches Quellwasser kocht sogar doppelt so schnell

Um Hilfesuchende zu einem nicht gerade preiswerten Kauf eines bedenklichen Umkehrosmose-Systems zu überreden, wird oftmals trickreich ein sogenannter Mikrosiemens-Test angewandt.

Mit einem Mikrosiemens-Testgerät wird Ihr Leitungswasser geprüft. Jetzt zeigt dieses Testgerät zum Beispiel einen Wert von 500 Mikrosiemens an und viele Verkäufer behaupten nun, dass Ihr Leitungswasser total verdreckt wäre. Völliger Nonsens und eine Lüge.

Ein Mikrosiemens-Testgerät misst die Leitfähigkeit des Wassers, der besonders durch den Gehalt von gesunden Mineralien im Wasser bestimmt wird.

Leeres, demineralisiertes Wasser, wie z. B. Umkehrosmosewasser enthält weitgehend keine lebenswichtigen Mineralien und daher zeigt das Testgerät vielleicht nur einen Wert von 20 Mikrosiemens an. Jetzt wird dazu dreist behauptet, dass Ihr Leitungswasser nur durch eine Umkehrosmose nicht mehr verdrecken kann. Allerdings können Sie diese miese Verkaufsmasche sehr einfach enttarnen.

Geben Sie einfach etwas Natursalz in das Umkehrosmosewasser und bitten den Verkäufer um eine weitere Messung mit seinem Mikrosiemens-Testgerät. Jetzt wird das Gerät ca. 500 Mikrosiemens anzeigen und Sie brauchen den Verkäufer nur noch zu fragen, ob das lebenswichtige Natursalz ebenfalls Dreck oder Gift wäre. Falls er jetzt noch dummdreist behauptet, gesundes Natursalz wäre für den Körper gefährlich, lassen Sie ihn bitte Ihre Haustür von außen schließen oder rufen für ihn netterweise den geistigen Notdienst.

Kein Mikrosiemens-Testgerät kann detailliert den möglichen Verschmutzungsgrad im Trinkwasser messen. Das kann ausschließlich nur mit einem professionellen Labortest festgestellt werden.

Fazit: Mein persönlicher Rat. Meiden Sie Umkehrosmosewasser wie der Teufel das Weihwasser. Kein seriöser Wissenschaftler oder ganzheitlicher Arzt wird Ihnen dieses Wasser empfehlen. Keiner!

Selbst die WHO hat vor Jahren indirekt vor demineralisiertem Wasser gewarnt und empfohlen, dieses unbedingt zu meiden. Studien an ganzen Bevölkerungsgruppen über Jahrzehnte bewiesen die exorbitante Zunahme von signifikanten Krankheiten in Verbindung mit demineralisiertem Wasser. Ebenso gibt es Hunderte von ähnlichen Testreihen mit Tieren oder Pflanzen, die deutlich bewiesen, wie extrem bedenklich demineralisiertes Wasser ist.

Kein normaler Hund würde Umkehrosmosewasser trinken, außer es gibt nur noch schlechteres Wasser. Jedes Tier verweigert schon instinktiv Umkehrosmosewasser. Kräuter, Pflanzen, Blumen etc. verwelken binnen weniger Tage mit Umkehrosmosewasser. Pflanzen brauchen mineralisiertes Wasser.

Hören Sie auf Ihr Bauchgefühl, das ein künstlich gefiltertes Wasser, welches einfach nur " leer" ist, nicht für einen Menschen gut sein kann.

In der Physik wird demineralisiertes Wasser auch als "aggressiv" bezeichnet. Warum? Weil aggressives Wasser immer die Eigenschaft besitzt, Stoffe zu lösen. Deshalb vermeiden große Konzerne die Nutzung von Umkehrosmosewasser in ihren wasserabhängigen Produktionen.

Zu viele Rohrsysteme gingen kaputt, und/oder verrosteten zum Teil0.

Was glauben Sie, ... was mit unseren menschlichen Rohrsystemen passieren könnte? Sie liegen wieder richtig.

Letztendlich entscheidet auch Ihr Geschmack.

Für mich persönlich schmeckt Umkehrosmosewasser nach nichts; irgendwie abgestanden. Ziemlich ekelig, mit einem chemischen, metallischen Nachgeschmack. Aus diesem Grund installieren viele Hersteller seit einigen Jahren eine sogenannte Nachmineralisierungs-Kartusche in ihren Systemen. Manche nennen es auch Energetisierung. Nur was hat eine chemisch-künstliche Nachmineralisierung mit einer Energetisierung zu tun?

Absolut nichts.

Doch selbst damit verbleibt ein sehr unnatürlicher und schaler Nachgeschmack; und bis zu 99,9 % bleibt Umkehrosmosewasser weit unter 7,0 pH; und damit bleibt es toxisch übersäuert.

Genauso bleiben auch die Sauerstoffcluster im Umkehrosmosewasser zerstört. Wie bereits gesagt, sofort mit einem Wasserkochtest beweisbar. Oftmals wird von Umkehrosmose-Verkäufern behauptet, es gäbe keine Sauerstoffcluster im Wasser, was natürlich völliger Blödsinn ist, denn warum heißt die Formel für Wasser H2O?

Zwei Teile Wasser und ein Teil Sauerstoff. Logisch und nicht nur auf Wikipedia nachprüfbar. Wasser, bei dem zuvor der Sauerstoffanteil erheblich zerstört wurde, hat mit einem gesunden Nahrungsmittel genauso viel zu tun wie eine "All you can eat"- Woche bei McDoof.

Ein Kunde von mir baut und verkauft große Kaffeemaschinen für Restaurants in Österreich. Er ist ein Barista, ein absoluter Kaffeeexperte und empfiehlt all seinen Kunden, keinesfalls Umkehrosmosewasser für die Kaffeezubereitung zu benutzen.

Machen Sie sich einmal einen Kaffee mit Umkehrosmosewasser und einen Kaffee mit mineralisiertem Wasser. Umkehrosmose-Kaffee schmeckt mir persönlich und vielen Menschen ebenso nur wie abgestandenes Abwaschwasser.

Und der Kaffee mit gutem, mineralisiertem Wasser schmeckt wahrhaftig nach einem guten Kaffee; ebenso bei Tee.

Ein deutlicher und geschmackvoller Unterschied.

Wasserflaschen

Viele Menschen wissen, dass die evtl. Belastungen aus sogenannten PET-Flaschen nicht gerade gesund sein können. Anerkannte Institutionen haben mehrfach die dramatische Zunahme von Weichmachern (Bisphenol A) und teilweise sogar von Bakterien in diesen Flaschen festgestellt.

Vor ein paar Jahren hat eine bekannte medizinische Universität in Deutschland das ebenso überprüft und festgestellt, dass höchstwahrscheinlich Hormone über den Kunststoff aus PET-Flaschen in das Wasser abgegeben werden.
Nach Aussage des allzeit überschlauen "Bundesinstitut für Risikobewertung" besteht hier kein Handlungsbedarf. Obwohl mehrfach nachgewiesen wurde, dass eine vorhandene hormonelle Belastung, insbesondere auch durch PET-Wasserflaschen die Zeugungsfähigkeit von jungen Männern drastisch einschränken "kann".
Zur Beruhigung werden dann immer die Grenzwerte benannt, wobei diese Grenzwerte "zufälligerweise" von der Industrie selbst empfohlen wurden.
Anerkannte medizinische Universitäten und Wissenschaftler halten diese Aussage von behördlichen Institutionen für nicht in Ordnung. Doch bitte erwarten Sie von unseren politischen Verantwortlichen nicht allzu viel, sondern nehmen Ihre persönliche Eigenverantwortung selbst in die Hand. Sie haben keine andere Wahl.

Glasflaschen sind auch nicht viel besser. Wenn Sie inzwischen ein pH-Testgerät besitzen, messen Sie bitte einmal den pH-Wert von Glasflaschenwasser. Zu 99 % ist gekauftes Wasser sauer. Damit ist die Bezeichnung "Mineralwasser" mehr als hinfällig. Selbst in manchen Glasflaschen wurden bereits Keime entdeckt. Bei der Herstellung wird das sogenannte Mineralwasser durch schmale Rohrsysteme unnatürlich gequetscht und gedrückt, allerdings nicht so unnatürlich brachial wie bei dem Umkehrosmose-Verfahren. Dennoch werden hierbei ebenso die natürlichen Sauerstoffcluster stark minimiert.

Tafelwasser

Können Sie bitte gleich im Regal oder Restaurant stehen lassen.
Es ist nur abgefülltes Leitungswasser, welches beschämenderweise Tafelwasser genannt wird und so bezeichnet werden darf. Warum?
Damit Sie "es" für unbedenklich halten sollen, obwohl es vermutlich die gleichen Belastungen wie in Ihrem Leitungswasser enthält.
Viele sogenannte Wasserspender beinhalten oftmals auch nur

Tafelwasser, also lediglich nur Leitungswasser.

Vor Jahren wurden bundesweit Wasserspender untersucht, wobei festgestellt wurde, dass bis zu 95 % verkeimt waren. Zum Teil waren bereits schon die gelieferten Gallonen-Flaschen bakteriell belastet. Viele Wasserspender stehen häufig im prallen Sonnenlicht. Gerade Licht und Wärme empfinden viele Bakterien und Keime wie einen Sommerurlaub auf der spanischen Insel Mallorca; sie vermehren sich.

Plastikkannenfilter

Lassen Sie die Dinger einfach stehen. Sie demineralisieren das Wasser und ohne Mineralien ist das vermeintliche Trinkwasser übersäuert. Kann sofort mit einem pH-Testgerät überprüft werden. Dabei bekommen Sie eventuell noch kostenlose Weichmacher und oftmals gefährliche Keime ins demineralisierte Plastikkannenwasser.

Nach unbestätigten Untersuchungen wurde in manchen dieser Filter Silbernitrat entdeckt. Welches hochgiftig ist und dank unserer hochintelligenten Regierung nicht deklariert werden muss.

Meine Meinung und klare Empfehlung: Finger weg und/oder sofort entsorgen.

Viele Infektionen durch verkeimtes Trinkwasser, wie z. B. durch Kolibakterien, Legionellen und viele anderen können oftmals grippeähnliche Symptome verursachen.

Wenn man dann dem falschen Arzt vertraut, der gegen eine vermeintliche Grippe noch völlig falsche Medikamente verschreibt, könnte ein Mensch sehr, sehr lange mit diesem Infekt kämpfen. Zumal die bakterielle Ursache immer wieder mit einem evtl. belasteten Plastikkannenfilter, Aktivkohlesystem oder mit einem bedenklichen und sehr oft verkeimten Umkehrosmose-System angefacht werden.

Pi-Wasser

Dr. Yamashita entdeckte 1964 zufällig bei der Erforschung von Pflanzen, dass sich "lebendiges Wasser" in den Pflanzen in seinen biologischen und physikalischen Charakteristika deutlich von Trink- oder Quellwasser unterscheidet und sogar dem menschlichen Zellwasser bis zu 96 % ähnlich sein soll.

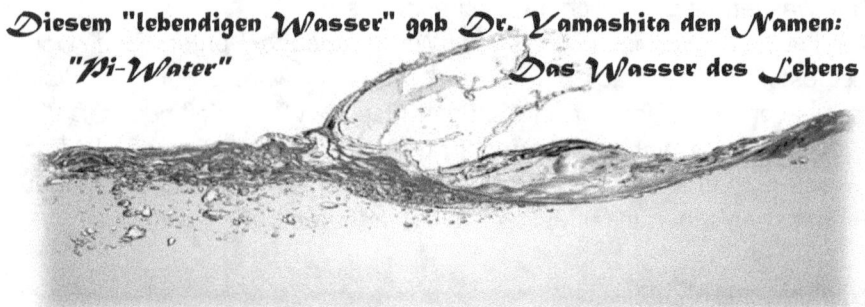

Diesem "lebendigen Wasser" gab Dr. Yamashita den Namen:
"Pi-Water" *Das Wasser des Lebens*

Das erste Ziel in der Pi-Forschung war - von Dr. Shoi Yamashita und in der Folge auch Dr. Shinji Makino - normales Leitungswasser zu lebendigem Pi-Wasser umzuwandeln.

Die ersten wissenschaftlichen Erkenntnisse beruhten dabei auf Beobachtungen aus der Natur, welche in einem Pi-Wasser-System biologisch dupliziert wurden.
Die jeweiligen Filtrationsstufen wurden im Aufbau unmittelbar aus der Natur übernommen.
Nachdem die Erkenntnisse der internationalen Forschung zum Pi-Wassers sich immer präziser und deutlicher manifestierten, besonders über die eigentliche biologische Funktion für die menschlichen Zellen und für deren Stabilität, konnte die lebenswichtige Wirksamkeit von Pi-Wasser für Menschen bewiesen werden.

Durch die stetig zunehmenden Belastungen in den natürlichen Wasserkreislauf etablierten Prof. Shoi Yamashita die Pi-Wasser-Forschung mit dem klaren Ziel:
Normales Leitungswasser so biologisch aufzubereiten, das wieder zellkonformes und damit lebendiges Wasser entsteht.
Echtes Pi-Wasser ist heute bis zu 96 % Zellwasseridentisch und das ist weltweit absolut einzigartig.

Pi-Wasser mit den natürlichen Eigenschaften, wie sie nur die Natur ursprünglich selbst produzieren kann. H2O ist und bleibt H2O, doch Wasser ist nicht gleich Wasser. Es ist nicht nur wichtig, damit sorgsam umzugehen, sondern immer mehr entscheidend, die Sprache und den biologischen Aufbau des Wassers zu verstehen; und nicht die

Lebendigkeit durch unnatürliche Wassersysteme zu zerstören.

Pi-Wasser hat eine perfekte hexagonale Struktur und besonders hexagonales Wasser ist für unsere Gesundheit ein sehr förderliches Wasser.

Allerdings ist eine vorhandene hexagonale Struktur auch immer ein sehr empfindliches Wasser.

Bei Leitungswasser wird eine eventuell vorhandene hexagonale Struktur durch Schadstoffe und dem Durchlaufen kilometerlanger, uralter Wasserrohrsysteme weitgehend minimiert.

Beim Umkehrosmoseverfahren wird durch mehrfaches, unnatürliches Pressen und Quetschen des Wassers durch eine künstliche Membrane die Wasserstruktur massiv geschädigt.

Die Wissenschaft bestätigt:

Je kleiner die molekularen Cluster sind, desto einfacher kann das Wasser in die Zellen eindringen und sie auffüllen. Pi-Wasser hat die kleinste Molekularmasse der Welt.

Ein Nachweis:

Mit der Kernspinresonanz-Technologie (NMR), ist es möglich, die exakte Größe eines vorhandenen Clustermoleküls zu messen.

Je niedriger die NMR-Werte, desto kleiner und reichhaltiger sind die Wassercluster.

Ein unabhängiger und interner Labortest testiert folgende Ergebnisse:

Hexagonales Pi-Wasser verfügt über einen NMR-Wert von nur 36,7 Hz.

Normales Leitungswasser, Umkehrosmose- und destilliertes Wasser haben Werte um 120-150 Hz, also fast viermal höher und damit eher einen Null-Wert für die Zellen.

Wobei viele Mineralwässer noch zwischen 90 und 100 Hz lagen. Obwohl gekaufte Mineralwässer oftmals übersäuert und mit Weichmachern belastet sind, hatten diese bessere Werte als Umkehrosmosewasser.

Wissenschaftlich wird vermutet, weil dieses Wasser nicht mehrfach durch eine unnatürliche Membran gequetscht und gedrückt wurde.

Ein deutlicher Beweis.

Mit einem einfachen Geschmackstest lässt sich dieses Laborergebnis bestätigen.

Trinken Sie zwei bis drei Gläser hexagonales Pi-Wasser auf einen Rutsch. Sie werden sofort bemerken, dass dieses Wasser sehr geschmackvoll, leicht und fluffig ist. Praktisch die Kehle sanft hinunter läuft. Sie haben nicht dieses unangenehme Völlegefühl oder das Ihnen übel wird. Warum? Weil Ihr Körper und seine Zellen jetzt in der Lage sind, hexagonales Wasser sofort zu absorbieren und es sogleich effizient zu nutzen.

Trinken Sie nun ein bis drei Gläser Leitungs- oder Umkehrosmosewasser. Das erfolgt deutlich langsamer, weil der Körper sich instinktiv wehrt, schlechte Flüssigkeiten zu trinken.

Dazu kommt besonders beim Umkehrosmosewasser ein sehr unangenehmer, schaler Geschmack und spätestens nach zwei Gläsern hat man keine Lust mehr. Manche Menschen empfinden danach auch ein Übelkeitsgefühl.

Ganzheitliche Einfühlung in die Natur mit stetiger Beobachtung der biologischen Prozesse ist seit jeher eine Besonderheit der asiatischen Kultur.

Genau diese Lebensphilosophie war entscheidend bei der Entwicklung der Pi-Wasser Technologie.

Nach jahrzehntelangen Tests, Prüfungen und Verbesserungen konnte ein komplett aus der Natur entnommenes Verfahren entwickelt werden, das ausschließlich mit sehr spezifischen, naturidentischen und unbelasteten Materialien arbeitet.

Entsprechend dem biologischen Ablauf in der unberührten Natur ist es heute möglich, die Pi-Wasser Technologie jedem Menschen zur Verfügung zu stellen.

Pi-Wassersysteme bieten als einzige Wassersysteme weltweit die optimale Reinigung und natürlichste Mineralisierung von Leitungswasser zu echtem Pi-Wasser; in quellfrischer Qualität. Selbstverständlich ohne jegliches künstliche Verfahren. Heute, mit über 50 Jahren Know-how; entnommen der Natur, ist das Pi-Wasser-Verfahren das mit Abstand natürlichste Filtrationsverfahren weltweit.

Pi-Wasser wird nur mit natürlichen Mineralien aus Meereskorallen mineralisiert. Genau das Gegenteil von der höchstbedenklichen Umkehrosmose. Pi-Wasser ist hochalkalisch mit einem Mindest-pH-Wert von 7,4 bis zu 8,7.

Mit dem natürlichen Filtrationsverfahren von Pi-Wasser werden die Sauerstoffcluster vervielfältigt und verkleinert (mit einem NMR-Test sofort nachweisbar). Dadurch kann das Pi-Wasser optimal von den Körperzellen aufgenommen werden.

Ebenso sehr einfach zu überprüfen.

Pi-Wasser kocht deutlich schneller als Leitungswasser und doppelt so schnell wie sauerstoffleeres Umkehrosmosewasser.
In sauerstoffreichem Wasser können Bakterien und Keime kaum überleben. Ein sogenannter Microsiemenswert von über 500 bestätigt eindeutig, dass das natürlich filtrierte Pi-Wasser hochalkalisch, mineralisch und damit sehr förderlich für die Gesundheit ist.
Daher ist nur Pi-Wasser unübertroffen in seiner Wirksamkeit zur Auffüllung der Zellen. Denn nur eine optimal aufgefüllte Zelle ist eine gesunde und stabile Zelle.
Pflanzen wachsen fast zweimal schneller und oftmals dreimal so groß als Pflanzen, die mit Leitungswasser oder fatalerweise mit demineralisiertem Wasser getränkt wurden.
Mit Pi-Wasser bin ich nachweislich deutlich schneller gesund geworden.
Aufgrund der gesundheitlichen Vorteile mit Wasser sind natürlich auch wieder Umkehrosmose-Firmen darauf aufmerksam geworden. Einige nennen ihr hochbedenkliches Umkehrosmosewasser jetzt Pi-Wasser; unglaublich dreist.
Bitte lassen Sie sich hier nicht täuschen. Pi-Wasser hat NICHTS mit der unsäglichen Umkehrosmose gemeinsam. **Absolut gar nichts!**

Gerne kann ich Ihnen ein Pi-Wassersystem empfehlen, bei dem Sie ganz sicher sein können, dass Sie hinterher "echtes" Pi-Wasser bekommen und die Wirksamkeit auch genießen können.
Selbstverständlich für kleines Geld. Denn ich weiß aus eigener Erfahrung, wie häufig sich viele kranke Menschen gnadenlos "abgezockt" fühlen. Von skrupellosen Verkäufern, die ihnen mit dubiosen, überteuerten Wassersystemen oder Produkten Wunderheilungen versprechen. Hinterher nur ein großes Loch in ihre Kasse gerissen haben. Viele Betrogene sind oftmals noch kränker und verzweifelter als zuvor.
Ergebnis:
Maßlose Enttäuschung und ein großes Misstrauen gegenüber allem Neuen.

Deshalb werde ich interessierten Menschen nur eine Empfehlung geben, mit der ich genau weiß, dass sie garantiert ein echtes Pi-Wassersystem bekommen. www.urlebenskraft.de

Wasser-Ionisierer

Hier wird Leitungswasser künstlich gereinigt, zum Teil mit der fatalen Umkehrosmose und hinterher noch elektromagnetisch energetisiert; und korrekterweise elektromagnetisch belastet.
Wir haben es doch alle in der Schule gelernt:
Wasser ist ein Leiter.
Setzt man Wasser unter Strom, dabei genügen wenige Volt, findet physikalisch eine sogenannte Elektrolyse statt. Eine Elektrolyse verursacht bei Metallen immer Verrostungen. Das ist einfachste Physik.

Viele Umkehrosmose-Verkäufer haben jahrelang mit einem Elektrolysetest Menschen betrogen, um ihnen ein extrem teures Umkehrosmosesystem anzudrehen.
Glücklicherweise ist dieser Vorführungstrick in Deutschland seit Jahren ein strafbares Delikt. Hierbei wurde mithilfe von Strom Leitungswasser bräunlich verfärbt und behauptet, das wäre jetzt sichtbarer Dreck. Eine sehr dreiste Lüge. Denn unter Strom oxidieren lebenswichtige Mineralien, die logischerweise kein Dreck sind. In einem leeren, energetisch toten und demineralisierten Umkehrosmosewasser kann nichts oxidieren. Danach wurden die Kunden belogen, dass nur "das" Umkehrosmosewasser jetzt sauber wäre.
Laut Gerichtsurteil ein (schmutziger) Betrug.

Alle Wassersysteme, die mit Strom arbeiten, können das Wasser elektromagnetisch belasten.
Bitte überlegen Sie selbst, welchen Einfluss elektromagnetisch belastetes Wasser auf Ihre Gesundheit haben kann oder eher haben wird. Sicherlich keinen guten Eigenschaften.

Meine persönliche Meinung.
Allein die gruselige Kombination: belastetes Leitungswasser, Strom, Umkehrosmose und künstlich zugefügte Mineralien sollten jeden Menschen aufhorchen lassen und instinktiv abschrecken.

Der weltbekannte renommierte Wasserforscher Dr. Masaru Emoto hat in seinen jahrzehntelangen Forschungen die verheerenden Auswirkungen von Strom und demineralisiertem Wasser in seinen "Wasserkristallen" nachgewiesen.

„Die menschliche Zelle ist eigentlich unsterblich. Allein die Flüssigkeit, in der die Zelle schwimmt, unterliegt degenerativen Prozessen"; erläutert Dr. Alexis Carrel
(erhielt den Nobelpreis für Medizin und den Laborbeweis 1912).

„Voraussetzung, damit die Zelle ewig währt, ist die regelmäßige Erneuerung dieser extrazellulären Flüssigkeit. Nicht jedes Wasser kann ewiges Leben gewährleisten. Der Unterschied zwischen einer biologisch aktiven Zellflüssigkeit und mit gewöhnlichem Wasser (wie z. B. demineralisiertes Wasser), *besteht in dessen physikalischer Struktur der räumlichen Anordnung der Moleküle (Geometrie). Eine Störung dieser Ordnung ist mit Krankheit verbunden."*

Sie haben richtig gelesen. Für diesen wissenschaftlichen Nachweis wurde Doktor Alexis Carrel mit dem Nobelpreis ausgezeichnet. Er hat im Jahre 1912 wissenschaftlich bewiesen, wie gesundheitsfördernd mineralisiertes (hexagonales) Wasser für die menschliche Zelle ist und wie gesundheitsmindernd unter Umständen gewöhnliches Wasser oder noch schlechter wie totes Umkehrosmosewasser krank machen kann.

Fazit:
Gutes und vor allem gesundes Wasser ist für eine Genesung absolut mitentscheidend. Daher meiden Sie bitte jegliches unnatürliche Wasser, sämtliche künstliche Wassersysteme mit und ohne Strom, jegliche Plastik-Wasserkannenfilter und insbesondere das hochbedenkliche, übersäuerte und kranke Umkehrosmosewasser.
Ihre körperliche Vitalität wird es Sie spüren lassen.

Sich nicht von der Natur zu isolieren, sondern mit ihr zusammenzufließen, nach ihren Gesetzen zu leben, das ist der einzige Ausweg für diejenigen, die wirklich gesund sein wollen.

(Galina Schatalova)

Kapitel 8 - Salz des Lebens

Die heilsame Wirkung von Salz und Wasser ist fast so alt wie die sich bewusste Menschheit selbst. Bereits vor 5.000 Jahren waren die gesundheitsfördernden Urkräfte von natürlichen Salzen, wie z. B. das Himalaja-Salz aus Asien, bekannt.

Doch warum sind besonders Natursalz und Pi-Wasser so hilfreich bei gesundheitlichen Problemen?

Alles Leben entstammt dem Meer. Salz ist der essenzielle Nährstoff, ohne den "das Leben" unmöglich ist. Unser Zellwasser und unser Blut spiegeln diese Ursprünglichkeit. Berufsskeptiker können sich jetzt gerne mal in den Finger schneiden und an ihrer Wunde lecken; unser Blut schmeckt salzig. Echtes Natursalz schmeckt ähnlich unseren Körperflüssigkeiten. Die darin enthaltenen Elemente und Informationen sind absolut lebenswichtig; und besonders gesundheitsfördernd.

Das wussten bereits unsere Vorfahren und nannten Salz auch "Das weiße Gold". Besonders im Norden von Deutschlands gab es die sogenannten Salzstraßen.

Die deutschen Hansestädte Lüneburg und Lübeck waren miteinander über die Salzstraßen verbunden. Auf denen im Mittelalter auf sandigen Pfaden wertvolles Salz nach Lübeck transportiert wurde. Soldaten und Söldner ließen sich für ihre Dienste nicht mit Gold, sondern bevorzugt mit Salz bezahlen. Natursalz war damals wertvoller als Gold und ist bis heute ein lebenswichtiges Element für unsere Gesundheit.

Mit den heutigen Erkenntnissen steht uns wie damals, ein kostbares Nahrungsmittel zur Verfügung, welches mit zu einem der wichtigsten Lebensmittel überhaupt gehört.

Für unseren Alltag, doch insbesondere für unsere Gesundheit, versorgt uns Natursalz mit einer heilenden Kraft, lebenswichtigen Mineralien und essenziellen Spurenelementen.

Es ist schnell anwendbar und kann in vielen kleinen Notlagen hilfreich sein; sogar komplett ohne Nebenwirkungen.

Mögliche Nebenwirkungen sind nur mit dem chemisch-künstlich hergestellten Speisesalz zu erwarten, welches unbedingt zu meiden gilt. Speisesalz, genauer gesagt das chemische Natriumchlorid wird zurecht auch als Zellgift bezeichnet.

Speisesalz steht im dringenden Verdacht, Bluthochdruck, unterschiedliche Schilddrüsenkrankheiten und einige neurologische Probleme mit zu verursachen; daher ist die Bezeichnung Speisesalz eher eine Farce.

Natürliches Salz hingegen beinhaltet weitgehend alle 84 Elemente, aus denen unser Körper besteht; nämlich aus Salz und Wasser.

Schließlich ist aus diesen beiden Elementen das Leben einmal entstanden.

Beide Elemente sind für unseren Stoffwechsel überlebenswichtig.

Ein unterschiedlicher Salzgehalt zwischen der Zelle und der Zellumgebung erzeugt einen natürlichen osmotischen Druck, der Zellwasser in oder aus der Zelle heraus befördert. Nur mit diesen stetigen Wasserverschiebungen können Nährstoffe in die Zelle hinein und Stoffwechselbelastungen heraus transportiert werden. Deshalb ist es so entscheidend, kein demineralisiertes Umkehrosmosewasser zu trinken, weil mit leerem Wasser dieser Zellvorgang nicht optimal funktionieren kann. Die Zellen müssten zuvor dieses leere Wasser aus ihrem Mineralienbestand auffüllen. Das kostet körperliche Energie.

Es ist unmöglich, eine Zelle ohne Salz am Leben zu erhalten. Unser Organismus braucht Salz zum Leben, es reguliert den Flüssigkeitshaushalt in jeder unserer Körperzellen.

Das Natrium im Natursalz ist für die Reizweiterleitung in die Nervenbahnen von großer Bedeutung. Milliarden von Natrium-Ionen in unserem Gehirn ermöglichen es uns zu denken, uns zu bewegen und die Umwelt mit unseren Sinnen wahrzunehmen.

Die Wissenschaft hat bereits vor Jahren bestätigt, dass Salz ein Träger von Biophotonen und Informationen ist und dass jeder lebendige Organismus ultraschwaches Licht, also auch Biophotonen abstrahlt. Über diese Lichtquanten tauschen unsere Zellen Informationen aus; sie unterhalten sich quasi nonstop über unsere Gesundheit.

Ein renommierter Wissenschaftler hat bereits vor Jahren festgestellt, dass es im demineralisierten Wasser keine Lichtquanten gibt und bezeichnete es daher als energetisch tot.

Lichtquanten und die mit ihnen verbundenen Informationen können mithilfe von einer spezifischen Anordnung der Moleküle, zum Beispiel in gesunden Lebensmitteln gespeichert werden. Doch verändern wir diese molekulare Struktur, zum Beispiel durch Pasteurisieren, Einfrieren und einfach nur mit dem Kochen, vermindert sich deutlich der Energie- und Biophotonengehalt in Lebensmitteln.

Daher ist besonders das Verfahren der Umkehrosmose höchst bedenklich: Trinkwasser mehrfach völlig entgegen der Natur, solange durch Membranen zu quetschen und zu drücken, bis nur noch leere Wassermoleküle passieren können.

Damit wird es als Informationslieferant minderwertig und die Vitalität des Wassers ist praktisch zerstört. Im schlimmsten Fall benötigt die Verdauung eines solchen wertlos gewordenen Lebensmittels mehr Energie, als es liefern kann.

Fazit:

Nur mit natürlichen Lebensmitteln kann unser Körper die lebens-wichtigen Biophotonen aufnehmen. Man spricht heute immer von der Lebendigkeit eines Lebensmittels. Daher sollten unsere Lebensmittel immer so natürlich lebendig sein wie möglich.

Immer regional frisch und biologisch angebaut, ohne Pestizide.

Die Natürlichkeit gilt ganz besonders für das Lebensmittel Nr. 1: unser Wasser; und nach frischem Obst und Gemüse, dass ebenso wichtige Lebensmittel: Natursalz.

Als ich damals schwer an Fibromyalgie erkrankte, habe ich weitgehend Chemiesalz und insbesondere jodiertes Speisesalz gemieden.

Zu 100 % fast unmöglich, da inzwischen über 98 % unserer Lebensmittel mit jodiertem Speisesalz belastet sind.

Aus Kochsalz, Speisesalz und Räuchersalz wurden bis zu 82 lebenswichtige Elemente entfernt, genauer gesagt erst gar nicht mit hergestellt. In einer künstlichen Fabrikation in einer chemischen Salzsole kommt Speisesalz mit bis zu 211 Chemikalien in Kontakt. Warum?

Weil das hergestellte Natriumchlorid zu 97 % in der verarbeitenden Industrie gebraucht wird. Zum Beispiel um Autoreifen, Computer, Farben etc. herzustellen und der Rest landet in den Regalen der Discounter als billiges Speisesalz; angereichert mit anorganischem Jod. Das ist auch der

Grund, warum Speisesalz oftmals als ein chemisches Abfallprodukt bezeichnet wird, als reines Natriumchlorid. Ich möchte mein Essen ungern mit dem Material für Autoreifen würzen. Sie vielleicht?

Dieses Natriumchlorid entzieht unserem Körper lebenswichtige Mineralien und Spurenelemente, die dann bei dem Austausch des Zellwassers zu den Zellen fehlen. Allerdings versucht der Körper, dieses angriffslustige Natriumchlorid zu neutralisieren, indem seine Wassermoleküle es zu umhüllen versuchen; um es zu Natrium und Chlorid zu ionisieren. Dieser Vorgang kostet unseren Zellen ihr Wasser und wird nochmals mit demineralisiertem Wasser beschleunigt. Das heißt: Umso mehr chemisches Speisesalz mit demineralisiertem Wasser in den Körper gelangen, umso intensiver werden unsere Zellen ausgelaugt; sie oxidieren schneller. Ergebnis: Wir altern deutlich schneller.
Gut sichtbar bei Menschen, die viel Schweinefleisch mit Chemiesalz gepökelt, dazu versalzene Kartoffeln, und/oder zerkochtes Gemüse essen. Ebenso häufig und oft demineralisiertes Wasser trinken.

Vor gut 30 Jahren haben unredliche Politiker behauptet, Deutschland wäre ein Jodmangelgebiet. Was in der Behauptung selbst schon ein Widerspruch war.
Denn die Ursachen eines Jodmangels und die folgenden Schilddrüsenerkrankungen lagen an den mit Speisesalz gewürzten Lebensmitteln; und dass den Menschen verheimlicht wurde, wie wichtig jodhaltige, grüne Lebensmittel sind.
In Ländern, in denen nicht massiv mit Natriumchlorid Lebensmittel gesetzlich versalzen wurden, waren Schilddrüsenerkrankungen relativ selten.
Nach dieser scheinheiligen Behauptung von Politikern, der Salzindustrie und Pharmalobbyisten wurde ganz zufälligerweise kurzfristig anorganisches Jod dem hochbedenklichen Speisesalz gesetzlich hinzugefügt.
Selbst das hyperintelligente "Bundesinstitut für Risikobewertung" behauptet heute immer noch, dass Deutschland nach wie vor ein Jodmangelgebiet wäre, und empfiehlt fatalerweise noch mehr genetisches Jodsalz zum Ausgleich. Obwohl GENAU DAS nach meiner gesetzlich geschützten freien Meinung die Ursache des Jodmangels und den resultierenden Schilddrüsenerkrankungen ist. Was soll man zu so viel ignorantem Schlaubergertum noch sagen? Nichts.

Die Skandinavier kamen lange vor den Deutschen auf diese glorreiche Idee. Wunderten sich bereits nach gut 15 Jahren, dass die Schilddrüsenerkrankungen dramatisch zugenommen hatten. Obwohl sie alle von Geburt an viel Fisch essen.

Viele skandinavische Länder erkannten sehr schnell den wahren Übeltäter: das künstliche Jodsalz. Deshalb entfernten sie größtenteils das genetische Jod aus der Nahrung. Genau im Gegenteil zu Deutschland. Denn solange ca. 8 Millionen Deutsche täglich Schilddrüsenmedikamente schlucken und ehemalige Politiker in den Vorstandsreihen der Hersteller sitzen, ist die staatliche "Zwangsjodierung" ein sehr einträgliches Geschäft.

Vor gut sechs Jahren, nach einer bundesweiten Untersuchung, kam heraus, dass sich die Schilddrüsenerkrankungen in Deutschland verdreifacht haben. Bei Männern und Frauen gleichermaßen. Zufälligerweise exakt seit der Einführung des gesetzlich vorgeschriebenen chemischen Jodsalzes. Eigentlich sollte genau das Gegenteil der Fall sein. Für Politiker kaum nachvollziehbar und für unsere Gesundheit ein Armutszeugnis gepaart mit hochgradiger Ahnungslosigkeit deutscher Verantwortlicher.

Wieder einmal haben Politiker nicht auf die damaligen Warnungen von seriösen Wissenschaftlern und Ärzten gehört, sondern nur auf die Lobbyisten der Lebensmittelmafia … ähm … ′tschuldigung … chemisch korrekt heißt es natürlich Lebensmittelindustrie.

Seit der gesetzlichen "Zwangsjodierung" unserer Nahrung sind gleichzeitig die jodauslösenden Allergien sprunghaft angestiegen. Ein Schelm, wer Böses dabei denkt.

Die inzwischen weit verbreitete Schilddrüsenkrankheit Hashimoto steht im dringenden Verdacht, durch genetisch jodiertes Speisesalz verursacht zu werden.

Es ist bestimmt nur ein "ZU-Fall", dass die Schilddrüsenkrankheit: Hashimoto vor der gesetzlichen Zwangsjodierung kaum bekannt war. Laut der Schulmedizin, der Systempharma und einigen politischen Unverantwortlichen hat die chemische Zwangsjodierung damit nichts zu tun. Die Ursache dieser Krankheit liegt nach deren Unverständnis eher an dem jahrzehntelangen "Salzstreuen" auf winterlich vereisten Straßen. Nach der Meinung von schuldmedizinischen Politikern, die z. T. in den Vorstandsreihen der Salzindustrie sitzen, klingt das finanziell sehr logisch.

Genetisches Jod "könnte" im schlimmsten Fall eine starke Nitrosierungsreaktion auslösen und Nitrosamine zählen mit zu den stärksten krebserzeugenden Stoffen überhaupt.

Natürliches und vor allem gesundheitsförderndes Jod erhalten wir besonders aus "grünen" Lebensmitteln, Spinat, Algen, nicht raffiniertes und mikroplastikfreies Meersalz. Sowie über Fische und sogar mit dem Einatmen frischer Meeresluft "an de Waterkant".

Als eineiiger Zwilling bin ich genauer gesagt sind mein besserwissender Bruder und ich ein ideales Paradebeispiel.
Mein Bruder kochte jahrzehntelang mit jodiertem Speisesalz sein Essen und nimmt heute noch die chemischen Gewürz-Zellgiftbeutel von Maggi und Knorr zum Kochen.
Ergebnis: Er nimmt seit Jahren Tabletten für die Unterfunktion seiner Schilddrüse ein.
Ich koche mit ein wenig Natursalz.
Ich trinke seit 22 Jahren Pi-Wasser mit Salzsole, zusammen mit dem "echten" Original Gerstengrassaftpulver "**von** Dr. Hagiwara", also nicht das einfach geschredderte Gerstengras mit dem scheinheiligen Hinweis "**nach** Dr. Hagiwara".
Dazu nehme ich noch einige natürliche Gesundheitsprodukte. Meine Schilddrüse ist gesund und funktioniert perfekt.
Insbesondere empfehle ich Schwangeren und jungen Müttern, künstlich jodiertes Speisesalz, welches bereits auch in der Kindernahrung versteckt ist, **dringend zu meiden.**

Informationen der Systemmedien zum täglichen Jod-Bedarf sollten mit großer Skepsis betrachtet werden, da sie 1. generell zu gering sein dürften und 2. immer einen Ausgleich mit genetischem Jodsalz empfehlen. Damit betreiben sie eine gezielte Desinformationspolitik zum Nachteil der Gesundheit und zum Vorteil der Systempharma.
Es ist kaum bekannt, dass bei einem deutlichen Jodmangel dieser hervorragend mit einer "Lugol`schen Jodlösung" ausgeglichen werden "kann"; rezeptfrei in jeder Apotheke oder online zu erwerben.
Eine aktuelle russische Studie zeigte, dass besonders die immer größer werdende Umweltverschmutzung einen Jodmangel verursacht. Wie z. B. Chlor- und Fluorbelastungen im Trinkwasser und/oder Zahnpasta.

An erster Stelle steht das genetisch jodierte Speisesalz, jegliche Schwermetalle, chemische Giftstoffe in der Nahrung usw., verdrängen das natürliche Jod in unseren Körpern.

Ich meide grundsätzlich jegliches Umkehrosmosewasser und Chemie-Jodsalz, um gesund zu bleiben. Leider versteckt sich dieses Zellgift in sehr vielen Lebensmitteln. Selbst wenn in einer Zutatenliste Salz oder Speisesalz aufgeführt ist, können Sie bis zu 99,9 % sicher sein, dass es genetisch jodiert ist.
Denn genetisches Jod muss nicht gesetzlich deklariert werden, dank unseren ... ach so gar hirnrindenglatten Politikern. Ja-Ja.
Es wurde bereits in Kuhmilch jodiertes Speisesalz nachgewiesen, weil die künstliche Zusatznahrung für Kühe chemisches Jodsalz enthält. Die gesetzliche "Zwangsjodierung" findet viele Wege zu Ihnen und leider auch zu unseren Kindern.

Gerade in der Produktion einer künstlichen Salzsole werden dem fertigen Chemiesalz oftmals problematische Rieselhilfen beigefügt, die u. a. auch Aluminiumhydroxid beinhalten könnten. Welches die Blut-Hirn-Schranke durchbrechen kann und sich in Nervenbahnen ablagert. Zu Recht im schwerwiegenden Verdacht steht, bei der Entstehung von Multiple Sklerose, Alzheimer, Parkinson, dem Syndrom ALS, ADHS und vielen weiteren neurologischen Erkrankungen mitverantwortlich zu sein.
Benutzen Sie zum Kochen noch bedenkliches Speisesalz? Dann empfehle ich Ihnen, entsorgen Sie es bitte! Gerne können Sie es auch der Industrie für die Herstellung von neuen Autoreifen spenden.

Meine kristallsalzklare Empfehlung:
Besorgen Sie sich bitte ein "echtes" natürliches Salz. Vor ein paar Jahren hätte ich Ihnen noch "echtes" Meersalz empfohlen, welches nicht behandelt oder raffiniert ist. Leider muss ich zwischenzeitlich davon abraten, weil in den letzten Jahren viele Meersalze mit Mikroplastik verunreinigt sind.

Einige Speisesalzhersteller sind in den letzten Jahren auf den natürlichen Salzzug mit aufgesprungen und bieten, oh Wunder, jetzt Meersalz an. Allerdings immer noch raffiniert und mit chemischen Rieselhilfen belastet. Echtes Meersalz ist nicht schneeweiß, sondern leicht gräulich und pappt etwas zusammen. Trotzdem Finger weg!

Durch das Raffinieren werden dem natürlichen Salz lebenswichtige Mineralien entzogen. Womit es zurück auf das schlechte Niveau von bedenklichem Speisesalz fällt.

Selbst in den bekannten, handgeschöpften Salzblumen, "Fleur de Sel" und/oder "Flor de Sol", wurde bereits sichtbares Mikroplastik entdeckt.

Daher empfehle ich Ihnen Himalaja-Salz, Steinsalz oder Kristallsalz.
Alle natürlichen Salze.

Sehr oft findet man ein leicht orangefarbenes Kristallsalz. Das spricht für einen guten Anteil gesunder Eisensalze, die besonders für unser Blut lebenswichtig sind.

Der Name "Kristallsalz" ist nur eine Bezeichnung. Selbstverständlich ist jedes Natursalz ein kristallines Salz. Besonders Kristallsalze beinhalten oftmals alle 84 substanziell lebenswichtigen Elemente, die in ihrer Teilchengröße besonders gut von der menschlichen Zelle aufgenommen werden "können". Gerade die Struktur des Salzes und die damit verbundene energetische Qualität durch seltene Mineralien vorsorgen unsere Zellen optimal und erhöhen effektiv unser Energieniveau. Daher eignet sich besonders Kristallsalz zur Herstellung einer eigenen, gesundheitsfördernden Salzsole. Warum?

Für unsere Gesundheit und für ein gesundes Leben brauchen wir die lebenspendende Energie von biologischen Lichtphotonen. Fehlt diese Energie, bricht das körperliche Energiefeld zusammen und ist sehr anfällig für Krankheiten; besonders für Krebs.

Aus einer vorher natürlichen Ordnung wird ein energetisch chaotischer Zustand. Diesen akuten Energiemangel können unsere Selbstheilungskräfte, unsere Gesundheit nicht mehr in Balance halten. Dieser Zustand offenbart sich mit Symptomen unterschiedlicher Krankheiten. Wie bereits bei einer geopathischen Belastung können Krankheiten immer am energieschwächsten Punkt im Körper entstehen. Unser Schwingungsfeld verändert sich in Entropie. Das heißt, dass die Selbstheilungskräfte nicht mehr wissen, was und wie sie etwas für uns tun können. Es fehlen essenzielle Informationen, die den Zustand der geordneten Balance wieder herstellen können. Diese Informationen werden über Lichtphotone übermittelt. Sobald wir dem Körper helfen, dass seine Zellen wieder miteinander kommunizieren können, kann auch Heilung geschehen.

Die Kombination: Lebendiges Pi-Wasser und Natursalz hat sich als sehr wirksam herausgestellt. Besonders, wenn die eigene Salzsole noch auf einen pulsierenden Permanent-Magneten und in der Sonne steht. Selbstverständlich KEIN Strom!

Wie wir alle wissen und wissen sollten, besteht unser Körper zu über 2/3 aus Wasser, oder besser gesagt aus Salzwasser. Eine ideale Mischung.
Mit einem optimalen Gleichgewicht von Wasser und Salz kann der menschliche Stoffwechsel sehr gut arbeiten. Nur mit einer perfekten Gitterstruktur dieser Elemente können lebenswichtige Informationen gespeichert und übermittelt werden.

Beim natürlichen Wasser besteht die Struktur aus den Elementen Wasserstoff und Sauerstoff; und ist ähnlich wie einige ägyptische Pyramiden in Tetraedern aufgebaut.
Anders im Salzgitter; hier sind Natrium und Chlor würfelförmig in Hexaedern angeordnet, in einer vollkommenen geometrischen Struktur mit gleichwinkeligen Vierecken. In deren Ecken immer gleich viele Flächen zusammenstoßen.
Ebenso wie die alten Ägypter erkannte auch Platon in dieser Form eine organisierte und göttliche Anordnung, womit diese Form der Mathematik auch als heilige Geometrie bezeichnet wird; von einigen Natur-Wissenschaftlern als heilende Geometrie.
Das bedeutet, dass "gutes" Wasser zusammen mit Natursalz eine kristalline Anordnung haben muss, damit genau diese exakte geometrische Struktur entsteht.
Erst dadurch kann sich ein perfektes Frequenzmuster bilden, welches jetzt über die richtige Wellenlänge heilende Energieformen an die Zellen übermitteln kann.
Im Klartext: Die Satzstruktur in Hexaedern und die damit verbundene Wirksamkeit einer Salzsole sind umso effizienter, wenn sie mit Natursalz in reinem und mineralisiertem Wasser angesetzt wurde.

Wahres Natursalz ist eindeutig gesünder und besser als künstliches, jodiertes Speisesalz. Dennoch es nicht gleichbedeutend, dass Sie jetzt mehr Natursalz zu sich nehmen können. Es gilt: Weniger ist mehr.
Zumal echtes Natursalz seit eh und je ein Gewürz ist. Es ist nicht so aggressiv im Geschmack wie Speisesalz. Deshalb können Sie Ihren Salzkonsum um mindestens 60 % reduzieren, ohne jeglichen geschmacklichen oder vitalen Verlust. Spätestens nach sechs Monaten

entwickeln Sie eine Hyperempfindlichkeit gegenüber Speisesalz. Sie werden viele ohnehin schon versalzene Lebensmittel nun auch als sehr unangenehm versalzen empfinden; und künftig instinktiv meiden.

Bitte achten Sie insbesondere beim Kauf von Kristall- und Himalaja-Salz auf dessen Herkunft. Leider mischen unseriöse Händler diesen Salzen manchmal billiges Kochsalz oder raffiniertes Meersalz hinzu.

Sie können die natürliche Reinheit wie folgt überprüfen.

Nehmen Sie bitte zwei Gläser und füllen sie mit normalem Haushaltsessig auf ca. 2-3 cm hoch. Nun schütten Sie jeweils 2-3 Esslöffel Speisesalz in das eine Glas und in das andere Glas 2-3 Löffel Natursalz.

Sie können jetzt beobachten, wie das naturbelassene Salz auf den Boden des Essigglases absinkt, ohne eine Reaktion und damit einen neutralen Zustand einnimmt. Während in dem anderen Glas, Essig und Chemiesalz eine heftige, sprudelnde Reaktion eintritt. Es fängt an zu schäumen, verbraucht sehr viel Energie und setzt dabei noch aggressive Gase frei.

Ähnlich ist die Reaktion im menschlichen Organismus. Genau wie Essig verbraucht unser Körper bei der Aufnahme von chemischem Speisesalz sehr viel gute Energie, um einen neutralen Zustand herbeizuführen. Wenn diese problematische Speisesalzaufnahme zusätzlich mit demineralisiertem, saurem Wasser erfolgt, wird der Energieverbrauch im Körper nochmals exponentiell verstärkt und ist für die Zellen extrem fordernd.

Statt Energie zu liefern, geschieht nun genau das Gegenteil, kostbare Energie wird jetzt ausschließlich für die Zellreparatur verbraucht, damit der Körper keinen Kollaps erleidet.

Unser Organismus identifiziert entwertetes, raffiniertes Koch-Speisesalz als ein Zellgift, welches er schnellstmöglich loswerden möchte. Aus einem Überschuss an Speisesalz entsteht genau das Gegenteil, nämlich ein Salzmangel; ein Mangel im Zellwasser an natürlichen Salzen.

Einer der Gründe, warum viele Menschen nach einem speisesalz-reichem Essen mit demineralisiertem Wasser über eine starke Müdigkeit klagen.

Wird zum Beispiel Meersalz raffiniert, werden alle lebenswichtigen Mineralien entfernt, außer reines Natrium und Chlorid. Beide Elemente zählen zu den sogenannten Zellgiften. Natriumchlorid-Speisesalz dürfte normalerweise nicht mehr als Nahrungsmittel verwendet werden. Die gesundheitlichen Nachteile bei Menschen, Tieren und sogar bei Pflanzen sind schwerwiegend.

Dazu kommt noch eine Vielzahl von Konservierungsstoffen im Speisesalz, die zum Teil nicht deklarierungspflichtig sind. Wie zum Beispiel künstliches Kalzium- und Magnesiumkarbonat, Dutzende von hochbedenklichen E-Zusatzstoffen, diverse Trocknungsmittel und hochbedenkliche Rieselhilfen. Damit der bedenkliche Chemiecocktail schön weiß aussieht und immer streufähig bleibt.

Biochemisch betrachtet, ist der biophysikalische Unterschied zwischen Koch-Speisesalz und Natursalz sehr groß. Aus einer künstlichen Salzsole entsteht ein lebensfeindliches Zellgift, für dessen Neutralisierung unsere Zellen unglaublich viel Energie verbrauchen; ein Kraftakt sondergleichen. Je öfter sie das bewerkstelligen müssen, umso größer besteht die Gefahr, ernsthaft zu erkranken.

Gesundheitsbehörden empfehlen, pro Tag nicht mehr als 6 Gramm Speisesalz aufzunehmen. Wobei diese Empfehlung exakt 6 Gramm zu viel und falsch ist, weil es Chemie-Salz mit anorganischem Jod ist.
Meine gesunde Empfehlung ist, höchstens 5, maximal 8 Gramm Natursalz täglich aufzunehmen.
Menschen, die besonders viel Fertig-Müll-Nahrung essen, dazu Kartoffelchips, Salzstangen etc., nehmen teilweise über 20-40 Gramm Speisesalz täglich zu sich. Diese hohe Menge können unsere Zellen nicht mehr verarbeiten, es bleiben Salzkristalle übrig.
Nicht ausgeschiedene Natriumchlorid-Kristalle setzen sich in Arterien, Venen, Blutgefäßen und in den Gelenken ab. Besonders für Rheuma- und Kranke ist "das" eine gesundheitliche Katastrophe. Es entsteht ein Überschuss an Harnsäure, die, soweit nicht ausgeschieden, sich besonders in Knochen- und Gelenken ablagert.

Damit sind schmerzende Gelenke und rheumatoide Erkrankungen fast vorprogrammiert.
Das chemische Speisesalz steht als Verdächtigter in der ersten Reihe, als Mit-Verursacher von vielen Zivilisationskrankheiten.
Wenn ein Mensch, jahrzehntelang von Speisesalz geschunden ist, sich dazu jahrelang falsch ernährt und auf einer geopathischen Belastung schläft, sind die fatalen möglichen Auswirkungen ein gesundheitliches Fiasko.
Der Körper ist gezwungen, sein gut strukturiertes und lebenswichtiges Zellwasser aus reinem Selbstschutz zu verbrauchen, um verzweifelt das ständig zugeführte Natriumchlorid zu neutralisieren. Ein immenser

Energie- und Wasserverlust unserer Zellen, der besonders eine chronische Müdigkeit zur Folge haben kann.

Mit einer Diagnosewaage sehr einfach zu überprüfen.

Sollte prozentual Ihr körperlicher Wasseranteil nur bei 43 % bis 55 % liegen, haben Sie definitiv einen Wassermangel in den Zellen. Optimal wäre mindestens ein Wasseranteil von über 55 % und traumhaft perfekt sind 65 % oder mehr.

Wie kann ich dem vorbeugen und meine Zellen präventiv stärken?

Zu allererst das Wichtigste. Ich habe mir eine eigene, mit Licht besonnte Natursalzsole hergestellt. Das ist sehr einfach.

Die Herstellung erfolgt nach den Grundprinzipien von Jakob Lorber, der bereits im Jahre 1851 über die Heilkraft mit Sonnenlicht berichtete.

Ich habe ein großes Schraubglas genommen, 500 ml, das habe ich im Verhältnis 1:4 mit nicht raffiniertem Natur-Kristallsalz und Pi-Wasser aufgefüllt und fest verschlossen. Bei diesem Mischungsverhältnis entsteht eine 26 % Salzsole. Mit dem Erreichen dieser idealen Salzkonzentration löst sich ein deutlicher Anteil Kristallsalz nicht mehr auf und verbleibt sichtbar auf dem Grund des Glases liegen. Diese Salzsole habe ich mehrfach täglich geschüttelt und über 4 Wochen direkt in die Infrarotstrahlen der Sonne gestellt.

Danach ist die Salzsole über Sonnenlichtfrequenzen informiert und mit genügend Lichtphotonen aufgeladen.

Wichtiger Hinweis:

Falls Sie es mir gleichtun wollen und kein Pi-Wasser haben? Dann nehmen bitte auf jeden Fall mineralisiertes Wasser, keinesfalls übersäuertes Plastik- oder Glasflaschenwasser und keineswegs krankes Umkehrosmosewasser! Falls Sie "echtes" alkalisches Quellwasser mit mindest pH-Wert von 7,4 kaufen können? Dann nehmen Sie das bitte. Im Fall der Fälle ist selbst Leitungswasser vorläufig eine bessere Wahl. Denn Leitungswasser vorausgesetzt es ist noch einigermaßen sauber, ist bis zu 99 % immer alkalisch.

Für meine Heilung und auch für das Wohlbefinden habe ich jeden Morgen zuallererst ein Glas Pi-Wasser mit einem Teelöffel Salzsole aufgefüllt und sogleich getrunken. Flüssige, pure Energie und sofort spürbar. Natürlich mit einem Holzlöffel, wobei auch ein Kunststofflöffel in Ordnung ist; bitte keinen Metalllöffel verwenden. Schauen Sie nach gesundem Pi-Wasser bitte bei: www.urlebenskraft.de

Ein persönlicher Erfahrungstipp:

Bei jeglichen rheumatoiden Erkrankungen, insbesondere auch bei Fibromyalgie, ist eine langfristige Anwendung dieser Soletrinkkur äußerst wichtig. Denn der Körper wird nach jahrelangen, schmerzhaften Problemen nur sehr langsam beginnen "können", vorhandene Ablagerungen aus den Gelenken, Muskeln und Sehnen abzutransportieren.
Kommt der Abtransport einmal in den Fluss, wird es Tag für Tag besser werden. Parallel sollten Sie unbedingt chemisches Speisesalz und versalzene Lebensmittel komplett aus Ihrem Leben verbannen.

Zum noch besser schlafen, trinke ich manchmal vor dem Schlafengehen ein 2. Glas Salzsole-Quellwasser.
Meine aktuelle Salzsole ist heute über 5 Jahre alt oder besser aktiv. Denn ich fülle sie regelmäßig auf, entweder mit Pi-Wasser oder Kristallsalz. Je nach Verbrauch.
Durch das regelmäßige Nachfüllen kann ich sie seit Jahren in der Sonne stehen lassen.
Dazu steht meine Sole auf einem pulsierenden Permanent-Magneten, der die Sole magnetisch, gleichwellig informiert und sie damit deutlich wirksamer macht.

Folgende Anwendungen sind zusätzlich möglich.

➢ Essenszubereitung: falls gewünscht, nur mit einem Teelöffel Salzsole würzen
➢ Ein Gesichtswasser in der Mischung 1:10, Sole und Quellwasser. Mit einem Wattepad aufzubringen oder zur Erfrischung einfach ins Gesicht sprühen. Selbst für die Augen eine Wohltat.
➢ Bei besonders starken Gelenk- oder Muskelfaserschmerzen einen kalten Umschlag mit konzentrierter Salzsole auflegen und nach Erwärmung ein paar Mal kalt erneuern. Bitte die Baumwollumschläge nach der täglichen Nutzung waschen, kein 2. Mal am nächsten Tag benutzen.

➢ Sie können sich mit der Sole auch abends waschen. Einfach mit einem solegetränkten Waschlappen den ganzen Körper abrubbeln, nicht abwaschen und mit einem Schlafanzug schlafen gehen. Egal ob Ihr Partner Sie nun für eine Pommes frites im Schlafrock hält und als besonders lecker empfindet.

➢ Bei Erkältung oder allergischem Niesen – einfach eine kleine, leere Nasensprühflasche im Verhältnis 1:10 mit Salzsole und Quellwasser auffüllen. Täglich ein paar Mal in die Nase sprühen und nicht wundern, dass "das" ohne Chemie wunderbar hilft.

➢ Bei bronchialen und ähnlichen Problemen einfach ein Gesichtssauna-Gerät erwerben. Gibt es für kleines Geld online zu kaufen. Das Gerät mit Salzsole und Quellwasser (1:5) auffüllen; und mithilfe des Gesicht-Aufsatzes, den Salzsoledampf einatmen. Eine Wohltat für Haut und Lunge. Gerne den Aufsatz bei bronchialen Problemen zuvor mit einem Tropfen echtes Pfefferminzöl beträufeln.

Die Anwendungsmöglichkeiten sind ultimativ. Testen Sie es bitte einfach selbst.
Die Japaner gelten als das gesündeste Volk der Welt. Warum?
Ganz einfach, weil sich Japaner deutlich gesünder ernähren als der Rest der Welt.
Doch es war nicht immer so. In den 1960er-Jahren waren auch in Japan Schlaganfälle und Gefäßerkrankungen weit verbreitet. Darauf initiierte die Regierung groß angelegte Gesundheitskampagnen. Bei denen besonders empfohlen wurde, den bisherigen Salzkonsums drastisch zu reduzieren. Dem folgend ging der Salzkonsum deutlich zurück. Die Sterblichkeitsrate; infolge von Gefäßerkrankungen sank um über 80 %.
Ein Riesenerfolg für das richtige Handeln von Regierenden.
Nach unseren Systemmedien, der deutschen Schulmedizin, Steuergeld-verschwendende Institutionen und pharmatreuen Politikern handelte es sich hierbei nur eine japanische Massenhysterie, ausgelöst durch eine Placeboeffektbestrahlung aus dem Weltraum.

Durch eine jahrelange Übersäuerung ist das Immunsystem äußerst schwach. Dadurch können besonders schädliche Mikroben bis in die Blutzellen hineingelangen. Viren, Bakterien, Pilze, Parasiten freuen und vermehren sich massenhaft in einem sauren Milieu. Sie sind wahre Energieräuber und können sogar unsere Zellen zu Notteilungen zwingen. Ein bekannter Entstehungsprozess von Krebs.

133

Bei Fibromyalgie-Erkrankten wird oftmals behauptet, sie leiden unter dem sogenannten Reizdarmsyndrom. Was jedoch nur theoretisch stimmt. Letztendlich steht auch bei diesem Problem eindeutig die jahrelange Übersäuerung des Körpers als Ursache.

Es ist schon mehr als logisch, dass sich in einem übersäuerten Milieu schlechte Darmbakterien exponentiell vermehren. Doch ist diese Übersäuerung einmal beendet, können sich probiotische Darmbakterien ebenso exponentiell vermehren, die Oberhand gewinnen und den Darm wieder in ein gesundes Gleichgewicht bringen. Ein japanischer Professor namens Teruo Higa, hat im Jahr 1982 Bakterien entdeckt, welche schlechte Bakterien im Darm zerstören und die Vermehrung der guten Bakterien fördern. Seine verwendete Kombination verschiedener Mikroorganismen nannte er: "Effektive Mikroorganismen" (EM).

Weil die positive Wirkung so hilfreich ist, wurde der offizielle Verkauf mit Angabe zur Wirksamkeit von den Behörden untersagt. Daher wird dieses Produkt offiziell als natürlicher Bodendünger für Gartenpflanzen vertrieben. Dank des Internets ist es trotzdem möglich, diese hilfreichen Bakterien darmgeplagten Menschen anzubieten. Noch obliegt es den guten Menschen selbst, diese Produkte so zu verwenden, wie jeder es für richtig hält.

Genauso hilfreich ist der Igelstachelbart. Nein, um an diesen zu gelangen, müssen Sie keinem Igel seinen Bart rasieren. Es ist nicht der Bart von einem Igel, sondern ein besonderer Pilz, der böse Darmpilze beseitigt. Mithilfe dieses Pilzes, genannt "Hericium erinaceus", ist die Wiederherstellung einer gesunden Darmsymbiose ebenso möglich.

Bei Rheuma und Fibromyalgie ist es äußerst wichtig, dem Übersäuerungsprozess komplett Einhalt zu gebieten und jegliche übersäuerte Nahrungsmittel zu meiden. Insbesondere: Schweinefleisch, Zucker, sämtlicher Glukosesirup, Milch und Sahne, Weißmehlprodukte, leeres Umkehrosmosewasser, Kaffee, schwarzer Tee und noch ein paar gruselige Nahrungsmittel mehr. Verzichten Sie bitte aufs Rauchen, und/oder schränken Sie es ein. Persönliche Empfehlung: Verringern Sie nach Möglichkeit (nach Absprache mit einem ganzheitlichen Arzt) evtl. Schmerzmittel, und/oder, Antidepressiva, die den Körper stark übersäuern und den klaren Verstand massiv betäuben. Zusätzlich auch reaktivierte Stoffwechselprozesse schwächen oder fatalerweise blockieren können. Schauen Sie bitte einfach ins Internet, dort bekommen Sie sehr gute

Empfehlungen zu basischen Lebensmitteln und hervorragende Kochrezepte.

Nachdem Sie mir vielleicht einige Dinge gleichgetan haben? Empfehle ich Ihnen, regelmäßigen Sport zu betreiben. Trotz eventueller Schmerzen hilft besonders Bewegung, um Schmerzen zu lindern. Gelenkschonendes Schwimmen, Aquajogging, Fahrrad fahren, Thai Chi oder Qi-Gong oder Yoga, leichtes Walken, Gymnastik bis hin zum Trampolin springen. Es gibt genügend Möglichkeiten.

In der guten alten Zeit wurden überschüssige Säuren mit Arbeit ausgeschwitzt und ausgeatmet. Mit dem von den Medien provozierten Bewegungsmangel, um täglich deren Märchen vor dem Fernseher oder in Zeitschriften zu schauen, kommt es zu einem Ungleichgewicht zwischen Säureaufnahme und Säureabgabe. Dieser Säureüberschuss kann sich in jedem Gewebe einlagern. Bei Rheuma oder Fibromyalgie bedeutet das eine schleichende Verschlimmerung vorhandener Probleme. Bei "Noch-Gesunden" könnte es ein schleichender Beginn einer Krankheit werden. Anfangs kaum wahrnehmbar, doch irgendwann kann der Körper den Überhang an Säuren nicht mehr kompensieren.
Er kippt um wie ein kleiner, stiller Badesee, der jahrelang von Menschen und Tieren vollgepinkelt wurde.
Mit dem Sport wird der Körper endlich wieder gefordert, verkümmerte Stoffwechselprozesse zu reaktivieren, Muskelaufbau und Fettabbau beginnen, alles kommt nicht nur in Bewegung, sondern in einen heilenden Energiefluss. Besonders im Sommer mit nackten Armen und Beinen Fahrrad zu fahren, aktiviert mithilfe der Sonne die Vitamin D3 Produktion. Wobei eine zusätzliche Einnahme immer Vorteile hat.
Während des Fahrradfahrens durchbrechen Sie in einem gleichmäßigen Rhythmus die natürlichen Magnetfelder der Erde, womit Sie Ihren Körper zurück in eine gleichwellige, natürliche Schwingung bringen.
Ergebnis: Sie tanken pure Energie; heilsam und wirksam zugleich.

Dazu entsäuert die perfekte Infrarotfrequenz der Sonne hervorragend den Körper. Das öffnet gleichzeitig die Kalzium-Kanäle für eine bessere Aufnahme in die Blutbahn.

Beim "entspannten" Fahrradfahren entlasten Sie sogar Ihre Muskeln, durch einen natürlichen Rhythmus frei anzuspannen und zu entspannen.

Denn die richtige Bewegung sollte immer in erster Linie eine dynamische "Entspannung" bewirken. Dafür ist Fahrradfahren ideal, mit leichten, kreisförmigen und freien Bewegungen. Dabei sollten Sie gleichwohl wahre Wonne und eine kraftvolle Ruhe spüren, welche Ihnen ein herrliches Gefühl des Entzückens mit dem Einklang der Natur bringt.

Nach Möglichkeit sollten Sie an Ihrem Wohnort quer durch grüne Landschaften radeln, denn mit einer frischen, "sauberen" Tiefenatmung transportieren Sie gleichzeitig mehr Sauerstoff in Ihre Zellen.
Beim Radeln mit dem Rhythmus der Umdrehungen der Pedale 2x durch die Nase einatmen und bei 3 Umdrehungen langsam mundgerecht ausatmen; ohne Druck. Mit diesem "höheren" Sauerstoffanteil erhöht sich auch die Muskelspannkraft, die ebenso hervorragend den Körper entsäuert. Achten Sie bitte auf einen vernünftigen Sattel!
Viele Menschen haben einen sogenannten "Sitzknochenabstand" von ca. 13,8 cm. Daher sollte ein guter Sattel eine Mindestbreite von 15,5 cm haben; und links und rechts entsprechende Gelkissen. Die richtige Einstellung des Fahrrads zu Ihrer Körpergröße und der passende Sattel sind äußerst wichtig.
Menschen mit Hüftproblemen können durch den gleichmäßigen Rhythmus des "in die Pedale Tretens", ihre Gelenkkugeln zurück in die richtigen Positionen zur Hüftpfanne "radeln". Das wird Ihnen Ihre alte und lang vermisste Lebensfreude zurückbringen.

Sie haben es sich wahrhaftig verdient. Fangen Sie an. **Jetzt**.

In der Natur sich sportlich zu bewegen und ihre Früchte zu essen, sind gute Eigenschaften, jeden Arzt zu ersetzen. (Volker Gätz)

Wenn Du merkst, Du hast gegessen, hast Du schon zu viel gegessen.

(Sebastian Kneipp)

Kapitel 9 - Gesunder Verzicht

Fasten ist so alt wie die Völker der Erde.
Bereits im Mittelalter empfahl man die Fastenkur als Heilmittel.
Eine von der Wissenschaft lange Zeit verkannte Methode, die heute ein fester Bestandteil vieler Religionen ist: das **Fasten.**

In Deutschland und den USA beschäftigen sich seit über 50 Jahren renommierte Wissenschaftler mit dem Fasten; in Russland weit über 70 Jahre. Deren Fazit ist eindeutig:
Fasten hilft immer und heilt oftmals viele chronische Krankheiten. Doch erst in den letzten Jahren wurde das Fasten immer populärer.
Viele Kliniken, Therapiezentren und Hotels springen auf den Fastenzug auf und offerieren unterschiedliche Serviceleistungen zum Fasten.
Doch letztendlich bleibt es Fasten oder einfacher ausgedrückt:
"Nichts essen".
Viele Interessierte dieser Fastenkuren wissen oftmals nicht, dass es bei dem sogenannten Fasten nicht ums "Abnehmen" oder "Diät" machen geht.
Vielmehr entscheidend ist das uralte Heilfasten. Das ist eine universelle Methode, die sehr vielen Schwerstkranken hervorragend geholfen hat.
Aus eigener Erfahrung empfehle ich das wirksame Heilfasten.
Besonders bei Rheuma und Fibromyalgie ist eine Heilfastenkur ein weiteres, ultimatives Vehikel, um wieder gesund zu werden. Vorausgesetzt, die Ihnen nun bekannten Ursachen sind beseitigt und dass Sie endlich belastungsfrei, tief schlafen.

Ich möchte Ihnen jetzt keine detaillierte Fastenkur beschreiben. Gute Erklärungen gibt es zuhauf im Internet. Schauen Sie bitte einfach mal selbst.
Ich möchte Ihnen hier ein paar wichtige Details erklären und warum eine Heilfastenkur bei Arthritis, Rheuma, und/oder Fibromyalgie so wichtig ist.

Der weltberühmte Arzt Otto Buchinger war ein Pionier im Fasten und wurde von sämtlichen Kollegen angefeindet und als verrückter Spinner dargestellt. Wobei heute jeder vernunftbegabte Mensch weiß, wer die wahren Spinner damals waren und heute noch sind.

Tatsächlich gibt es immer noch Schulmediziner, die das Fasten als Blödsinn und sinnlos darstellen. Angeblich verstoffwechselt der Körper lebenswichtiges Eiweiß für das Gehirn. Diese Behauptung gehört ins Reich von Grimms-Märchen. Aktuelle Studien belegen eindeutig, dass der Körper unwichtiges Eiweiß bzw. unreines Eiweiß verbrennt. Sicherlich geht auch etwas Muskelabbau einher mit dem Fasten, doch das ist völlig normal, kaum dramatisch und lässt sich mit regelmäßigem Sport beim Fasten kompensieren.

Die Natur beweist es seit Tausenden von Jahren.

Kaiserpinguine fasten zwangsweise bis zu drei Monate, dabei stellt sich ihr Stoffwechsel auf einen sehr geringen Eiweißverbrauch ein; ganz natürlich. Ihr täglicher Energieverbrauch wird während der Fastenphase von nur 4 % verfügbarer Eiweißspeicher und von 96 % der vorhandenen Fette gedeckt. Sehr erstaunlich. Doch gleichzeitig beweist der Organismus, wie sparsam er beim Fasten mit seinem Energieverbrauch umgeht.

Bei den Ägyptern galt der Körper als Gefäß für göttliche Ordnung (Ma'at). Krankheit bedeutete Störung dieser Ordnung. Fasten wurde eingesetzt, um diese Ordnung wiederherzustellen.

Medizinische Texte wie der Papyrus Ebers beschreiben, dass bei Krankheit zuerst Nahrung reduziert oder vollständig ausgesetzt wurde, um den Körper „leer" zu machen, damit Heilkräfte wirken können. Man glaubte, dass Gifte, Dämonen oder krankmachende Substanzen den Körper nur verlassen können, wenn keine neue Nahrung sie bindet.

Im antiken Griechenland wurde Fasten stark mit Philosophie und Heilkunst verbunden. Hippokrates, der als Vater der Medizin gilt, sagte sinngemäß: **„Wenn der Körper überladen ist, heilt er nicht."**

In den Asklepios-Tempeln, den berühmten Heilzentren, mussten Kranke tageweise fasten, bevor sie Heilträume empfingen. Nahrung hätte die Wahrnehmung gestört.

Pythagoras verlangte von seinen Schülern mehrtägiges Fasten vor der Aufnahme in seine Schule. Nicht zur Bestrafung, sondern zur Schärfung des Geistes, Selbstdisziplin und Klarheit. Erst ein leerer Körper konnte wahres Wissen aufnehmen.

Römische Ärzte wie Galen beschrieben Fasten als Methode, um überschüssige „Säfte" abzubauen. Krankheit entstand durch Überfluss, **Heilung durch Maß.**

Auch bei den Vestalinnen und anderen religiösen Dienern war Fasten Teil der Reinheitsgebote. Ein unreiner Körper galt als ungeeignet, göttliche Kräfte zu tragen. Wer fasten konnte, war nicht schwach. Er war frei, unabhängig und weniger lenkbar.

Das Fasten lässt sich in drei Phasen unterteilen:

1. Phase

Die Glukose-Vorräte des Körpers sind bereits nach einem Tag verbraucht. Danach bildet der Körper Glukose aus seinen Eiweißreserven.

2. Phase

Nun schaltet der Körper auf eine Eiweiß-Sparflamme. Damit verbraucht der Körper nun überwiegend Fette. Diese Phase kann, je nach Menge der Fettreserven sehr lange dauern. Bei Kaiserpinguinen bis zu 100 Tage. Nach dem Unverständnis der Schulmedizin müssten die Kaiserpinguine schon seit 79 Tagen tot sein. Glücklicherweise können Kaiserpinguine scheinheilige Behauptungen von Schulmedizinern nicht verstehen.

3. Phase

Nach gut 100 Tagen sind 80 % der Energiereserven verbraucht. Der Körper kann nicht mehr sparsam mit den restlichen Reserven umgehen. Nun braucht auch der Kaiserpinguin dringend Nahrung.

Bei ähnlichen Versuchen mit Ratten, die man artgerecht unter ärztlicher Aufsicht fasten ließ, stellte sich ein ebenso deutliches Ergebnis ein. Während der 2. Phase geizt die Ratte, ähnlich wie der Kaiserpinguin mit ihren Proteinen. Es gab keinen Unterschied.

Diese Beobachtung eröffnet ungeahnte Möglichkeiten mit gewaltigen Auswirkungen. Einer der grundlegenden Mechanismen des Fastens, der es möglich macht, eine längere Hungerphase zu überleben, ist bei allen Tieren gleich. Damit bestätigt sich ein gemeinsamer Mechanismus, den schon die ersten Tiere auf unseren Planeten besessen haben. Daher verfügt auch der Mensch über dieselben Fähigkeiten.

Fazit: Fasten ist nichts Gefährliches, sondern ein Anpassungsvorgang, der so alt ist wie das Leben selbst. Dieses naturwissenschaftliche Faktum beweist eindeutig, dass die von Otto Buchinger empfohlenen 21-42 Tage Fasten unbedenklich sind.

Unsere Vorfahren mussten regelmäßig längere Fastenperioden

überleben; das war normal. Unnormal sind heute unsere übervollen Kühlschränke, die meist bis zu 80 % künstlich hergestellte und damit ungesunde Nahrung beinhalten. Daher ist es nicht verwunderlich, dass unser Körper eher Probleme hat, wenn wir nicht fasten. Unser genetischer Code ist nicht darauf programmiert, ständig Nahrung zu verstoffwechseln. Resultat: Viel Essen macht viel krank und unser Körper verträgt besser den Mangel als den Überfluss. Das Fasten reaktiviert uralte Instinkte in unserem Körper, die vermutlich genetisch gespeichert sind. Wenn diese Hypothese stimmt und das Fasten damit sogar evolutionär begründet ist, müssen diese Informationen in unserem genetischen Code festgelegt sein.

Bereits schon nach zwei Tagen wurde wissenschaftlich beobachtet, dass unsere Gene die Funktion der Zellen verändern; und diese schalten auf eine Art von Schutzfunktion um. Eine schnelle und tiefgreifende Veränderung, so als wäre diese Fähigkeit seit Urzeiten in ihrem Gedächtnis vorhanden.

Ebenso tritt beim Fasten kein besonderer Nährstoffmangel auf. Daher ist während des Fastens das Trinken mit mineralisiertem Wasser äußerst wichtig.

Während des Fastens kann das Vorhandensein bestimmter Vitamine leicht zurückgehen, doch es sind keine kritischen Werte.

In Russland gibt es Hunderte von Fastenstudien, die eindeutig bewiesen, dass bei über 2/3 der Fastenden durch das Heilfasten sämtliche Symptome verschwunden waren. Von Leiden wie z. B. Rheuma, Diabetes, Asthma, Allergien, Bluthochdruck, selbst Depressionen und viele mehr.

„Vorsicht Fasten ist gefährlich!" Ein beliebter Standardspruch einiger Schulmediziner.
Bitte seien Sie beruhigt. Es ist nur ein Spruch eines:
"Nichts-Wissen-Arztes".
Behalten Sie bitte Ihre Meinung bei und wie bereits gesagt, nur Ihr "Bauch" hat immer Recht. Solche dummen Sprüche sind noch nicht einmal einen guten Gedanken wert.
Denn wie viel Wert wollen Sie auf Meinungen von Menschen geben, die über eine Sache Negatives behaupten, welche sie selbst nie zuvorgetan haben? In Wirklichkeit ist das Maßhalten eine uns vielleicht ungewohnte, aber natürliche Lebensweise.

Klare Empfehlung: Geben Sie bitte null Meinung auf "Sprücheklopfer".
Es ist viel wichtiger, Meinungen von Menschen zur Kenntnis zu nehmen,
die "es" selbst schon getan haben. Doch selbst deren Meinungen sind
keine Wissenschaften.

Das, was die westliche Wissenschaft heute über das Fasten weiß, ist
relativ gering. Es gibt Testreihen, die gezeigt haben, das Fasten die
Lebenserwartung bei einigen Tieren verlängern kann. Damit ist Fasten der
einzige Beweis für eine lebensverlängernde Tatsache. Ähnliche Beweise
für "heilende" Pharmaprodukte gibt es nicht. Im Gegenteil.

Aus diesem Grund braucht sich wahrlich niemand wundern, warum die
Handlanger der Systempharma das Fasten als sinnlosen Quatsch
darstellen. Und wenn es trotzdem hilft, als eine zufällig vererbte
Placeboeffekt-Neurose bezeichnen; weil Ihre Ur-Oma 1969 beim Klöppeln
einer Tischdecke, während der Mondlandung ein Alien am Fenster der
Raumkapsel erblickt hatte und dabei eine "posttraumatische
Belastungsstörung" erlitt.
Eine sehr logische schulmedizinische Begründung. Nicht wahr?

Normalerweise wäre der nächste und wirklich logische Schritt nach dem
Beweis bei Tieren, diese Ergebnisse für den Menschen zu überprüfen.
Gerade in Russland gibt es unzählige Studien, die die heilende
Wirksamkeit des Fastens seit über 70 Jahren bestätigen.
Doch diese Erkenntnisse wurden genauso oft von der pharmatreuen
Schuldmedizin ignoriert. Warum?
Ganz einfach: Fasten lässt sich genauso wenig wie kostenlose Heilung
nicht patentieren. Und damit wären die schulmedizinischen Evidenz-
Fanatiker dreifach geschädigt.
Kein Geld für eine Behandlung, kein Geld für verschriebene Chemie und
keine netten Zuwendungen von Pharmareferenten. Denn ein gesunder
Patient bleibt für immer eine verlorene Geldquelle.

Beim Heilfasten werden Medikamente, die ein chronisches Leiden
chronisch halten, nach und nach abgesetzt. Doch bitte nur unter ärztlicher
Aufsicht. Das ist wichtig. Niemand sollte das erste Mal alleine fasten. Die
Betreuung durch einen ganzheitlichen Facharzt oder versierten
Therapeuten ist unerlässlich.
Eine allumfassende Fastenkur, je nach Art und Schwere der Krankheit,

sollte bis zu zwei Wochen dauern, mit einer anschließenden Woche für eine behutsame Aufbauphase.

Die Therapie ist denkbar einfach: Wasser, Wasser und am besten Pi-Wasser.

Bei keiner althergebrachten Heilfastenkur wird Menschen Umkehrosmosewasser gereicht. Ein Faktum. Zum gesunden Fasten benötigt der Körper gesundes und vor allem mineralisiertes Wasser; kein totes, leeres Umkehrosmosewasser; welches einen Zellstress verursachen "könnte". Sogenannter Zellstress entsteht wiederum durch Disbalancen im Mineralstoff-Verhältnis des Organismus. Der entscheidende Übergang zum Heilfasten wird verhindert. Mit einem Mineralmangel in der Zelle ist eine effiziente Entgiftung unmöglich. Für eine heilsame Entgiftung braucht der Körper Energie. Woher bekommt er diese Energie? Aus den Zellen; und die müssen dafür mineralisch gesund und aufgefüllt sein. Deshalb sollte vor dem Fasten eine mineralische Balance vorhanden sein, die während des Fastens täglich aufgefüllt werden muss. Dafür ist hochalkalisches Wasser äußerst wichtig; idealerweise Pi-Wasser. Klären Sie bitte vor dem Antritt einer Heilfastenkur diesen wichtigen Punkt.

Falls ein Therapeut behauptet, wie gut Umkehrosmosewasser zum Fasten wäre, beenden Sie bitte das Gespräch und erkundigen sich besser nach einer kompetenten Kurklinik mit einem versierten, ganzheitlichen Therapeuten.

Dutzende von selbst ernannten Gesundheitsaposteln erzählen, wie wichtig eine Entschlackung des Körpers wäre, nur hat bis heute kein Mensch eine böse Schlacke gesehen. Obwohl die angeblich leicht erkennbar weiße Kittel tragen sollen.

Wir wissen zwar, dass Schlackenstoffe nicht existieren. Dennoch besteht zumindest molekularbiologisch der Verdacht, dass eine klitzekleine Entschlackung unter dem Mikroskop stattfindet.

Es ist eindeutig wissenschaftlich belegt, dass durch das Fasten uralte Reparaturvorgänge in den menschlichen Zellen aktiviert werden.

Viele entzündliche Prozesse im Körper können sich durch eine Fastenperiode deutlich verringern. Das, was der Körper nicht braucht, wird durch die Leber und die Nieren ausgeschieden; womit diese beiden wichtigen Organe gereinigt und auf Höchstleistung getrimmt werden.

Die Wahrscheinlichkeit einer heilsamen Wirksamkeit durchs Fasten ist tausendmal höher als eintausend Chemietabletten vom Schulmediziner.

Der Verzicht auf Nahrung tut unserem Organismus wahrlich gut. Er stellt sich binnen 24 Stunden, nachdem die letzten Kohlenhydrate aufgebraucht sind, auf einen gesunden Hungerstoffwechsel um. Ab dem 2. oder 3. Tag gesellt sich eine bisher unbekannte Fasteneuphorie hinzu und motiviert zum Weitermachen.
Blutzucker- und Insulinspiegel sinken, Fettreserven werden abgebaut. Entzündungen gehen zurück und Blutwerte verbessern sich deutlich. Zum Teil wird auch das Cholesterin bis auf ein Drittel gesenkt. Schlechte Leberwerte werden mit dem Fasten fast immer normalisiert.
Nach zwei Tagen beginnt der Muskelabbau. Daher gehören Bewegung und Sport immer zum Fasten dazu. Das stärkt die Muskulatur. Jetzt braucht der Körper Eiweiß, welches er es sich anfangs über die Muskeln nimmt.

Laut Schulmedizin soll Fasten bei älteren Menschen problematisch sein, die Schwierigkeiten haben, Muskelmasse wieder aufzubauen. Daher meine Empfehlung, vor dem Fasten über Monate erst einmal Muskelmasse mit Fitnesstraining aufzubauen. Dafür ist es nie zu spät. Selbst Mitte 70-jährige Menschen, die zum ersten Mal in ihrem Leben "richtig" Sport machten, verloren nicht nur viele ihrer Beschwerden, sondern bauten tatsächlich noch Muskelmasse auf.
Ein älterer Kunde, 82 Jahre jung, erzählte mir im letzten Jahr, das er die von Otto Buchinger empfohlenen 42 Tage gefastet hat. Wow! Währenddessen war er nur alle paar Wochen bei seinem Arzt vorstellig, ohne dem Arzt zu erzählen, dass er fastet. Dank mit dem Trinken von Pi-Wasser blieb alles in bester Ordnung. Er ist so begeistert, wie sich seine "alte" Gesundheit wieder einstellte und erzählte, dass er sich 20 Jahre jünger fühlt.
Sehr beeindruckend.

Ich habe vor über 25 Jahren einen sehr interessanten Bericht über eine russische Forschergruppe im Fernsehen gesehen. Unglaublich, aber wahr, derartig gute Berichte gab es damals noch im guten alten Röhrenfernsehen.
Die Russen wollten testen, wie lange Menschen autark auf dem Mars leben können. Dafür schufen sie ein Habitat, eine große Raumstation für

50 Freiwillige; mitten in der russischen Pampa. Ausgestattet mit allen überlebenswichtigen Dingen, wie zum Beispiel: Strom aus Sonnenenergie, Wasser aus vorhanden Eisflächen und eine große, mit Glas überdachte Halle. In der die Forscher ihre Nahrungsmittel selbst anpflanzen und ernten mussten.

Nach gut 2 Monaten stellten sie fest, dass die Nahrungsmittelherstellung nicht ausreichend ist, weil für jeden Menschen täglich nur ca. 1.350 Kalorien als selbst produzierte Nahrung zur Verfügung standen. Dafür musste jeder Teilnehmer durchschnittlich 9 Stunden am Tag arbeiten und in Bewegung sein. Daraufhin bot man der Gruppe an, das Experiment sicherheitshalber zu beenden.

Das wurde von allen Teilnehmern kategorisch abgelehnt und so verblieben die Menschen über zwei Jahre in diesem künstlichen Habitat. Erst danach konnten die betreuenden Forscher eine sehr umfangreiche Untersuchung zu dem jeweiligen Gesundheitszustand der Teilnehmer durchführen. Die Ergebnisse waren für alle verblüffend.

Man ging davon aus, dass die Teilnehmer nach über zwei Jahren des einigermaßen "Zurechtkommens", mit wenig Nahrung und körperlicher Anstrengung bedrohlich krank wären.

Es wurde genau das Gegenteil festgestellt. Alle Teilnehmer waren nicht nur gesund, sondern kerngesund. Hatten perfekte Blut-, Leberwerte, keinerlei entzündliche Prozesse im Körper und erfreuten sich bester Gesundheit. Kein einziger der russischen Marsbewohner hatte irgendeinen Nährstoffmangel. Gerade weil sie alle so spindeldürr aussahen, hielten viele "Außenstehende" sie für schwer krank. Doch die Natur und die Evolution haben genau das Gegenteil bewiesen; dass unserer Gesundheit zwei elementare Dinge vorstehen:
Mangel und Bewegung.

Doch warum handeln wir immer gegen unseren Verstand?
Unser stetiger Hunger wird vor allem dadurch beeinflusst, dass ständig und überall Nahrung zur Verfügung steht. Alles für wenig Geld und daher auch mit wenig bis überhaupt keinen Inhalten. Ständig wird irgendwas gegessen, getrunken und zwischendurch "genascht". Zum Teil viermal am Tag, oftmals viel zu viel und das Falsche noch obendrein.

Leeres, nährstoffarmes und chemiereiches Essen und Trinken ist für den Körper eine unsägliche Qual. Unser Körper kann dieses energietote

144

Essen nicht optimal verstoffwechseln und daher werden wir, genau wie vom schlechten Schlaf: dumm, fett und krank.

Dumm, weil wir immer wieder auf die verlogene Werbung der Lebensmittelmafia hereinfallen.

Und dümmer, weil wir oftmals den hanebüchenen Märchen der Systempresse und scheinheiligen Wissenschaftlern glauben; dass zu viel Obst und Gemüse zusammen mit einer gesunden Lebensweise krank machen würden.

Fett, weil unser Körper die Menge an ungesunden Nahrungsmitteln nicht mehr verarbeiten kann. Oftmals mit dem Endergebnis und dem gewünschten Ziel der Systempharma: mit noch mehr chronisch Kranken den Medikamentenbedarf progressiv zu steigern.

All diese krankmachenden Dinge standen den freiwilligen russischen Marsbewohnern über zwei Jahre nicht zur Verfügung. Selbst das stupide Systemfernsehen konnte niemanden manipulieren. Denken Sie bitte einen guten Augenblick länger nach, warum "die Marsbewohner" im Nachhinein körperlich und geistig besonders fit waren.

Die Erkenntnis bleibt: Mangel und Bewegung.

> ➢ Kompletter Mangel an überschüssiger (Chemie-)Nahrung
> ➢ Kompletter Mangel an Systempresse-Inhalten
> ➢ Kompletter Mangel an Schulmedizinern

Dafür täglich körperliche und mentale Pflichten. Zum einen, um Nahrung herzustellen und zum anderen eine anspruchsvolle geistige Herausforderung, um wissenschaftliche Erkenntnisse zu dokumentieren.

Ergebnis: eine körperliche und dazu eine mentale, optimale Gesundheit.

Doch wie können wir "das" sogleich duplizieren?

Praktisch sofort beginnen, ohne eine ärztlich betreuende Heilfastenkur?

Seit ein paar Jahren spricht auf einmal jeder über das sogenannte Intervallfasten oder auch intermittierendes Fasten: zwei Fastenarten, die es seit Urzeiten gibt.

Intervallfasten:

Beim Intervallfasten wird täglich gegessen, allerdings nur noch in einem bestimmten Zeitfenster. Die allgemeine Empfehlung ist folgende:

145

Täglich zu essen, aber nur noch in einem Zeitrahmen von 8 Stunden. In den folgenden 16 Stunden wird nicht gegessen, sondern nur noch getrunken. Bitte nur mineralisiertes Wasser trinken, gute Tees; eventuell auch mal einen Kaffee oder Gemüsesaft. Alle Getränke unbedingt chemie-zuckerfrei!

Wenn Sie dazu noch täglich mindestens 15-30 Minuten Sport machen, kommen Sie in den erwünschten Modus: Mangel und Bewegung.

Damit fehlen dem Körper täglich über 1.000 Kalorien. Anfangs noch körperlich irritierend, doch nach wenigen Tagen gewöhnt sich der Stoffwechsel an diesen Modus. Sie verbrennen unreines Fett, haben keinen Nährstoff- oder Eiweißmangel und dennoch aktiviert der Körper heilende Prozesse. Funktioniert.

Intermittierendes Fasten:

Bei dem sogenannten intermittierenden Fasten isst man einen oder zwei Tage pro Woche absolut "Nichts"!

Das können, müssen aber keine aufeinanderfolgenden Tage sein; man kann sich die Tage aussuchen. Manche Menschen, die bewusst spüren, wie gut ihnen "das" tut, essen dann sogar alle 2 Wochen, wöchentlich für drei Tage "nichts". Praktisch im Wechsel. Einen Tag essen und den nächsten Tag "nichts".

Das tendiert mehr in Richtung unseres Urzeitcodes. Denn unsere urzeitlichen Vorfahren hatten teilweise tagelang nichts zu essen, mussten sich dennoch täglich kilometerweit bewegen, um neue Nahrung aufzuspüren. Dieses Stoffwechselprogramm haben wir alle noch intus und kann uns bei ähnlicher Aktivierung helfen, gesund zu werden.

Letztendlich sollte man beim intermittierenden Fasten mindestens zwei Tage pro Woche nichts essen. Das könnte jetzt zum Beispiel pro Woche der Montag und der Donnerstag sein; oder auch Dienstag und Mittwoch. Wenn Sie sich dafür entscheiden, testen Sie´s einfach, welche Tage Ihnen gut tun und keine Probleme machen.

Falsch können Sie dabei gar nichts machen. Außer, wenn Sie an Ihren "Ess-Tagen" das Falsche essen oder sich von sogenannten "guten Freunden" überreden lassen, wieder ins alte und ungesunde Essverhalten zurückzukehren. Das sind dann keine guten Freunde.

Äußerst interessant ist eine Kombination von Intervall- und intermittierendes Fasten. Dieses unregelmäßige Fasten entspricht genau der Lebensweise unserer Vorfahren, die keine Armbanduhren kannten.

Sie mussten täglich Nahrung suchen und wenn es nichts gab, dann gab es eben nichts. Daher musste sich der Stoffwechsel zwangsweise auf eine sparsame Verbrennung einstellen; ihm blieb keine Wahl. Doch mit dieser natürlichen Regulierung blieben unsere Vorfahren bis hin zu den Neandertalern weitgehend gesund. Zumindest solange bis ein gieriger Dinosaurier auftauchte und sie als gute Nahrungsquelle erkannte und schmackhaft fand. Ähnlich wie heute. Nur dass die gegenwärtigen, gierigen Dinosaurier in den Vorstandsreihen der Pharmaindustrie sitzen und uns als gute Einnahmequelle genauso schmackhaft finden.

Eine Übersäuerung des Stoffwechsels bedeutet gleichzeitig eine erhöhte Infekt- oder Infektionsanfälligkeit. Wichtig ist ein Neuaufbau des Immunsystems durch Fasten und Entgiftung und danach fortwährend eine säurearme Kost. Damit möglichen Erregern allmählich ihr saures Lebensmilieu zu entziehen. Ist man schon sehr lange übersäuert, können die Entzündungsherde im Körper, die zum Beispiel für Rheuma, Arthritis, Bechterew und chronisches Weichteil-Rheuma verantwortlich sind, kaum ausheilen. Gelenke regenerieren sich nur in einem basischen Milieu. Eine basische Kost kann vielen Krankheiten und auch Gelenk- und Verschleiß Einhalt gebieten. Und nicht nur das: Halten Sie konsequent eine gesunde Ernährungsweise ein, können Ihre Gelenke - sogar röntgenologisch erkennbar - stabiler werden. Selbstverständlich benötigt eine erfolgreiche Ernährungsstrategie viele Monate, eventuell Jahre, um die jahrzehntelang zugefügten Schäden gutzumachen. Doch Ihr körperlicher Pegel kennt jetzt nur noch eine Richtung. Gesundheit.

Es sind nicht die Lebensjahre, sondern es ist die Summe von übersäuerten Stoffwechselprozessen, die ausschlaggebend für viele gesundheitliche Probleme sind. Genauso andersherum sorgen basische Stoffwechselprozesse für einen gesunden Körper.
Viele Jahre forderten freie Gesundheitsverbände die sofortige Einführung einer Lebensmittelampel (rot-gelb-grün). Mit deren Hilfe die Verbraucher auf den ersten Blick ungesunde, mit Industriezucker und Chemiesalz belastete Lebensmittel sofort liegen lassen können. Trotz der Einführung dieser farblichen Ampel tricksen auch hier wieder die Hersteller und sehr häufig entsprechen die aufgedruckten Werte nicht den Tatsachen. Kaum ein Verbraucher schaut vor dem Kauf auf diese Ampelfarben.
In England wird es seit Jahren besser gemacht, dort müssen Hersteller Strafsteuern für den überhöhten Zuckeranteil in ihren Lebensmitteln

zahlen. Auf einmal geht ALLES einfacher mit weniger Zucker.
Nur in Deutschland nicht und in vielen korrupten europäischen Ländern.

Im Supermarkt ist es nahezu unmöglich, auf einen Blick zu erkennen, wie ausgewogen ein Lebensmittel ist. Denn die Zutatenliste mit Nährwertangaben vom Zuckeranteil, Fett, Salz oder Kohlenhydraten findet sich in der Regel im mikroskopischen Kleingedruckten auf der Rückseite der Verpackung. Oftmals in gelben Buchstaben auf orangefarbenen Hintergrund. Damit selbst die sehr gut Sehenden die chemischen Inhalte nicht erkennen.
Ein wichtiger, politisch gewollter Beitrag für die Systempharma, damit die ohnehin massiv zugenommene Fehlernährung weiterhin zunimmt.
Laut Statistik haben heute bis zu 65 % der Erwachsenen und bis zu 25 % der Kinder in Europa Übergewicht; und bis zu 24 % der Menschen gelten bereits als fettleibig und damit adipös. Das heißt: erwünscht krank.

Es grenzt schon an unverschämter Dümmlichkeit, auf Verpackungen von Süßigkeiten, die mit extrem gesundheitsbedenklichem Glukosesirup und Glukosefruchtsirup fabriziert wurden, mit dem Hinweis zu werben:
"Ohne Fett".
Korrekt müsste es heißen: "Macht fett"; das wäre eigentlich die Wahrheit. Jedes Kleinkind weiß inzwischen, das jeglicher Zucker fett macht; und dass insbesondere bei Glukosesirup nachgewiesen wurde, dass dieser Diabetes-Typ-2 verursacht. Dagegen wäre es noch wesentlich glaubwürdiger, wenn ein Politiker auf seinem politischen Statement schreiben würde: "Ohne Hirn".

Apropos ohne Hirn … ist Ihnen einmal aufgefallen, dass grundsätzlich IMMER regierende Politiker so gut wie ALLES verhindern, was gut für Menschen ist? Vor laufender Kamera scheinheilige Beschwichtigungen besser vollführen, als die katholische Kirche zu Missbrauchsvorwürfen.
Dass ja unsere so integren Politiker zusammen mit den Lebensmittel- und Autoindustrien alles menschen-möglich Gute für uns machen würden!?
Ja … klar, … glauben wir doch alle.

Ich bin kein Stammwähler, Parteien und ihre zwielichtigen Versprechungen sind mir egal. Doch es ist mir nicht egal, wenn Politiker konsequent Konzerne dahingehend unterstützen, uns klein, dumm und krank zu halten.

Dank solchen Politikern sind bis zu 75 % unserer Insekten durch Pflanzengifte "getötet" und damit steht auch die heimische Vogelwelt zu 60 % kurz vor ihrer Ausrottung. Unsere Umwelt und folglich auch unsere Nahrung sind bis zu 70 % mit unzähligen Umweltgiften belastet.

Unsere - auch weltweit - neunmalklugen Bundesernährungsminister haben sogar angeblich für die Deutschen ein freies Inkontinenzteam ... Ooh ... sorry, ... ich meinte natürlich ein Inkompetenz-Team engagiert, um ihre grundsätzlich unbeeinflussten Entscheidungen noch besser konzernpolitisch, finanziell motiviert zu treffen.

Dazu fragt sich ... nein, ... es wünscht sich jeder normale Mensch, dass genau diese Leute demnächst richtig nahe an einer 5G-Antenne vorbeilaufen. Vielleicht haben wir ja alle mal richtig Glück und damit auch unsere Natur?

Die jahrzehntelange Ansammlung Hunderter Lebensmittelgifte und Schwermetalle in unseren Körpern können bis zu 100 % eine Genesung verlangsamen, eventuell sogar verhindern.

Einem Kunden von mir ist es sehr deutlich aufgefallen, dass er endlich besser schlief und dass das Fortschreiten seiner Fibromyalgie scheinbar gestoppt war. Doch statt weiterhin den richtigen Weg zu gehen, verfiel er zurück in alte Paradigmen.

Als wir telefonierten, erzählte er mir kleinlaut, dass er wieder täglich Schweinefleisch ist, das wäre in der deutschen Stadt Stuttgart eine alte Tradition. Nach wie vor sehr viel raucht, täglich Süßigkeiten nascht, Milch trinkt und Weißmehlprodukte jeglicher Art hemmungslos isst; und keinerlei sportliche Aktivitäten betreibt.

Mal ganz ehrlich liebe Leser, wenn mir jemand erklärt, dass es Tradition ist, unsportlich, chemischen Abfall zu essen, dann habe auch ich keine Ambitionen mehr, diesem Menschen beratend zu helfen.

Nachdem die Ursache einer Krankheit geklärt und beseitigt ist, sollte man seinem Körper nun auch die Möglichkeit zur (Aus)Heilung gönnen und ihn nicht mit den bisherigen gesundheitsschädlichen Lebensmitteln belasten. Was meinen Sie?

Für einen gesundheitlichen Paradigmenwechsel empfehle ich zuallererst eine ganzheitliche Fastenkur und anschließend eine Änderung der bisherigen Lebensweise, insbesondere die Wahl der Lebensmittel.

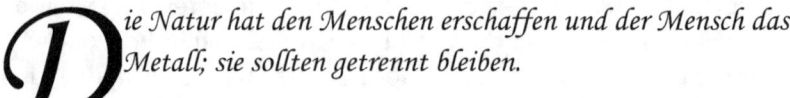

ie Natur hat den Menschen erschaffen und der Mensch das Metall; sie sollten getrennt bleiben.

(Volker Gätz)

Kapitel 10 - Schweres Metall

Nachdem Sie nun ebenso wie ich die Ursache Ihrer Krankheit erkannt und beseitigt haben, kann sich selbst eine Hoffnung in Realität wandeln.
Nur Sie persönlich können jetzt Ihr Leben besser und gesünder gestalten. Voraussetzung ist das "Loslassen" eines schulmedizinischen Dogmas, das Ihre Krankheit als angeblich unheilbar deklariert. Nur Sie persönlich können das ändern und Ihre Gesundheit in die eigenen Hände nehmen. Wer will Ihnen das verbieten?
Auch wenn einiges von dem, was Sie in diesem Buch bisher erfahren haben, Ihrem bisherigen Denken radikal widerspricht, was haben Sie zu verlieren? Nichts ... außer Ihren Arzt und Ihre Krankheit. Wäre das so schlimm?

Ich möchte noch ein paar weitere wichtige Details erklären, warum eine Heilungsphase manchmal länger dauern könnte.
In den letzten Jahrzehnten haben weltweit vorhandene Schwermetallbelastungen bei vielen Menschen exponentiell zugenommen. Eine Schwermetallvergiftung kann eine Heilung verlangsamen oder sogar blockieren.
Daher ist ein Schwermetalltest äußerst wichtig. Entweder über eine Blutuntersuchung oder mit einer Haaranalyse. Wobei eine Haaranalyse sehr interessant ist, denn sie zeigt eventuelle Schwermetallbelastungen der letzten 3 Monate. Allerdings nur bei ungefärbten und nicht chemisch behandelten Haaren.

Ganz oben auf der Liste der giftigsten Schwermetalle steht Quecksilber, welches jahrzehntelang und nach wie vor über Amalgamfüllungen den Menschen oral injiziert wird.

Seit über 150 Jahren wird Amalgam als Zahnfüllung eingesetzt. Es besteht etwa zur Hälfte aus reinem, hochgiftigem Quecksilber und die andere

150

Hälfte besteht aus Kupfer, Silber, Zinn, Zink und weiteren Schwermetallen; wie zum Beispiel das sehr umstrittene Palladium. Mit welchem ich auch vergiftet war. Anfang der 1980er-Jahre hatte ich einen ganzheitlichen Zahnarzt, der seinen Kollegen um Lichtjahre voraus war. Dieser Zahnarzt hatte sich bereits schon 1982 vehement geweigert, Menschen mit Amalgam zu vergiften. Daraufhin bekam er einen Drohbrief von einer zahnärztlichen Vereinigung mit der Erpressung, ihm seine Zulassung zu entziehen, wenn er sich weiterhin weigern würde, Amalgam zu verwenden. Doch das war diesem ehrenhaften Mann egal. Er sagte damals:

„Ich werde keinem Menschen Amalgam einsetzen. Das kann ich mit meinem Gewissen nicht vereinbaren."

Ja, … solche Zahnärzte, die Menschen nicht gesetzlich vorgeschrieben krank machen wollten, gab es bereits vor 40 Jahren; und wurden deshalb von der "Schuldmedizin" mehrfach bedroht.

Das ist der Grund, warum ich mich für Goldkronen entschied. Wobei damals niemand wusste, dass es sich immer um sogenanntes unreines Gold handelt. Damit Goldkronen flexibel bleiben, wurden Goldkronen mit vielen weiteren Schwermetallen angereichert, die nicht deklariert werden mussten; unter anderem auch das hochgiftige Palladium.

Viele Menschen glaubten damals, dass sie mit Goldkronen die bessere Wahl getroffen hätten und nach über 25 Jahren stellt sich das Gegenteil heraus. Goldkronen sind zwar nicht so hochgiftig wie Amalgamkronen, dennoch sind sie giftig. Das habe ich am eigenen Leib verspürt.

Vor einigen Jahren hatte ein ganzheitlicher Zahnarzt bei mir eine über 3.500-fach überhöhte Goldbelastung festgestellt. Diese Schwermetallvergiftung hatte natürlich ihre Auswirkungen. Allerdings nicht so heftig wie meine damalige Fibromyalgie. Ich hatte ein paar Jahre immer einen metallischen Geschmack im Mund und fühlte mich etwas gestresst und erschöpft. Erst nachdem ich die Metallkronen gegen Keramikkronen austauschen ließ, verbesserte sich mein Gesundheitszustand deutlich.

Ebenso können sich Infektionen in Zähnen verstecken. Unbemerkt unter toten Zähnen, eventuell auch in vorhandenen Wurzelfüllungen.

Dies kann auch bisher unentdeckte, entzündliche Zahnherde bis in den Kieferbereich hinein verursachen.

Doch besonders Amalgamfüllungen und das hochgiftige Quecksilber kann ähnlich wie viele andere Schwermetalle die Blut-Hirn-Schranke durchbrechen und schwerste neurologische Erkrankungen verursachen. Wie z. B. Multiple Sklerose, Parkinson, Alzheimer, ADHS, ALS und viele mehr. Die deutsche Schuldmedizin stellte sich vor ein paar Jahren arrogant ins Fernsehen und erklärte der Weltöffentlichkeit, dass sie nun die Entdecker dieser Erkenntnisse wären. Komisch, als ich das vor 12 Jahren einem sogenannten Professor in einer Hamburger Uni-Klinik erzählte, hat er mich ausgelacht, rausgeworfen und die heutigen Erkenntnisse als kompletten Schwachsinn bezeichnet. Aktuell profiliert sich nun die Schulmedizin mit diesem uralten Faktum.

Quecksilber ist hochgiftig; in jeder Dosis und mag sie noch so klein sein. Quecksilber wird kontinuierlich in winzigen Mengen aus den Zahnfüllungen freigesetzt und vom Körper aufgenommen und nachweislich vom Gehirn eingelagert; sowie auch in den Knochen. Die gesundheitlichen Schädigungen sind genauso fatal wie auch vielfältig.
Eine Kundin aus Österreich hörte von mir und in einem Telefonat erzählte sie mir, dass sie seit über 8 Jahren gegen viele Lebensmittel allergisch ist. Damit war die Ursache für mich eigentlich klar. Ich fragte sie, ob sie noch Amalgam im Mund hat und wie lange? Sie sagte, dass sie Amalgam seit über 24 Jahren im Mund hat. Daraufhin empfahl ich ihr einen Bluttest. Sie ließ dazu auch einen Speicheltest machen.
Ergebnisse: Ihr Bluttest zeigte eine recht hohe Quecksilbervergiftung an, doch ihr Speicheltest war eine Katastrophe. Die Frau schluckte unentwegt hochgiftiges Quecksilber.
Kein Schulmediziner kam in über 10 Jahren auf diese plausible und logische Ursache. Ein Schwermetalltest hätte ihr vieles vor Jahren erspart. Nahrungsmittelallergien jeglicher Art sind oftmals auf vorhandene Darmpolypen zurückzuführen. Die Ursache dieser Darmpolypen ist häufig eine jahrelange Schwermetallvergiftung.
Daher ist eine Entfernung eventuell vorhandener Darmpolypen mit einer vorsorglichen Darmspiegelung unumgänglich.

Nach der Entfernung ihrer hochgiftigen Amalgamfüllungen und nach über einem Jahr der von mir empfohlenen Entgiftungsmaßnahmen konnte die Frau nach Jahren endlich wieder problemlos Tomaten und andere Lebensmittel essen.
Die Schulmedizin hatte ihr zuvor erklärt, dass sie all diese Lebensmittel nie mehr essen kann. Ja-Ja.

Fakt ist:

Quecksilber kann dem Körper auf unzählige Arten schaden, weil es Enzyme blockiert. Es kann sich zum Beispiel an die Enzyme der Atmungskette in den Mitochondrien anlagern, wodurch die Mitochondrien in ihrer Arbeit behindert werden. Das kann sich in vielen Symptomen und Krankheiten äußern; zum Beispiel mit dem bekannten chronischen Erschöpfungssyndrom (CFS).

Quecksilber bindet wichtige Spurenelemente wie z. B. Selen und macht diese für den Körper praktisch unbrauchbar.

Quecksilber verlangsamt die Entgiftung, weil es die Einlagerung anderer Umweltgifte in den Körper begünstigt.

Quecksilber kann sich rund um die Muskeln einlagern und bindet sich an die Nerven, welche die Muskulatur versorgen. Wodurch eine Heilung zum Beispiel von Rheuma oder Fibromyalgie, erheblich blockiert werden könnte. Es fördert die Ansammlung freier Radikale und begünstigt die Entstehung von Autoimmunerkrankungen; u. a. chronische Entzündungsprozesse.

Quecksilber manipuliert bestimmte Proteine, die Körperzellen auf ihrer Zelloberfläche tragen, die sie als körpereigene ausweisen und dem Immunsystem somit als Erkennungsmerkmal dienen. Quecksilber kann sich an diese Proteine binden. Die nun neu entstandene Protein-Quecksilber-Verbindung ist dem Immunsystem auf den Zellen völlig unbekannt. Es erkennt seine eigenen guten Zellen nicht mehr. Es denkt, es handle sich um einen Eindringling und greift diesen irrtümlich an.

Auf diese Weise könnten Autoimmunkrankheiten wie zum Beispiel: Diabetes-Typ-1, Multiple Sklerose(MS), chronisch-entzündliche Darmerkrankungen (Colitis ulcerosa oder Morbus Crohn), und weitere entstehen.

Quecksilber schädigt die DNA (Erbsubstanz) und fördert die Entstehung von Antibiotika-Resistenzen bei Bakterien. Quecksilber wirkt immer antibiotisch. Wenn nun Menschen jahrzehntelang Amalgamfüllungen im Mund tragen, haben Bakterien ausreichend Zeit, um gegen das Quecksilber Resistenzen zu entwickeln. Untersuchungen zeigten, dass Bakterien, die bereits gegen Quecksilber resistent waren, gleichzeitig auch gegen Antibiotika immun sind.

Quecksilber wirkt immer neurotoxisch. Unabhängig von der aufgenommenen Menge durchbricht es die Blut-Hirn-Schranke und kann sich in den Nervenzellen anreichern, sodass diese bei der Nährstoffaufnahme und sowohl bei der Reizweiterleitung behindert werden "könnten". Viele neurologische Krankheiten, wie zum Beispiel auch Depressionen könnten die Folge sein. Oftmals bestätigt eine gezielte Untersuchung auf Schwermetalle den Verdacht einer Schwermetallvergiftung.

Nachdem die Ursache einer Quecksilbervergiftung erkannt ist und alte Amalgamfüllungen entfernt sind, ist eine Schwermetallentgiftung äußerst wichtig und sehr hilfreich um gesund zu werden. Allerdings braucht das Gehirn ungefähr 30 Jahre, um 50 % Quecksilber auszuleiten usw.; daher ist eine komplette Ausleitung zu Lebzeiten nicht mehr möglich. Dennoch kann ein erheblicher Schwermetallanteil im Körper ausgeleitet werden. Vorausgesetzt, es erfolgen keine weiteren Vergiftungen mit weiteren Schwermetallen.

Seit dem 1.7.2018 ist Amalgam bei Schwangeren und Jugendlichen unter 15 Jahren in Deutschland verboten. 50 Jahre zu spät und nach wie vor nicht bei Erwachsenen. Es gibt tatsächlich immer noch Mediziner, die entgegen jeglicher fundierten Fakten behaupten, Amalgam-Füllungen wären harmlos. Ein einfacher Schwermetall- Speicheltest würde **sofort** das Gegenteil beweisen.

Anders bei anderen.

Nach den Auswertungen diverser Studien erklärte die schwedische Gesundheitsbehörde bereits im Jahr 1990 Amalgam zu einem unpassenden und zu einem giftigen Werkstoff, um ihn im Mund von Menschen zu verarbeiten. Amalgamfüllungen wurden dem folgend 1992 in Schweden verboten. Die Erkenntnisse und die Fakten sind sämtlichen europäischen Ländern bekannt.

Aufgrund der nachgewiesenen Toxizität ist in Russland die Verwendung von Amalgam seit 1975 und in Japan seit 1982 verboten.

Deutsche Behörden haben die Gefährlichkeit von Quecksilber nie überprüft und es gab nicht eine gesetzlich vorgeschriebene Sicherheitsuntersuchung. Findige Politiker und Vertreter einer Kassenärztlichen Vereinigung haben einfach einen administrativen Trick angewandt und deklarierten Amalgam kurzerhand als medizinisches Gerät.

Medizinische Geräte unterliegen keiner gesetzlichen Prüfung, sondern erhalten direkt vom Hersteller eine Eignungsbestätigung; so einfach geht das …, wenn es ums Geld geht.

Die weltweit berüchtigte FDA (Food and Drug Administration) machte in den USA etwas Ähnliches. Sie erklärten Amalgam als eine Apparatur, die außerhalb des Körpers liegt. Damit sind giftige Amalgamfüllungen als eine normale Prothese außerhalb eines Körpers zu sehen, womit ebenfalls keine Sicherheitsprüfung erfolgen muss; völlig skrupellos.

Der berühmte Wissenschaftler Prof. Dr. A. Stock hatte bereits schon 1926 über die Gefährlichkeit von Amalgam publiziert und eindeutig mit über 50 weiteren wissenschaftlichen Untersuchungen die Gefährlichkeit bewiesen.

Doch Pharmalobbyisten haben sich auf den gesamten Planeten eingenistet und ein weltweites Verbot mit allen unredlichen Mitteln verhindert. Damit mögliche Haftungsklagen gegen skrupellose Hersteller und Zahnärzte von vornerein ausbleiben.

Fakt ist, dass sehr viele Schwermetalle, wie z. B. Kupfer, Blei, Uran hochgiftig sind und signifikante gesundheitliche Schädigungen verursachen können. Das wurde weltweit in Hunderten Untersuchungen von gewollten und ungewollten Studiengruppen nachgewiesen.

Besonders das in den Jahren über die USA zugelassene und eingeführte Bleibenzin ging nicht nur um die Welt, sondern vergiftete den gesamten Planeten. In jeglicher Pflanze, in jedem Erdreich und in jedem Wasser finden sich überhöhte Bleiwerte; damit auch in jedem von uns und besonders in unseren Knochen.

Seit langem ist bekannt, dass die synergistische Kombination von Quecksilber- und Bleivergiftungen in unseren Körpern eine bis zu 10-fache Potenzierung der Toxizität verursachen "können".

Daher nochmals meine dringende Empfehlung an Sie:
Machen Sie vorsorglich einen Schwermetalltest!

Nur damit erkennen Sie, ob Sie eventuell noch "alte" Belastungen im Körper haben, die eine Heilung blockieren könnten. Falls eine oder mehrere überhöhte Schwermetallbelastungen besonders hoch sein sollten, ist es wichtig zu klären, ob die Quellen noch vorhanden sind.

Bei Quecksilber sind es fast immer Amalgamfüllungen. Völlig egal, ob Sie bereits alte Amalgamfüllungen entfernen ließen. Zumindest ist die Quelle nicht mehr vorhanden und eine nonstop Vergiftung ausgeschlossen. Dennoch ist immer noch Quecksilber im Körper und eine zügige Entgiftung sehr wichtig; und gesundheitlich entscheidend.

Bitte gehen Sie bei Ihren Überlegungen auch immer in Ihre Vergangenheit; zum Teil finden sich dort die Schwermetall-Quellen.

Bei überhöhten Kupferwerten sind es oftmals alte Kupferwasserrohre. Bei einem Kunden von mir war es sogar eine spezielle Kaffeemaschine, in der das Wasser über ein kleines Kupferrohr erhitzt wurde und diese gruselige Kaffeemaschine benutzte er jahrelang täglich.

Einer Kundin ging es jahrelang immer schlechter. Sie hatte starke Schmerzen in den Beinen und erhebliche Probleme beim Gehen. Mit meinen Wellness-Produkten ging es ihr innerhalb von wenigen Tagen deutlich besser. Dennoch empfahl ich ihr sicherheitshalber eine Schwermetalluntersuchung. Dabei wurde ein sehr hoher Quecksilber- und auch Bleiwert festgestellt. Amalgamfüllungen hatte sie seit 5 Jahren nicht mehr im Mund, allerdings zuvor 25 Jahre in den Zähnen. Damit war die Ursache klar und dass die Quelle nicht mehr vorhanden war. Ihre hohen Bleiwerte waren anfangs ein Rätsel? Bis sie nebenbei erzählte, dass sie zusammen mit ihrem damaligen Ehemann eine Trabbi-Autowerkstatt in Ost-Deutschland geführt hatte; und vermutlich über 25 Jahre tagtäglich giftige Bleiabgase einatmete. Damit war nun auch die Ursache ihrer hohen Bleiwerte erkannt und dass die Quelle ebenso nicht mehr vorhanden ist.

Erst nach einer jahrelangen und überfälligen Entgiftung verbesserte sich ihr Gesundheitszustand deutlich.

Eine endgültige Heilung ist für sie aufgrund signifikanter Schädigungen nicht mehr möglich; doch es geht auch um Lebensqualität. Auch wenn sie nicht mehr zu 100 % gesund werden kann, ist zumindest das Fortschreiten ihrer gesundheitlichen Probleme gestoppt; und nach über 2 Jahren ist ihr gesundheitlicher Zustand, nach ihrer persönlichen Meinung, zu 70 % wieder hergestellt.

Genau das gesundheitliche Gegenteil, welches ihr die Schulmedizin als unausweichlich erklärt hatte. Zumindest sind ihr jetzt ein Rollator und vermutlich auch der Rollstuhl erspart geblieben.

Giftige Schwermetalle sind allgegenwärtig.

Zum Beispiel mischen manche Lebensmittelhersteller ihren Gummi-Süßigkeiten für Kinder Aluminium bei. Damit die Süßigkeiten schöner glänzen und unsere Kinder von dem Aluminium schön dumm und von dem Glukosesirup schön fett-krank werden.

Fast alle Kosmetika-Hersteller werben in Deutschland bei ihren Produkten und besonders bei Deos: ohne Aluminium.

Dabei haben doch genau diese Hersteller Menschen jahrzehntelang mit Aluminium vergiftet und werben heute kackdreist, dass ihre Produkte ohne Aluminium wären.

Bitte entscheiden Sie, ob sie von diesen zwielichtigen Herstellern noch jemals ein Produkt kaufen würden. Ich definitiv nicht.

Täglich putzen viele Menschen ihre Zähne mit Pasten aus Aluminiumtuben, die schädliches Titandioxid oder das Desinfektionsmittel Triclosan enthalten, welche in Putzmitteln seit Jahren verboten sind. Sie sehen selbst mit Zahnpasten kann man sich dank der "Beihilfe" unfähiger Politiker nicht nur vergiften, sondern auch im Sinne der Systempharma chronisch krank halten.

Eine Liste zu solch dubiosen Herstellern und deren Produkte wäre jetzt endlos. Daher meine Empfehlung: Einfach immer auf die Zutaten- und Inhaltslisten zu schauen. Egal ob man viele chemische Ausdrücke nicht kennt, können alle Inhalte sofort im Internet überprüft werden.

Genau darauf setzen viele Lebensmittel- und Kosmetika-Verunreiniger, dass Menschen keine Lust haben, die hochbedenklichen Inhalte zu recherchieren. Selbst heute kann jeder in Sekunden mit einer entsprechenden Handy-App Lebensmittel und Kosmetika überprüfen.

Oftmals sind viele Menschen erst gewillt "etwas" zu ändern, wenn die Gesundheit bereits durch Schwermetalle, und/oder, Chemikalien schwer angeschlagen ist. Doch viel wichtiger ist immer die Vorsorge und Vermeidung chemischer Inhalte und damit die Bewahrung der Gesundheit.

ie meisten Menschen benutzen ihre Jugend, um ihr Alter zu ruinieren.

(Jean de La Bruyère, 17. Jahrhundert)

Kapitel 11 - Entgiftung statt Vergiftung

Unabhängig von nachgewiesenen Schwermetallbelastungen, von denen wir alle zu viel intus haben, empfehle ich jedem Menschen grundsätzlich eine Entgiftung von Schwermetallen. Manche empfohlenen Maßnahmen sind für einige Menschen ungewohnt oder eventuell unbekannt, da sie zum Teil den orthodoxen Lehren der Schulmedizin widersprechen. Genau deshalb sind sie so effizient wirksam.

Eine Heilfastenkur ist dazu ideal. Mit dem Beginn drücken Sie praktisch den Startknopf zur Entgiftung. Danach kann und sollte die Entgiftung fortgeführt werden. Es können unter Umständen ein paar Monate oder eventuell ein paar Jahre vergehen, bis ein merklich großer Anteil Schwermetalle den Körper verlassen hat.
In unserer vergifteten Zeit ist eine tägliche Entgiftung genauso so wichtig wie Zähneputzen mit ungiftiger Paste.

Aus eigener Erfahrung möchte ich Ihnen ein paar sehr wertvolle und preiswerte Tipps zur Entgiftung empfehlen. Sicherlich gibt es zwischenzeitlich auch gute, allerdings zum Teil sehr teure homöopathische Wirkstoffe zur Entgiftung. Doch nicht jeder "vergiftete" Mensch kann sich diese leisten.
Nachdem zuallererst eine mögliche Ursache einer Schwermetallvergiftung beseitigt ist, will der Körper umgehend mit einer effizienten Entgiftung beginnen. Allerdings müssen wir ihm dabei helfen.
Wir sammeln in unserem Leben bis zu über 1.000 chemische Substanzen. Viele toxische Belastungen werden zuallererst im Bindegewebe und in den Fettzellen eingelagert. Danach auch an den Nervenzellen und schlussendlich müssen sich unsere Ausscheidungsorgane Leber und Nieren darum kümmern. Die oftmals mit diesen Unmengen überfordert sind. Daher sprechen viele seriöse Wissenschaftler davon, dass bis zu 90 % der Krebsfälle durch Umweltgifte und durch Anti-Krebs-Medikamente

verursacht werden "könnten". Viele Krankheiten werden durch jahrelange Ernährungsfehler und Umweltgifte begünstigt; praktisch "gefüttert".
Mein Zahnarzt stellte mir vor 40 Jahren eine für die damalige Zeit ungewöhnliche Frage:
„Welches Mittel ist in der Lage, jede Krankheit zu heilen?"
Ich wusste keine Antwort.
Er sagte kurz und prägnant:
„Unsere Nahrung. Wir nehmen sie täglich zu uns."
Diesem Faktum gibt es auch heute nichts mehr hinzuzufügen.

Genauso auch andersrum. Wenn wir täglich viele Umweltgifte zusammen mit chemischen Nahrungsmitteln zu uns nehmen, brauchen wir uns bitte nicht wundern, wenn wir krank werden. Nicht die Lebensmittelmafia und die Systempharma tragen die erste Schuld, sondern wir selbst. Es ist doch unsere Entscheidung, ob und wie viel künstliche Nahrung wir kaufen und essen. Selbst für kleines Geld kann man sich heute gesund ernähren. Jeder Discounter bietet aktuell ein umfangreiches Sortiment an Bioprodukten. Kaum teurer als konventionelle, belastete Lebensmittel. Man muss nur schauen und bereit sein, mehr für seinen Körper zu tun.
Nicht kochen zu können, ist heute kein Argument mehr; man kann es lernen.

Doch kommen wir jetzt zu dem ersten Schritt einer effizienten Entgiftung. Besonders wichtig ist gutes mineralisiertes Wasser. Echtes Pi-Wasser, welches ich tagtäglich trinke und ausführlich beschrieben habe, ist zur Entgiftung einfach ideal. (Ein Original und garantiertes Pi-Wassersystem gibt es aktuell nur bei: www.urlebenskraft.de)
Wobei ich besonders die "fast" Zellwasseridentität betonen möchte, denn die ist besonders entscheidend. Nur eine mit Zellwasser gut aufgefüllte Zelle ist eine gesunde, stressfreie Zelle und kann Sie effizient entgiften. Dazu empfehle ich, mindestens 3 Liter Pi-Wasser täglich zu trinken.

Kennen Sie Zeolith und Bentonit? Vermutlich? Nein? Dann erkläre ich Ihnen gerne zwei der wirksamsten Entgiftungsmittel, die ich täglich einnehme.

Zeolith ist ein natürlicher Vulkanstein, es wird auch als Clinoptilolith bezeichnet. Durch die Mikronisierung, die Verkleinerung von Partikeln durch Vermahlung, wird die Bindungsfähigkeit erhöht, die insbesondere

Schwermetalle binden oder besser einsammeln kann.

Zeolith ist eine der sinnvollsten und preiswertesten Entgiftungsmethoden überhaupt. Das ist der Grund, warum die Systempharma allgemeine Kenntnisse zu Zeolithen verhindern will. Trotz dessen seit Jahren versucht, Zeolith als ein medizinisches Produkt zu deklarieren. Es ist zu günstig und es hilft einfach zu gut.

Daher gibt es zum einen das reine Natur-Zeolith, welches offiziell zum Beispiel bei Aquarien eingesetzt wird oder nur das sogenannte Medizinprodukt Zeolith, welches von der Systempharma angeboten wird. Offiziell darf man zur Einnahme nur das Medizinprodukt empfehlen.

Was ist der Unterschied zwischen den beiden?

Ganz einfach. Das Medizinprodukt hat eine garantierte Reinheit und beim Naturprodukt ist es eine Vertrauenssache. Denn über die Wirksamkeit eines Naturproduktes darf man nichts schreiben oder Gesundheitliches behaupten. Obwohl die Wirksamkeit exakt die gleiche wäre. Damit will die Systempharma verhindern, dass hochwertiges Natur-Zeolith zu günstig angeboten wird. Ich nehme selbstverständlich nur Natur-Zeolith zu mir. Das kann mir die Systempharma nicht verbieten. Ich bezahle für eine perfekte Mixtur mit Zeolith+Bentonit (im Verhältnis 75:25) für 1,5 kg lediglich nur 35,00 Euro, natürlich nur für mein Aquarium. Wohingegen die Systempharma für lächerliche 30 Kapseln bis zu 40,00 Euro verlangt. Damit Sie eine Preisorientierung haben. Sie selbst können es ebenso frei entscheiden.

Trotzdem muss ich jetzt … gezwungenermaßen das ja ach so tolle Medizinprodukt Zeolith erklären; Ja-Ja.

Zeolith ist ein wahrer Meister der Entgiftung. Die ultrafein vermahlene Mineralerde verfügt über mehrere Mechanismen, mit denen sie den menschlichen Körper von Schwermetallen und Giften befreien kann. Gleich einem Schwamm bindet Zeolith Giftstoffe an sich. Schwermetalle und Säuren sowie auch Bakteriengifte und Schimmelpilzgifte. Zeolith ist hochalkalisch und daher für böse Magen-/Darmbakterien eine Katastrophe. Damit werden auch unangenehme Darmgase verhindert. Niemand braucht mehr im Fahrstuhl die Luft anhalten.

Viele Rheuma- und Fibromyalgie-Kranke leiden durch die Übersäuerung an Darmpilzinfekten. Durch Zeolith stellt sich zügig eine Linderung ein, weil Zeolith pilzfeindliche (antimykotische) Eigenschaften aufweist. Es kann Pilzgifte und auch absterbende Pilze aufnehmen und ausleiten. Somit können jetzt völlig unproblematisch viele Giftstoffe mit dem Stuhl ausgeschieden werden und belasten ab sofort den Körper nicht mehr.

Im Jahr 2015 haben zwei medizinische Universitäten in Österreich festgestellt, dass Zeolith regelmäßig über 12 Wochen eingenommen, die Darmschleimhaut heilen und regenerieren kann. In dieser Studie zeigte sich, dass Zeolith Entzündungswerte im Darm deutlich reduzieren konnte. Zeolith legt sich auf dem Weg durch den Darm wie eine Schutzschicht an die Darmschleimhaut. Dort nimmt der Zeolith toxische Stoffe auf und hindert sie daran, über die Darmschleimhaut in die Blutbahn zugegangen, und verhindert damit den Zugang in den Blutkreislauf.
Es agiert wie ein vorgeschalteter Filter, sodass sich im Laufe der Zeolith-Anwendung nicht nur das Verdauungssystem, sondern ebenso das Blut immer mehr klären und reinigen kann. Alle giftigen Substanzen, die zuvor aus dem Darm ins Blut gelangen konnten, werden dank Zeolith entfernt. Das ist einer der Gründe, warum ebenso eine natürliche Zeolith-Schicht in einem "echten" Pi-Wassersystem bei der Filtration zum Einsatz kommt.

Aktuell versuchen korrupte EU-Lobbyisten Zeolith als ein neuartiges Lebensmittel einzustufen, um dadurch den unmittelbaren Verkauf einzuschränken. Sie wollen einfach nicht, dass ein Naturprodukt, welches jahrtausendelang Menschen hilft, zu einfach, ... zu schnell und zu preiswert zur Verfügung steht.
Gleichwohl gibt es pharmatreue Anbieter, die mit Angaben einer besonderen Vermahlung werben und damit versuchen, Interessenten zu suggerieren, dass angeblich nur ihr Zeolith besonders wirkungsvoll sei. Nachweise bleiben sie offiziell schuldig, weil es den nicht gibt. Lassen Sie sich bitte von diesen "Pharmamafia" Behauptungen nicht täuschen. Es gibt weltweit sehr gutes und preiswertes Natur-Zeolith zu kaufen. Wobei das osteuropäische Zeolith eine hervorragende Qualität liefert. Gerne gebe ich Ihnen dazu noch einen Link, über den Sie Zeolith sehr preiswert erhalten können. Natürlich nur für Ihr Aquarium.

Für eine noch wirksamere und schonendere Entgiftung lässt sich Zeolith ideal mit Bentonit kombinieren.
Beide Mineralerden verfügen über starke entgiftende und schadstoffbindende Eigenschaften. Sie unterscheiden sich lediglich in ihrer Struktur kaum in der Wirkung. Beide können über Adsorption und Ionenaustausch entgiften.
Bei dem Vulkangestein Zeolith gleicht seine Struktur einem Kristallgitter.

Bentonit ist ein Tonmineral (Montmorillonit) und ein Schichtgestein, dem folgend schichtartig aufgebaut.

Kommt Bentonit mit Wasser in Berührung, bildet sich ein schleimiger Film, der sich bei der Einnahme schützend auf die Darmschleimhäute legt. Deshalb wirkt Bentonit etwas beruhigender und sanfter als Zeolith, weil Zeolith diesen Schleimfilm nicht bilden kann.

Daher lassen sich diese beiden Mineralerden ideal miteinander kombinieren. Dazu nehme ich persönlich unregelmäßig Flohsamenschalenpulver, weil es zusätzlichen Schleim liefert, den Zeolith nicht besitzt.

Manche Schulmediziner behaupten, Bentonit sei selbst mit Schwermetallen belastet. Doch nach langjährigen Untersuchungen ist jedoch anzunehmen, dass sich keine Schwermetalle aus der Mineralerde lösen, sondern stabil in dieser gebunden bleiben. Beispielsweise soll Blei in Bentonit enthalten sein, genau das giftige Schwermetall, welches eigentlich mit Zeolith und Bentonit entfernt werden soll. Bei mit Blei belasteten Schweinen reduzierte Bentonit erhöhte Bleikonzentrationen im Blut, im Gehirn, in der Leber, den Knochen, den Nieren und sogar im Fell. Bei Schafen wurde festgestellt, dass diese durch die Gabe von Bentonit vor einer Kupferbelastung geschützt waren. Und bei Goldfischen, die Leber- und Nierenschäden aufgrund einer Cadmiumvergiftung erlitten hatten, konnte Bentonit (als Futterzusatz) diese Schäden wieder beheben. Auch wenn konkrete Studien am Menschen bisher nicht vorhanden sind, scheint Bentonit ganz eindeutig ein entgiftendes Potenzial aufzuweisen, das sich insbesondere auf Schwermetalle erstreckt.

Die Entgiftung scheint so wirksam zu sein, dass Bentonit nicht mit der Antibabypille oder mit Schilddrüsenhormonen eingenommen werden sollte, da die Mineralerden die Medikamente unwirksam machen könnten. Doch mit der Behauptung, dass Zeolith und Bentonit bedenklich wären, weil sie giftige Schwermetalle enthalten würden, versucht die Systempharma ein Mythos zu schüren. Die Eigenschaften der Mineralerden, Stoffe an sich zu binden, wird hier also negativ dargestellt, als sei es eine gefährliche Nebenwirkung. Dabei ist genau das Gegenteil der Fall, mit der resultierenden Wirkung: Entgiftung.

Denken Sie sich bitte Ihren Teil zu den Märchen der Systempharma. Meine Empfehlung: Testen Sie's einfach selbst.

Besonders die entgiftenden Funktionen von Leber und Nieren werden dank Zeolith und Bentonit entlastet und sogar gefördert.

Selbst meine Oma nutzte in früheren Zeiten Bentonit als normales Hausmittel gegen Durchfall. In einer alten Studie von 1961 zeigte sich, dass Bentonit in 97 Prozent aller Durchfälle das Problem beseitigen konnte. Völlig egal was die Ursache des jeweiligen Durchfalls war. Bentonit half besonders gut bei Lebensmittel-Vergiftungen, die nach dem 2. Weltkrieg leider sehr häufig vorkamen. Genauso auch bei virusbedingten Magen-Darm-Infekten. Deshalb hatte meine Oma immer eine recht große Dose mit Bentonit griffbereit in ihrer Hausapotheke. Damals war das normal, solange bis die Pharmafirmen und das Werbefernsehen kamen.

Bei Magen-/Darmproblemen infolge des Reizdarmsyndroms zeigte sich in einer Studie, dass Patienten, die zweimal täglich jeweils 3 Gramm Bentonit nahmen (8 Wochen lang), eine deutliche Linderung an zuvor vorherrschenden Verstopfungen erfuhren.

Bei internen Versuchen testete man die Wirksamkeit von Bentonit auf drei verschiedene krankheitserregende Bakterienstämme, u. a. auf Staphylococcus Aureus (Staphylokokken).

Staphylokokken sind recht gefährliche Bakterien, mit denen sich Menschen sehr häufig in Krankenhäusern infizieren und daran sogar sterben könnten. Bentonit konnte bei den erwähnten Versuchen nicht nur die Staphylokokken-Anzahl stark reduzieren, sondern auch die Anzahl der anderen beiden Bakterienarten; teilweise bis zu über 90 Prozent; und das innerhalb von 60 bis 90 Minuten. Das ist recht beeindruckend, aber auch nicht allzu sehr verwunderlich. Schließlich ist Bentonit hochalkalisch und in einem hochalkalischen Milieu können Bakterien, Keime und Viren nicht überleben.

Selbst dem Überhang von schlechten Mundbakterien, die zum Beispiel Parodontose verursachen können, kann sehr einfach zu Leibe gegangen werden. Vor dem Schlafen gehen, einen kleinen Schluck Wasser mit Bentonit nur in den Mund nehmen, damit in der Mundhöhle spülen und es durch die Zähne ziehen. Entweder danach ausspucken oder so wie ich es einfach langsam runterschlucken und Reste zwischen den Zähnen beibehalten. Das eingenommene Bentonit unterstützt den Körper bei seiner Entgiftung während der Nacht, die im Schlaf besonders wirksam ist. Auch wenn nun ihr Mund und der Rachenraum weißlich aussehen, macht nix, Bentonit leuchtet nicht im Dunkeln und man kann immer noch gut kuscheln.

Dafür bleibt die ganze Nacht die Mundhöhle hochalkalisch, was die bösen

Mundbakterien gar nicht mögen. Eine Kombination mit Bentonit und Gerstengraspulver ist noch effizienter. Eine Kundin erzählte mir, dass sie drei Jahre lang Zahnfleischbluten hatte. Nachdem sie drei Nächte meine Empfehlung praktizierte, hatte sich ihr Zahnfleischbluten erledigt.

Es wird noch interessanter und spannender. Wie Sie bereits wissen, kann das berüchtigte Zellgift namens Speisesalz schwerwiegende Schilddrüsenprobleme verursachen.

In einem Ratten- und Mäuseversuch konnte Bentonit bei Nagern mit Schilddrüsenüberfunktion den übermäßig hohen Schilddrüsen-Hormonpegel deutlich reduzieren. Die Nager konnten besser schlafen und waren prinzipiell nicht mehr so hyperaktiv. Sie hatten zwischen 0,3 und 2 g Bentonit pro Kilogramm Körpergewicht erhalten.

Es kommt noch besser.

Bei rheumatischen und auch bei Fasermuskelschmerzen haben sich warme oder kalte Bentonit-Umschläge bestens bewährt. Bereits die alten Römer setzten Tonerde-Packungen erfolgreich gegen Muskel-, Gliederschmerzen und Rheuma ein. Alle althergebrachten Anwendungen behielten ihre Wirksamkeit bis heute.

Uraltes Heilwissen, welches die Systempharma und die Schulmedizin Schritt für Schritt verschwinden ließen. Fragen Sie heute einmal einen Schulmediziner nach diesen heilsamen Anwendungen. Die Antworten möchte ich nicht hören.

Apropos uraltes Heilwissen.

Ich möchte Ihnen gerne noch ein über 110 Jahre altes Rezept bei Magen-/Darmproblemen jeglicher Art empfehlen.

Die berühmte Karottensuppe nach dem deutschen Professor Ernst Moro. Karotten können wahrhaftig Antibiotika ersetzen und werden seit Jahren erfolgreich bei Menschen und Tieren gegen Durchfälle verwendet.

Das Rezept hat der Ordinarius der Heidelberger Kinderklinik, Professor Ernst Moro, im Jahr 1908 nach alten Hausmitteln entwickelt. Damit sanken bei Kindern die Sterbe- und Komplikationsraten infolge von bakteriellen Durchfallerkrankungen deutlich.

Mit diesem Rezept hat Professor Moro Tausenden von Kindern das Leben gerettet.

Die Zubereitung gehörte lange zum Standard auf pädiatrischen Krankenstationen, verlor später durch die Entdeckung und weltweite Verbreitung von Antibiotika und Antidiarrhoika an Bedeutung. Googelt man heute nach "Mord'scher" Karottensuppe, wird sie vor allem in Abhandlungen und Foren der Tiermedizin empfohlen. Damit nur wenige Menschen erkennen, dass diese Suppe auch für sie eine heilsame Wohltat sein kann.

Durch die Wirksamkeit könnten weltweit Millionen Gaben von Antibiotika eingespart und bei vielen Menschen die Zerstörung ihrer gesunden Darmflora verhindert werden.

Nach inoffiziellen Berichten ist die Wirkung durch Dutzende Studien und Untersuchungen belegt.

Beim Kochen von Karotten entstehen saure Oligogalakturonide, die den Rezeptoren des Darmepithels ähneln und an pathogene Darmkeime andocken.

Sie fungieren wie Analoga, die die Rezeptoren der Keime blockieren und so deren Anhaftung an die Darmwand verhindern. Folglich werden die Erreger ausgeschieden.

Selbst Menschen mit blutigen Durchfällen könnten sofort profitieren, wenn sie diese Karottensuppe gleich beim Beginn ihrer Probleme mehrmals täglich über einige Tage einnehmen würden.

Grundrezept

Ein Pfund geschälte Karotten in einem Liter Wasser <u>60-90 Minuten</u> kochen. Danach mit einem Mixer pürieren. Falls sie zu dicklich ist, einfach mit etwas heißem sauberen Wasser auffüllen und bitte NUR mit etwas Natursalz würzen und genießen.

Mein Rezept

Suppe kochen, wie bereits erklärt.

15 Minuten vor dem fertig kochen, füge ich 2 Esslöffel Hirse zum Andicken hinzu und etwas frischen Ingwer, der ebenfalls ein Bakterienkiller ist.

Hirse fördert die körperliche Gesundheit, weil sie viele Mineralstoffe und Vitamine enthält. Dazu zählen Eisen, Silizium, Magnesium, Kalzium und vor allem Folsäure.

Die Inhaltsstoffe der Hirse wirken sehr positiv auf Knochen, Gelenke, Haare und Nägel.

Besonders bei Magen-/Darmproblemen ist Hirse immer sehr hilfreich.

Nach dem Pürieren füge ich noch eine Handvoll frische Kräuter hinzu und manchmal auch noch einen Esslöffel Zeolith/Bentonit.

Weil diese Mineralien so ultrafein gemahlen sind, dicken sie die Suppe nur etwas an und knirschen nicht zwischen den Zähnen.

Nach vor dem Servieren in Tellern gieße ich noch einen kleinen Strahl gesundes Kürbiskernöl oder Leinöl geschmeidig über die fertige Suppe.
Diese Suppe ist eine absolute, heilsame Wohltat für den Magen und den Darm.

Gerne können Sie das Rezept weitergeben, damit noch mehr Menschen davon erfahren, um auf Antibiotika bei Magen-/Darmerkrankungen verzichten zu können.
Probieren Sie es einfach aus. Die wohltuende Wirksamkeit ist sofort spürbar.
Danach macht auch das Fahrstuhlfahren wieder Spaß.

Krankheiten befallen uns nicht aus heiterem Himmel, sondern entwickeln sich aus täglichen Sünden wider der Natur.

(Hippokrates 460-370 v. Chr.)

Kapitel 12 - Eine bittersüße Chronologie

Der US-amerikanische Wirtschaftsverband Zucker hatte sich im Jahr 1975 unredlich zusammengeschlossen, um die Veröffentlichung sämtlicher Studien, die vor den verheerenden und gesundheits-schädlichen Auswirkungen von Zucker warnten, per Gesetz zu verhindern. Das misslang. Daraufhin starteten sie eine gigantische Werbekampagne zu den angeblichen Vorteilen von Zucker und fälschten jahrelang sämtliche Studien; und korrumpierten Wissenschaftler, um die Gefährlichkeit von Zucker zu verleugnen oder zu verharmlosen.

Die Zuckerindustrie fühlte sich weltweit vor der Wahrheit zum Zucker bedroht und unsere zuckersüßen Politiker versuchen seit Jahrzehnten, die Wahrheit über Zucker schwammig zu halten. Zum einen wollen sie die Zuckermafia nicht verärgern und zum anderen wollen sie gegenüber ihren Wählern Scheinheiligkeit heucheln, dass sie ja auch gegen zu viel Zucker seien. Ja-Ja.

Statt gesetzlich zu handeln und den überhand gewordenen Zuckereinsatz in Lebensmitteln zu verbieten, appellieren Politiker immer nur an die Eigenverantwortlichkeit der Hersteller und von Konsumenten.
Die Zuckerindustrie interessierte "das" bisher in keiner Weise und kaum ein Konsument schaut auf die Inhaltsangaben von Lebensmitteln; noch nicht einmal beim Brot kaufen. Inzwischen gibt es über 25 verwirrende Bezeichnungen von Zucker. Angefangen mit Glukosesirup, Glukosefruchtsirup, Dextrose, Malzextrakt oder Maltodextrin, Invertzuckersirup, Fruktose usw. Ein deutscher Discounter bot ein sogenanntes Fitnessbrot an, als ich mir die Inhalte anschaute, standen dort in der ersten und zweiten Reihe über fünf Zuckerbezeichnungen. Was hatte das nun mit Fitness und resultierend mit Gesundheit zu tun? Erst nachdem sich einige Kunden über diesen Schwachsinn beschwerten, verschwand das ja gar so tolle Fitnessbrot aus den Regalen.

Ähnlich dummschlau wie Bio-Eis mit Glukosesirup und Speisesalz anzubieten. Die Hersteller erhoffen sich mit den übersüßten Lebensmitteln mehr Umsatz zu erzielen.

Wenn es im US-Fernsehen Talkshows zum Thema Zucker gab, wurden grundsätzlich nur die dummdicksten Manager der Hersteller eingeladen, niemals seriöse Wissenschaftler, die die gesundheitsschädlichen Auswirkungen von Zucker beweisen konnten. Kein Systempresse-Fernsehen der Welt würde gutzahlende Werbekunden verprellen. Die Hersteller zeigen regelmäßig TV-Werbeclips mit billigen Zuckerprodukten, wie zum Beispiel Cola und Speiseeis mit Glukosesirup.

Alles billige Zucker-Endprodukte, die bei schlecht gelaunten Menschen mit affiger Werbemusik die Laune heben sollen. Genau das Gegenteil ist die Wahrheit. Zucker dämpft die Stimmung, verstärkt die Müdigkeit und verringert dazu die Konzentration.

Statt der Wahrheit ins Auge zu sehen, wurde von TV-Leuten immer behauptet: Das wäre ja nicht so schlimm oder nicht so ganz richtig; und alle Gegner von Zucker wären verrückte Spinner. Den sogenannten Wahrheitsgehalt sämtlicher Medien auf diesem Planeten kann inzwischen jeder vernunftbegabte Mensch zusammenfassend beurteilen. Er liegt ungefähr auf dem gleichen Niveau des IQ-Wertes einer Sumpfnacktschnecke. Obwohl dieser Vergleich zwar nett, doch nicht ganz fair ist, denn Sumpfnacktschnecken lügen nicht.

Nur ein Beispiel:
Jahrzehntelang hat die Systempresse die gesundheitsschädlichen Auswirkungen von Zucker heruntergespielt und als Hirngespinste von ein paar verrückten Wissenschaftlern bezeichnet.

Aktuell kann sich die Systempresse kaum noch gegenüber der Wahrheit zum Zucker verschließen und gibt kleinlaut zu, dass Zucker zu viele schlechte Kalorien hätte und eventuell Diabetes verursachen könnte. *Blaah-Blääh-Blupp.*

Doch wissenschaftlich fundierte Fakten beweisen eine ganz andere Erkenntnis. Sie besagen, dass manche Kalorien mehr Krankheiten verursachen als andere, weil verschiedene Kalorien vom Stoffwechsel unterschiedlich verarbeitet werden.

Viele Menschen wissen, dass Zucker Diabetes verursachen kann, weil Zucker sogenannte leere Kalorien liefert. Das ist nicht ganz richtig, eigentlich falsch. Zucker liefert keine leeren, sondern giftige Kalorien. Ein wissenschaftliches Faktum.

Unabhängige Untersuchungen aus Europa bestätigen, dass bei nur einem Zucker-Erfrischungsgetränk am Tag das Risiko, an Diabetes zu erkranken, um über 30 % ansteigen "könnte". Unabhängig von einer bisherigen guten Ernährung.

Besonders der künstliche Glukosesirup verklebt im wahrsten Sinn des Wortes die Zellen; und verhindert genauer gesagt blockiert damit jegliche Heilung einer Krankheit.

Das Übermaß an mit Glukosesirup verseuchten Lebensmitteln ist enorm. Damit steht dieser Chemiezucker zu Recht im Verdacht, der Hauptangeklagte für Diabetes-Typ-2 zu sein. Zumal genau "das" ein amerikanischer Professor bereits vor Jahren nachgewiesen hat. Woraufhin ein Mordanschlag auf diesen Mann verübt wurde. Raten Sie mal von wem … Sie liegen richtig.

Versuchen Sie einmal bei irgendeinem Discounter oder Stadt-Bäcker nach einem Brot oder Brötchen zu fragen, welches ohne Zucker und Speisesalz hergestellt wurde. Zu 99 % keine Chance.

Wen man nachfragt, warum immer so viel Zucker und Chemiesalz in unserer Nahrung sein müssen, wird von den Herstellern, von finanziell überforderten Politikern und auch der Systempresse immer behauptet: der Verbraucher will das so.

Eine klare Lüge. Mich hat nie jemand gefragt, ob ich diese Zellgifte in meiner Nahrung haben möchte. Ich kenne niemanden aus meinem Bekanntenkreis, der das erwartet. Genauso wenig kenne ich niemanden, der dazu befragt wurde; oder kennen Sie jemanden?

Unsere Leber ist ein Reinigungs- genauer gesagt Entgiftungsorgan. Doch dank der politisch-unterstützten Zuckerindustrie wird dieses Organ geradezu mit Zucker überschwemmt. Unsere Leber versucht verzweifelt, diesen ganzen Zuckermüll zu verarbeiten. Sinnlos. Dieses kleine Reinigungssystem kommt nicht nur an seine Grenzen, sondern gibt auf.

Ergebnis: Unsere Leber fängt an, Fett zu produzieren.

Zucker besteht aus zwei unterschiedlichen Molekülen: Glukose und Fruktose. Daher verarbeitet der Körper sie auch unterschiedlich. Natürliche Glukose ist eine lebenswichtige Energiequelle, die von allen Organen verarbeitet werden kann, bis hin zum Gehirn. Fruktose wird hingegen nur von der Leber verarbeitet. Wenn man gesüßte Getränke, wie

z. B. Cola trinkt, wird die Leber von Fruktose geradezu überflutet.

In der Folge wird das der Leber zu viel und sie fängt an, den Zucker in Fett umzuwandeln. Damit steigen die Risiken, eine Fettleber, Diabetes und Herzerkrankungen zu bekommen. Das ist allen Verantwortlichen bekannt. Deshalb wird penibel darauf geachtet, dass diese "Vergiftung" möglichst langsam und unauffällig vonstattengeht; um Menschen möglichst jahrelang mit teuren Medikamenten zu versorgen.

Bereits die alten Ägypter haben mit dem Mästen von Gänsen begonnen. Die Römer haben damit weitergemacht und heute beanspruchen die Franzosen die Urheberschaft; allerdings nicht bei Fröschen, sondern ebenso bei Gänsen.

Um eine Stopfleber zu provozieren, wurde und wird das arme Federvieh mit einem Übermaß an Zucker und Kohlenhydraten zwangsernährt. Ergebnis: Fettleber-Pastete.

Das fanden findige Lebensmittelproduzenten bei einem Kaffeekränzchen mit Pharmaherstellern und Politikern richtig klasse und beschlossen, dass bei Menschen genauso zu machen. Ist es ihnen gelungen? Das Ergebnis können viele Menschen auf ihrer Waage oder an ihrem Insulin-Messgerät ablesen.

Ich wollte mir zu Weihnachten ein paar Marzipanprodukte eines weltweit bekannten Marzipanherstellers aus Hansestadt Lübeck gönnen. Ein Supermarkt hatte ein recht großes Sortiment aufgebaut. Nach über 20 Minuten vergeblicher Suche nach einem echten Stück Marzipan habe ich genervt aufgegeben. Sämtliche Produkte waren zuallererst mit Glukosesirup belastet. Völlig enttäuscht habe ich am gleichen Tag den weltberühmten, wohl eher den weltberüchtigten Hersteller angeschrieben und gefragt, was "das" soll?

Daraufhin schrieb genauer gesagt erklärte mir der Hersteller, dass sie seit über 200 Jahren das Marzipan nach einem genauso uralten Rezept herstellen und ihr verwendeter Glukosesirup würde keine gesundheitlichen Schäden verursachen.

Woraufhin ich fragte, ob in dem uralten Rezept bereits vor 200 Jahren das Zellgift Glukosesirup aufgeführt war und wer denn "bescheinheiligt", dass Glukosesirup unbedenklich wäre?

Ich warte seit Weihnachten 2018 auf eine Antwort.

Meine Empfehlung:

Lassen Sie bitte alle Lebensmittel mit künstlichen Zuckerstoffen einfach liegen. Ihr Körper dankt es Ihnen auf dem Weg zur Gesundheit.

Doch es kommt noch gruseliger.

Wir alle kennen noch Aspartam und wissen, dass es sich hierbei um einen synthetischen Süßstoff handelt, der jahrzehntelang als harmloser Lebensmittelzusatzstoff eingesetzt wurde. Jeder vernünftige Mensch weiß, wie hochgradig gesundheitsbedenklich dieser künstliche Süßstoff ist. Nur scheinbar unsere Politiker und Systemmedien nicht.

Aufgrund dieser weltweit bekannten Gesundheitsrisiken und nach massiven Umsatzeinbrüchen wurde dieser hochbedenkliche Chemie-Zucker einfach in "AminoSweet" umbenannt.

Zum Hintergrund: Vor vielen Jahren wurde zufällig entdeckt, dass ein Eiweiß-Säuren-Bestandteil des Giftcocktails "Agent Orange", welcher traurige Berühmtheit im Vietnam-Krieg als Entlaubungsmittel erlangte, einen süßlichen Geschmack hat. Durch den skrupellosen Einsatz von "Agent Orange" starben nicht nur Tausende von Menschen und Tiere, sondern es wurden auch riesige Dschungelgebiete für Jahrzehnte chemisch vernichtet, für Jahrhunderte vergiftet und unbewohnbar gemacht.

Eine Tochterfirma der berüchtigten "Monsanto Searle & Company", entwickelte da heraus den süßen, verheerenden und extrem schädlichen Nahrungsmittelzusatz "Aspartam"; der jetzt kurzerhand einfach in "AminoSweet" umbenannt wurde.

Einmal dürfen wir nun alle raten, warum hierzu keinerlei Berichte in den Systemmedien veröffentlicht wurden? Vermutlich haben gerade alle richtig geraten.

In unserer Wirtschaft ist die Gewinnmaximierung von Großkonzernen immer vorrangig vor Menschenleben. In deren Führungsetagen sitzen viele ehemalige Politiker; rein zufällig natürlich.

Meine Empfehlung: Bitte schauen Sie grundsätzlich immer auf die Inhalte von Produkten. Besonders bei Glukosesirup und AminoSweet sollten alle Alarmglocken klingeln. Egal welche Märchen die Systemmedien erzählen. Diese gesundheitsbedenklichen Zuckerstoffe fördern in keiner Weise Gesundheit, sondern zerstören sie.

Einer der schlimmsten künstlichen Zuckerstoffe namens Sucralose ist seit Jahren in der EU zugelassen. Sucralose ist etwa 600-mal süßer als normaler Kristallzucker.

Das ist auch der Grund, warum dieser hochbedenkliche Süßstoff zugelassen wurde. Um noch mehr Lebensmittel nochmals kostengünstiger mit diesem Zellgift zu belasten. Der Süßstoff ist angeblich kalorienfrei und wird zusätzlich mit Maltodextrin gestreckt und behindert fast komplett die Kohlenhydratverdauung.

Bei Menschen, die bereits unter einer Fruktoseintoleranz leiden, können sich wesentlich stärkere Nebenwirkungen zeigen; wie zum Beispiel: Magenkrämpfe, Blähungen, Durchfall, Erbrechen bis hin zum Kreislaufkollaps. Um diesen Süßstoff nicht auf den ersten Blick erkennbar zu machen, haben sich findige Hersteller einfach neue Bezeichnungen ausgedacht.

Seriöse Wissenschaftler und ganzheitliche Ärzte warnen seit vielen Jahren unaufhörlich und bisher unerhört vor diesem Zellgift. Doch es interessiert keinen Politiker und dem folgend auch nicht die Systemmedien.

Es ist wissenschaftlich nachgewiesen, dass der häufig vom Zucker verursachte Diabetes sowie weitere Krankheiten unmittelbar nichts mit einem Übergewicht zu tun haben muss; sondern vom Übermaß an Zucker erst entstehen kann. Wobei der chemische Zucker der gefährlichste ist.

Es gibt starke wirtschaftliche Bünde, die die Zuckersucht nicht nur seit Jahrzehnten verharmlosen, sondern ihre Existenz vehement abstreiten. Denn schließlich ist das Milliardengeschäft Zucker wichtiger als die Gesundheit von Menschen.

Vertrauen Sie bitte keinem von der Industrie selbstausgedachten Gütesiegel, welches einem Lebensmittel einen geringen Zuckeranteil "bescheinheiligt". Wie bereits gesagt, hat die Lebensmittelmafia Dutzende von neuen Zuckernamen erfunden, die größtenteils keiner kennt und selten korrekt aufgelistet genauer gesagt erklärt sind.

Ich empfehle folgende Faustregel:
Lassen Sie einfach alle Lebensmittel mit mehr als 10 Inhaltsstoffen liegen und grundsätzlich alle Lebensmittel mit den Zellgiften: Salz, Speisesalz, Kochsalz etc.; alles darüber hinaus ist oftmals nur pure Chemie.

Achten Sie auf Ihren Zuckerkonsum. Gönnen Sie ihrem Körper auch mal längere Zuckerpausen. Danach spüren Sie einen regelrechten Energieschub.

Es ist eine wissenschaftliche Tatsache, dass Zucker noch süchtiger macht als Kokain und abhängiger als Zigaretten.

Ein mit Zucker überschwemmter Körper bzw. Ihre Leber kann den Körper nicht mehr optimal entgiften. Nur eine gute Entgiftung sorgt für eine gute Regeneration und eine mögliche Heilung.

Gerade ein natürlicher Heilungsprozess ist bei Rheuma- oder Fibromyalgie erkrankten Menschen sehr wichtig. Alle Organe müssen dazu gesund sein oder vorab gesund werden. Das gelingt nur mit einer gesunden Ernährung und mit dem von mir empfohlenen Urzeitcode:

Mangel und Bewegung.

In meiner Kindheit gab es in der Schule keine übergewichtigen Kinder und kaum irgendwelche Krankheiten. Nur mal eine Erkältung oder ein aufgeschlagenes Knie. Wir Kinder konnten sogar aus dem Wasserhahn trinken, ohne Angst vor Mikroplastik, Nitrate, Medikamentenresten und Bakterien zu haben. Alle hatten ein paar Butterstullen mit Käse, Wurst in plastikfreien Brotdosen und einen Apfel oder eine Banane dabei. Keine Margarine-Matsch-Stullen mit Speck, salzige Pizzabrötchen in Plastikfolien oder Schokoladen-Zuckerriegel in Aluminium eingewickelt; zusammen mit künstlichen Zuckergetränken.
Das gab es alles nicht.
Doch dafür gab es zu 99,5 % gesunde Schulkinder, die alle tagtäglich zu Fuß bei jedem Wetter kilometerweit zur Schule gegangen sind.
Das klingt für heutige Eltern wie Science-Fiction; und ist für die Zuckermafia und der Pharmaindustrie ein vergangenes Horrorszenario.
Heute leiden über 80 % der Kinder an gesundheitlichen Problemen jeglicher Art und sind für die Systempharma bereits regelmäßige Einnahmequellen.

Als Kind habe ich immer geglaubt, ich müsste irgendwann als Erwachsener die Welt vor Killerandroiden retten. Wie so oft werden Träume zur Realität.
Heute finden sich Killerandroiden zuhauf in den Laboren von Pharmakonzernen beim täglichen und sinnlosen Misshandeln bis hin zum brutalen Töten von Versuchstieren. Dem will ich Einhalt gebieten, in dem Sie, genau wie viele andere auch, auf höchstbedenkliche Medikamente verzichten "können".

*M*an muss dem Leib Gutes tun, damit die Seele Lust hat, darin zu wohnen.

*(Zitat von der heiligen **Teresa von Ávila** (1515-1582))*

Kapitel 13 - Beißen Sie schnell ins **Gras**

Das nehmen Sie bitte für Ihre Gesundheit wortwörtlich.

Jahrzehntelang wurden Untersuchungen zu den gesundheitsfördernden Fakten von Chlorophyll von der Systempharma und der Systempresse konsequent unterschlagen. Auch über "etwas Lebenswichtiges" nicht zu berichten, ist eine indirekte Lüge. Schon in der Bibel steht, dass der, der etwas Gutes tun könnte und es nicht tut, sündigt.
Dafür veröffentlichen unsere Medien lieber Berichte, in denen sie uns erklären, wie uns gesunde Lebensmittel angeblich krank machen. Damit sind ihre Werbeeinnahmen und die luxuriösen Badeurlaube der Chefredakteure und ihren Schergen in der Karibik gesichert.

Sie teilen sogar eine gemeinsame Unternehmensphilosophie:
Alles was hilft, ist schlecht und alles was schlecht ist, ist gut.

Doch nun lässt sich die heilsame Wirkung von Chlorophyll nicht länger verheimlichen.

Der deutsche Chemiker Richard Willstätter erhielt schon 1915 für seine Forschungsarbeit in der organischen Chemie den Nobelpreis. Seine Erkenntnis:
„Ohne Chlorophyll ist das Leben von Mensch und Tier schlichtweg undenkbar."

Deshalb möchte ich Ihnen nachfolgend ein paar sehr wichtige Informationen zu einem der ursprünglichsten Gräser geben, die uns die Natur geschenkt hat.

Das grüne Gerstengras

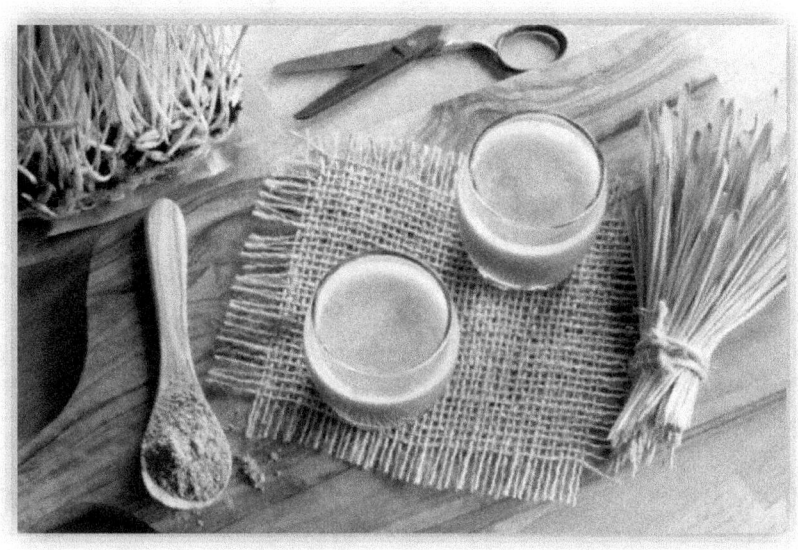

Aufgrund seiner großen Fülle an Vital- und Nährstoffen zählt Gerstengras mit zu den wertvollsten und wirkungsreichsten Lebensmitteln überhaupt.

Der japanische Forscher Dr. Yoshihide Hagiwara hat bereits vor über 50 Jahren in vielen Studien mehr als 200 chlorophyllhaltige Lebensmittel eingehend analysiert und dabei herausgefunden, dass Gerstengras mehr Vitamine, Mineralien, Spurenelemente, Chlorophyll, Enzyme und Bioflavonoide enthält, als alle anderen untersuchten Pflanzen auf diesem Planeten. Gerstengras gehört dank Dr. Hagiwara weltweit mit zu den am langjährig erforschten grünen Lebensmittel überhaupt. Gerstengras ist ein lebendiges Lebensmittel, welches die Natur uns vermacht hat. Gewachsen mit der synergetischen Energie der Sonne und ihren Biophotonen kann man es wahrlich auch als ein ganzheitliches, grünes Sonnenlicht-Konzentrat bezeichnen.

Der bekannte Schweizer Arzt Bircher-Brenner schlug sogar vor, den Wert von Lebensmitteln nicht nach ihrer wärmeerzeugenden Fähigkeit zu bemessen, sondern nach ihrer Fähigkeit, Sonnenenergie zu akkumulieren.

175

Gerstengras ist ein wahres "Füllhorn"
an lebenswichtigen Vital- und Mikronährstoffen:

Kalzium:

Der Gehalt an Kalzium ist bis zu 10-mal höher als in frischer Kuhmilch und doppelt so hoch wie im gesunden Weizengras. Pro Tag verbraucht der Körper ein Gramm Kalzium, welches wir täglich mit guter Nahrung dem Körper zuführen müssen. Wobei heute viele Wissenschaftler bestätigen, das Kalzium aus "grünen" Pflanzen wertvoller ist, als das aus jeglichen Milchprodukten. Milch hingegen, steht genauso wie demineralisiertes Wasser im schwerwiegenden Verdacht, Osteoporose zu verursachen.

In Ländern, in denen kaum Milchprodukte verzehrt werden und kein mineralarmes Wasser getrunken wird, ist Osteoporose weitgehend unbekannt.

Ein paar gute Fakten, um auf Milch, Sahne, Käse und auf demineralisiertes Wasser zu verzichten. Zumal bis zu 98 % der angebotenen Käseprodukte mit dem Zellgift Speisesalz hergestellt werden.

Grünes, pflanzliches Kalzium ist an Proteine gebunden und kann damit perfekt vom Körper aufgenommen werden. Doch für diese Absorption bedarf es Östrogen und dieses ist in Form von Isoflavonoide ausreichend im Gerstengras enthalten.

Magnesium:

Besonders unsere Muskeln und das Herz brauchen Magnesium. Welches zusammen mit Mangan und Zink in einem perfekten Verhältnis in Gerstengras enthalten ist.

Für eine gesunde Haut und mit dem hohen Gehalt von Zink sind diese Elemente besonders für eine gute Wundheilung wichtig. Gerade bei offenen Wunden sorgt ein Umschlag mit einem grünen Gerstengrasbrei und Zeolith zusammen mit einem pulsierenden Permanent-Magneten für wahre Wunder.

B-Vitamine:

Gerstengras enthält 30 Mal mehr von allen B-Vitaminen als Milch. Darunter auch das seltene Vitamin B12 und die Vitamine B1 (Thiamin), B2 (Riboflavin), B3 (Niacin) und B6 (Pyridoxin).

Vitamin C:

Der Vitamin-C-Gehalt ist fünfmal Mal höher als bei der entsprechenden

Gewichtsmenge an Zitronen. Ähnliche hohe Vitamin-C-Gehalte finden sich in vielen weiteren grünen Pflanzen.

Eisen:

Gerstengras enthält fünf Mal mehr Eisen als Spinat. Damit hätten viele Kinder endlich ein gutes Argument gegen Spinatmatsch-Packungen aus dem Discounter; die oftmals noch mit Speisesalz belastet und durchs "Vorkochen" nährstoffarm wertlos sind.

Ein sehr guter Tipp: Wenn Sie zum Beispiel Ihr Essen regelmäßig in einer Eisenpfanne zubereiten, wird Gemüse mit Eisen ionisiert. Mit sogenannten "Eisen-Fischen", die bei der Essenszubereitung einfach mit gekocht wurden, hat man den Eisenmangel in vielen unterversorgten Ländern deutlich ausgleichen können.

Eiweiß:

Besonders der hohe Eiweißgehalt macht Gerstengras zum wahren Powergras. Schon allein beim Gerstengraspulver liegt der Eiweißanteil bei weit über 40 %. Genauso auch bei vielen anderen grünen Pflanzen. Ein Grund mehr, es dem Matrosen Popeye in puncto Muskelaufbau gleich zu tun. Damit meine ich jetzt nicht, sich ein Matrosenmützchen aufzusetzen und freudig böse Pharmalobbyisten zu verkloppen, sondern frischen, am besten rohen Spinat zu essen.

Kupfer:

Kupfer ist ein wichtiges Spurenelement, ähnlich wie Zink. Natürliches Kupfer schützt vor Blutarmut und Arteriosklerose und sorgt für die perfekte Einlagerung von Eisen im Blut.

Kalium:

Enthält doppelt so viel Kalium als Weizengras und sechsmal mehr als in Bananen und anderem Obst.

Weitere Vitamine:

Gerstengras ist außerdem reichhaltig an Vitamin A (Beta-Karotin und Retinol), Vitamin E, Vitamin K, Folsäure, Pantothen-, Linolen- und Palmitinsäuren.

Mineralstoffe:
Gerstengras enthält die wichtigen Mineralstoffe Magnesium, Natrium, Phosphor, Zink, Schwefel, Chlor und Kupfer; und viele weitere.

Spurenelemente:
Enthalten sind auch die seltenen Spurenelemente Selen (wichtig für den Zellschutz) und Mangan (wichtig für den Knorpelaufbau) sowie Chrom, Molybdän und Silizium.

Chlorophyll:
Das Blattgrün Chlorophyll ist sozusagen das "grüne Blut der Pflanzen". Es ist in Energie umgewandeltes, kondensiertes Sonnenlicht. Vom Aufbau her ähnelt es dem roten Blutfarbstoff unseres Körpers; dem Hämoglobin. Der Unterschied ist "nur", dass beim Chlorophyll-Molekül in der Mitte kein Eisen-Atom, sondern ein Magnesium-Atom eingeordnet ist.

Enzyme:
Enzyme sind Eiweißmoleküle und die Katalysatoren unseres Stoffwechsels.
Ohne Enzyme funktioniert der Organismus nicht. Erst durch die Enzyme können die lebensnotwendigen Vitamine und Mineralstoffe überhaupt vom Organismus verwertet werden! Durch Erhitzen oder Einfrieren verschwinden die Enzyme aus der Nahrung. Ein wichtiges Argument, dass das Kochen langfristig keine Vitalität und Gesundheit erhalten kann. Im Gerstengras sind bisher mehr als 20 verschiedene Enzyme nachgewiesen. Darunter auch das seltene Enzym Superoxid-Dismutase (SOD), welches als Antioxidans im Körper wirkt. Das Isoflavonoid Isovitexin (2-O-GIV) ist bisher NUR im Gerstengras entdeckt worden und wirkt als Antioxidans vor krebserregenden Stoffen; sowie auch vor Strahlenschäden (Radioaktivität).
Es heißt auch zutreffend:
Ohne Enzyme keine Verdauung. Nur eine gesunde Verdauung mit der besten Assimilation der besten Enzyme sorgt für beste Gesundheit.

Aminosäuren:
Gerstengras enthält gut 40 % leicht verwertbare, hochwertige Aminosäuren, die als Grundbaustoffe von Zellen und Gewebe dienen:
Alanin, Alpha-Aminobuttersäure, Arginin, Asparaginsäure, Cystin,

178

Glutamin, Glycin, Histidin, Hydroxyprolin, Leucin, Isoleucin, Lysin, Methionin, Phenylalanin, Tryptophan, Prolin, Rutin, Serin, Threonin und Valin.

Gerstengras ist ein wahres Füllhorn mit natürlicher Folsäure. Genetisch hergestellte Folsäure wird sehr häufig bei Schwangerschaften ärztlich verschrieben, kommt allerdings nicht annähernd an die natürliche Wirksamkeit der Folsäure im Gerstengras heran.

Weitere Bestandteile sind Bioflavonoide (sekundäre Pflanzenstoffe), ungesättigte Fettsäuren, Lipide und Ionen sowie die "Wohlfühlhormone" Serotonin und Tryptophan.

Weiterhin enthält nur das Original-Gerstengras - als einzige bekannte Pflanze - alle essenziellen Aminosäuren in einer perfekten Ausgewogenheit, mit der einst das Leben entstand. Wenn nur eine Aminosäure fehlt oder nur geringfügig vorhanden ist, ist der Körper nicht in der Lage, aus den noch vorhandenen Aminosäuren gesundes Zellgewebe zu bilden.

Gerstengras ist nur ein Molekül vom menschlichen Blut entfernt und wird deshalb zu Recht als das "grüne Blut" bezeichnet. Es enthält praktisch den Bauplan des Lebens. Diese chlorophyllhaltige Nahrung versorgt unsere Zellen mit Sauerstoff, der mithilfe des Hämoglobins im Blut zum Herzen und durch unseren Körper transportiert wird.

Durch die großartige Zusammensetzung all dieser oben aufgeführten Vitalstoffe kann Gerstengras eine ganz besondere Rolle bei der Wiederherstellung und Erhaltung der Gesundheit spielen. Die zugeschriebenen Wirkungen sind weitreichend. Gerstengras wirkt gleichwohl entsäuernd und zellaufbauend, es entschlackt entgiftend. Weil es hochalkalisch ist, wirkt es ebenso antibakteriell, keimtötend und entzündungshemmend; dadurch stimmungsaufhellend, beruhigend und entspannend.

Selbst mein kleiner Hund liebte Chlorophyll. Bei der Zubereitung von frischem Salat mit Gerstengras stand er immer in der ersten Reihe und hat seinen grünen Salat geradezu genossen. Dieses Fressverhalten ist bei vielen "Wildtieren" eine uralte Schutzprogrammierung, um gesund zu bleiben. Selbst Löwen fressen von ihrem erlegten Wild immer den grünen, pflanzlichen Mageninhalt. Mein kleiner Westie war so grün-süchtig, dass er von mir regelmäßig Gerstengras bekam. Die Folge: Sein Fell wuchs so schnell, dass ich ihn alle 4-5 Wochen wie ein Schaf kurz scheren musste.

Dazu hat er mit 15 Jahren immer noch Hasen und Katzen gejagt und war mit mir im Sommer regelmäßig schwimmen und sogar tauchen. Er ist fast biblische 17 Jahre alt geworden. Raten Sie mal, warum?

Erst kürzlich wurde eine australische Untersuchung veröffentlicht. Sie werteten die Daten von über 1.400 Frauen mit über 70 Lebensjahren aus. Die Probandinnen nannten ihre jahrzehntelangen Essgewohnheiten und wurden in Reaktion- und Grifffestigkeit getestet.

Das erstaunliche Resultat für Schulmediziner: Wer regelmäßig Spinat und grüne Salate aß, erreichte bessere Ergebnisse als die Damen, die jahrzehntelang die Industrienahrung bevorzugten.

Die Forscher vermuten, anorganisches Nitrat wäre der Grund dafür, weil dieser Stoff angeblich Muskelfunktionen verbessern soll. Der wissenschaftliche Beweis steht wie immer noch aus. Es handelt es sich hierbei nur um eine medizinische These.

Schließlich kamen die Forscher auf die glorreiche Erkenntnis, dass grünes Blattgemüse die Gesundheit fördert; und wer damit bereits in jungen Jahren anfängt, erspart sich im hohen Alter viele Zipperlein.

Diese Meldung war einem Internetprovider über drei weitere interne Webseiten ein 43 Sekunden Bericht wert; na gut … immerhin. Zumindest wurde hier darüber berichtet und wie immer null dazu in der Systempresse.

Der wahre Grund zu den besseren Werten der "grünen" Damen war nach meiner Meinung eindeutig die gesamte Komposition der grünen Inhaltsstoffe, die ich Ihnen bereits aufzählte.

Diese Erkenntnisse und hundert weitere sind seit Jahrzehnten eigentlich sogar seit Jahrtausenden bekannt. Doch unsere Systemmedien berichten lieber in dümmlichen Fernsehshows darüber, welche TK-Pizza besser schmeckt. Die mit 24,6 cm oder die mit 27,9 cm Durchmesser?

Eine genauso lebenswichtige Information wie ein Furunkel am Popo von Jack Sparrow.

Unsere "grünen" Instinkte wurden uns von der Lebensmittelindustrie konsequent abtrainiert und vielen Gemüsesorten wurden genetisch inhaltlich leer gemacht.

Wichtige Mineralstoffe und vor allem wichtige Bitterstoffe, die die Leber entgiften, wurden gezielt aus vielen Gemüsesorten heraus gezüchtet; und dummfeiste Fernsehköche erklären uns vor laufender Kamera, dass wir lebenswichtige Bitterstoffe aus dem Gemüse herausschneiden oder herauskochen sollen.

Dazu erzählen uns Lebensmittelhersteller, wie ungesund Bitterstoffe sind und das wir "das", als gehorsame Verbraucher auch genauso haben wollten.

Sorry, ... ich wurde nie gefragt, ob ich totes, leeres Essen haben möchte. Dem folgend könnte ich auch täglich in einem Fast Food Restaurant zum Essen gehen.

Ich möchte beim Hineinbeißen in ein Radieschen echten Geschmack haben und die natürliche, <u>bittere</u> und damit gesunde Schärfe spüren. Ohnehin schmecken, erkennen noch viele ältere Menschen Bio-Gemüse, im wahrsten Sinn des Wortes, am natürlichen Geschmack.

Besonders Bio-Gemüse hat oftmals einen naturgegeben herrlichen und unwiderstehlichen Duft.

Ich zitiere hier gerne Dr. Yoshihide Hagiwara,
den ich noch persönlich kennenlernen durfte:

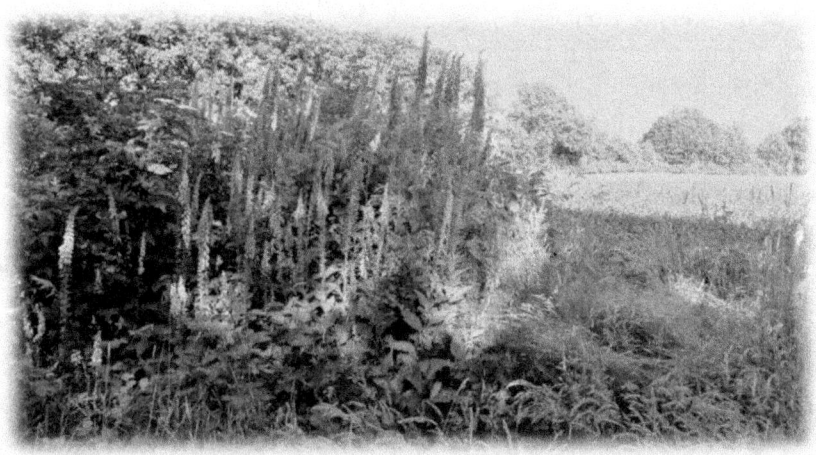

"Wenn wir den Verzehr von natürlichen Lebensmitteln
vernachlässigen, fehlen uns lebenswichtige Mineralien
und der Körper kann nicht blühen."

Nach seiner und meiner Meinung; sowie persönlichen Erfahrungen kann der Körper mit Gerstengras wahrhaftig wieder aufblühen.

Die ultimativen Wirkstoffe und Wirkungsweisen sind im Gerstengras einzigartig und haben Millionen Menschen geholfen, wieder gesund zu

181

werden. Dazu gibt es Hunderte von Versuchen und Testreihen.

Eine sehr interessante Untersuchung wurde vor einigen Jahren mit an Fibromyalgie erkrankten Menschen durchgeführt. Natürlich keine offizielle klinische Studie, zumal es die Schulmedizin auch nicht interessierte. Doch wen interessiert hierbei noch die Schulmedizin?

Bei dieser Untersuchung oder besser Anwendungsbeobachtung ging es speziell um Fibromyalgie, die laut allen Scheinheiligen nach wie vor unheilbar ist und gefälligst auch bleiben soll.

Es sollte überprüft werden, ob eine überwiegend vegetarische Rohkost in der Lage wäre, die Symptome der Fibromyalgie zu lindern.

Daher gab es auch keine Placebogruppe, denn warum sollten Fibromyalgie-Erkrankte sich selbst belügen? Diese Studie habe ich im renommierten "Pub Med" entdeckt und die Ergebnisse kann ich persönlich bestätigen.

Anwendungsmethoden:

Insgesamt nahmen 30 Betroffene an dieser Untersuchung teil. Sie alle erhielten einen besonderen Ernährungsplan mit der Umstellung auf nur noch vegetarische Kost.

Diese Vorgabe bestand aus rohem Obst und Gemüse, wie zum Beispiel grüne Salate, Früchte, frischer Karottensaft, jegliche Pflanzenknollen und ihren Wurzeln sowie auch biologische Getreideprodukte, Nüsse, Samen; und vor allem täglich dehydrierter Gerstengrassaft.

Das Ergebnis dieser Nahrungsumstellung wurde in einem speziellen Fibromyalgie-Fragebogen festgehalten. Mit einem über 36 Punkte-Gesundheitsfragen und einem Fragebogen zur Lebensqualität. Dazu auch körperliche Leistungstests.

Ergebnis:

Insgesamt 26 Teilnehmer gaben die Fragebögen nach zwei Monaten ausgefüllt zurück. 20 Teilnehmer reichten ihre ausgefüllten Fragebögen am Anfang und Ende oder nach dem zweiten und teilweise nach dem vierten Monat des Beobachtungszeitraums ein.

Vier Teilnehmer gingen verloren. Vermutlich zurück in ihr altes Paradigma. Indem die Schulmedizin Menschen geradezu einbläut, dass sie gefälligst auf ewig krank sind und es gefälligst auch bleiben sollen.

Nach diesen Weißkittel-Märchen ist es auch sehr schwierig, nach vielen, schmerzvollen Jahren eine Hoffnung auf Heilung zu erkennen und anzupacken.

Die empfundenen Symptome von 20 Teilnehmern lagen vor Beginn der Studie bei durchschnittlich 51 Punkten und hinterher bei nur noch 28 Punkten. Damit haben sich die empfundenen Symptome um 46 % deutlich reduziert.

Der Lebensqualitätswert auf einer Skala von 0 bis 7 stieg nach 7 Monaten von zuvor 3,9 auf 4,9 deutlich an; also um knapp 25 %. Der körperliche Schmerz blieb relativ gleich. Allerdings gab es signifikante Schmerzverbesserungen bei Ruhephasen und nach Sport. Ebenso bei der allgemeinen Beweglichkeit, körperliche Flexibilität, Stuhl-Test und vieles mehr.

Besonders bei 19 von 30 Teilnehmern wurden signifikante Verbesserungen bei allen zuvor gemessenen Werten festgestellt. Im Vergleich zu den Werten von Teilnehmern, die nicht oder nur mangelhaft auf die Maßnahmen ansprachen. Nach sieben Monaten der vorgegebenen Anwendungen hatten sich die Werte für alle Kriterien außer dem körperlichen Schmerz an die Werte von normalen Frauen in einem Alter zwischen 45 und 54 Jahren angeglichen. Signifikante Unterschiede waren nicht mehr vorhanden.

Dieser Test und andere grüne Anwendungen zeigen deutlich und sehr eindrucksvoll, inwieweit Gerstengras die Gesundheit weitgehend herstellen kann. Genauso bestätigen auch die gering abgenommenen Schmerzwerte meine festgestellte Ursache.

Mit der Entscheidung für eine gesunde, basische Kost ist resultierend immer eine Entsäuerung verbunden. Eine gezielte Entsäuerung hat immer deutlich geringere körperliche Probleme zur Folge. Ganz klar und logisch. Nur wenn man sich trotz dessen immer wieder auf eine geopathische Strahlungsbelastung legt oder versucht, in einem elektromagnetischen Feld zu schlafen, werden gute basische Stoffe im Körper geradezu verheizt. Zum einem hilft man seinem Körper, in eine Heilungsphase überzugehen und zum anderen mutet man ihm weiterhin die Ursachen zu.

Meine persönliche Schlussfolgerung:
Signifikante körperliche Verbesserungen Ja - Heilung Nein.
Mögliches Ergebnis ohne pathogene Strahlungsbelastungen:
Signifikante körperliche Verbesserungen Ja - mögliche Heilung Ja.

Solange eine massive Übersäuerung vorhanden ist und den Säure-Base-Haushalt des Körpers aus dem Gleichgewicht bringt, ist eine Genesung kaum möglich.

Gerstengras ist ein wundervolles Geschenk der Natur zum Entsäuern, Entgiften und Entschlacken. Gerstengrassaft wirkt sehr alkalisierend und damit basisch. Somit entsäuernd und entschlackend auf den gesamten Organismus. Gerstengrassaft ist vielleicht die basischste Flüssigkeit überhaupt und ist hervorragend geeignet, das Säure-Base-Gleichgewicht wiederherzustellen. Praktisch es zurück in eine natürliche Ur-Balance zu bringen und vor allem ausgewogen zu halten.

Gerstengras kann vor krebserregenden Stoffen schützen, es hilft beim Aufbau von Zellen und Gewebe. Gerstengras erhöht durch seinen hohen Anteil von Enzymen und dem Chlorophyll-Gehalt die Widerstandskraft des Organismus gegen Radioaktivität.

Es unterstützt den Körper effizient bei der Ausleitung von Giftstoffen. Insbesondere bei Schwermetallen; wie bei Aluminium, Arsen, Blei, Cadmium, Kupfer, Palladium, Uran und sehr hilfreich bei Quecksilber-Vergiftungen; sowie viele weitere giftige Schwermetalle.

Es fördert optimal die Durchblutung und Sauerstoffversorgung. Es wirkt sehr positiv auf den Cholesterinspiegel und den Blutdruck. Es hilft bei Blutarmut und Antriebsschwäche.

Gerstengras unterstützt den Verdauungsapparat und hilft bei der Verdauung mit besserer Ausscheidung von Salzsäure im Magen.

Gerstengras wirkt sehr beruhigend auf den gesamten Organismus und stimmungsaufhellend für die Seele. Es steigert insgesamt das Wohlbefinden, hilft Spannungen und Stress abzubauen. Bei Hyperaktivität kann Gerstengras eine wertvolle Unterstützung bieten. Durch den hohen Mineralstoffgehalt hilft Gerstengras Kindern mit einem Aufmerksamkeitsdefizit, sich besser zu konzentrieren. Sehr häufig liegen hierbei die möglichen Ursachen bei einer Schwermetall- und/oder Zuckervergiftung.

Weiterhin unterstützt Gerstengras die Funktionen von Leber und Bauchspeicheldrüse. Es kann bei Hautproblemen wie Neurodermitis oder Schuppenflechte und Allergien hervorragend helfen. Gerstengras kann durch seinen hohen Gehalt an organischem Natrium Kalziumablagerungen an Gelenken lösen und sorgt für eine Stabilität einer gesunden Knochenstruktur. Es erhöht unmittelbar nach der Einnahme für Stunden die Anzahl natürlicher Killerzellen (NKZ) im Körper.

Für die Japaner gilt Gerstengras übrigens auch als Aphrodisiakum, weshalb es sich auch positiv auf das Liebesleben auswirkt; weil sie knallgrün bis zu 15 cm wachsen. (Gemeint sind natürlich die Gerstengrashalme.) Ohne die Einnahme von bläulichen Superpillen.

Viele Menschen erzählten mir von ihren außergewöhnlichen Gesundheitsverbesserungen dank Gerstengras. Es ist besonders hilfreich bei Krebs, Arthritis, Rheuma, Fibromyalgie, Bluthochdruck, Hauterkrankungen, Übergewicht, Depressionen und vielen weiteren Problemen.

Manche bezeichnen es ähnlich einer Rundumerneuerung, weil Körper, Geist und Seele in diesem Entgiftungs- und im anderen Fall Heilungsprozess mit einbezogen wurden. Geistige und körperliche Rituale, wie zum Beispiel Meditationen, Yoga, Lymphgymnastik, Sport, waren von nun an für viele Menschen machbar; ein Anfang. Durch das bisherige Leid und mit jahrelangen Gaben von hochbedenklichen Medikamenten, Antidepressiva und Psychopharmaka fehlten bisher die Motivationen für eine körperliche oder geistige Aktivität.

Doch welches Gerstengras ist das Beste und in welcher Form?

Gerstengras kann man entweder günstig selbst anpflanzen oder als Nahrungsergänzung in Form von Pulver erhalten. Gerstengras selbst anzupflanzen ist natürlich die optimale Variante, da man das Gerstengras immer ganz frisch und deshalb mit dem höchsten Gehalt an Vital- und Nährstoffen erhält. Wobei natürlich die Qualitäten des Bodens und der Umwelt eine sehr wichtige Rolle spielen.

Gerstengras, welches zuvor zu Saft gepresst wurde, ist im wahrsten Sinn des Wortes flüssiges Chlorophyll und wird zu Recht auch als das "grüne Blut" bezeichnet.

Gerstengras können Sie frisch abgeschnitten, zum Beispiel zu Salaten und anderen Speisen beigeben; oder es auch direkt zu Gerstengrassaft pürieren. Es hat einen süßlich, wahrhaft grünlichen Geschmack.

Wer nicht selbst anpflanzen kann oder mag, dem empfehle ich Gerstengras-Pulver, welches ich persönlich auch nehme. Das gibt es zum

Teil in sehr guten Qualitäten zu kaufen. Achten Sie bei Kauf immer darauf, dass es GerstengrasSAFTpulver ist. So wurde es als Bio-Gerstengras von Dr. Hagiwara über 40 Jahre gezüchtet.

Eines der besten Gerstengräser wächst auf den reinsten Böden der Welt in Kalifornien. Die kalifornischen Böden werden mehrfach pro Jahr staatlich und unabhängig auf ihre Reinheit kontrolliert, da sie extrem reich an Spurenelementen und Mineralstoffen sind. Zwischenzeitlich gibt es auch in Europa hervorragende Qualitäten zu kaufen.

Das Gerstengras-Pulver wird hergestellt, indem die jungen Pflanzen geerntet und anschließend zu Gerstengrassaft bei Raumtemperatur schonend verarbeitet werden. Bei etwa 10-15 cm Höhe weist das Gerstengras den höchsten Gehalt an Vital- und Nährstoffen auf. Nachdem schonenden Pressen wird der frische Gerstengrassaft unmittelbar mit einem patentierten Sauerstoff-Sprühverfahren pulverisiert. Alles innerhalb von 2-3 Stunden.

Sehr einfach zu überprüfen: Mit der Einnahme dieses Original-Gerstengras im Wasser, idealerweise mit Pi-Wasser, löst es sich in Sekunden auf. Sie erhalten und trinken fast lebendiges, flüssiges Chlorophyll. Das ist die optimale Einnahme von Gerstengras, nun darf man wirklich von einer echten "Bioverfügbarkeit" sprechen. So kann der Stoffwechsel das Gerstengras geradezu perfekt aufnehmen und die Inhaltsstoffe optimal und zu 100 % "verstoffwechseln".

Das Pulver kann auch zu Salaten und anderen kalten Speisen beigegeben oder regelmäßig mit Pi-Wasser zu Saft und im anderen Fall zu flüssigem Chlorophyll verrührt werden.

Doch wie so oft in unserer neidischen Wirtschaftswelt wird ein gutes und erfolgreiches Produkt kopiert! Leider wird auch so genanntes Gerstengras in Apotheken, Reformhäusern und dubiosen Webshops angeboten. Teilweise mit dem Hinweis: "Nach Dr. Hagiwara".

Damit wollen die Verkäufer dem Interessenten suggerieren, dass ihr Gerstengras von Dr. Hagiwara wäre. Das stimmt nicht. Alle diese "Nachahmerprodukte" beinhalten **NICHT** das Original-Gerstengras von Dr. Hagiwara. Welches er über 40 Jahre erforscht und gezüchtet hat.

Es ist oftmals einfach nur klein geschreddertes Gerstengras ohne Kontrolle der Züchtung, der Böden und des wahren Inhalts. Teilweise mit billigem Zucker mit über 30 % minderwertigem Maltodextrin und/oder pulverisiertem Bruch-Reis versetzt!

Es löst sich schwerlich im Wasser auf und hat keine effiziente Wirkung in unserem Körper. Selbst wenn ein sogenanntes Bio-Siegel vermerkt ist, ist das keine Aussage zur Züchtung und Verarbeitung.

In einem "nur geschredderten" Gerstengras verbleiben immer Faserstoffe, an denen lebenswichtige Aminosäuren verkleben und dadurch ihre Wirksamkeit für den Körper verlieren.
Sparen Sie Ihr gutes Geld und schauen bitte nicht nur auf den Cent. Denn billiges Gerstengras ist oftmals wirklich nur "billiges Gerstengras".

Viele Kunden berichteten, dass billiges Gerstengras häufig einen muffigen und unangenehmen Geruch hat und es sich nur schwerlich im Wasser auflöst. Aus diesem Grund meiden viele Menschen künftig Gerstengras, ohne zu ahnen, wie hilfreich und wirksam das Original ist.

Ich könnte Ihnen sehr gute Gerstengraspulver im Sinne von Dr. Hagiwara empfehlen. Doch wie bereits gesagt, ich möchte mir ungern nachsagen lassen, dass ich Ihnen ja unbedingt nur etwas verkaufen will. Wer "es" wissen möchte, kann mich gerne kontaktieren.

Wenn Sie irgendwo Gerstengras kaufen, überprüfen Sie bitte immer die Bio-Siegel. Erkundigen Sie sich bitte, von wem die sind und woher das Gerstengras genau kommt. Dazu sollte es nicht geschreddert, sondern vorab schonend zu Saft gepresst sein und mit einem Sauerstoff-Sprühverfahren pulverisiert. Nur dieses Gerstengras löst sich in Sekunden im Wasser auf. Ebenso sollte es einen frischen, intensiven, grünen Duft haben. Ähnlich einem frisch gemähten Rasen. Es sollte kein Bruchreis oder künstlicher Zucker enthalten sein. Ein kleiner Anteil natürlicher Zucker mit ca. 5 %, ist in dem besten Gerstengras beigefügt, um das Gerstengras chemiefrei zu konservieren. Das ist völlig in Ordnung.

Viele grüne Pflanzen sind in ihrer Vielfalt immer hilfreich bei gesundheitlichen Problemen jeglicher Art; und besonders flüssiges Chlorophyll ist ein sehr effizientes und natürliches Entgiftungsmittel von Schwermetallen.
Auch Löwenzahn hat unglaublich viele Vorteile für unsere Gesundheit. Daher können und sollten Sie ihn gern im Sommer sammeln und mit in ihren grünen Smoothie verwenden. Ein eventueller Überschuss kann genau wie Brennnesseln einfach eingefroren werden.

Eines meiner liebsten hilfreichsten Kräuter ist die Brennnessel, die uns jahrelang als gemeingefährlich verkauft wurde; als ein ganz besonderer Fiesling. Obwohl die Vielseitigkeit dieses Wunderkrautes schon vor Jahrtausenden von Menschen genutzt und in vielen Lebensbereichen eingesetzt wurde, wird die arme Brennnessel bis heute von Menschen eisern bekämpft. Selbst mit den schlimmsten Chemikalien rückte man ihr zu Leibe und trotz dessen blüht sie jedes Jahr erneut in voller Kraft.

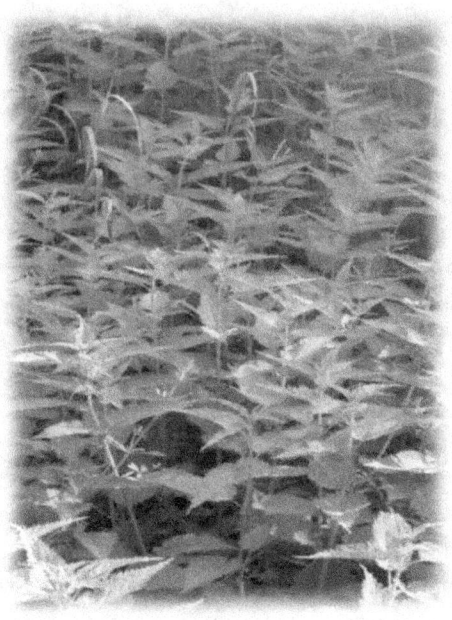

Früher haben uns die Lehrer und die Gesellschaft beigebracht, dass Unkräuter schlecht und giftig seien. Als Kinder haben wir alle diese Märchen geglaubt.

Seit Jahren, auch dank des Internets, ist es nicht nur bekannt, sondern bewiesen, wie gesund sogenannte Unkräuter sind.

Die Schulmedizin und teilweise auch die Naturkunde sind eher vorsichtig und berufen sich oftmals auf scheinheilige Warnungen aus Laborversuchen. Sicher gibt es auch wenige giftige Kräuter, doch diese zu unterscheiden, ist sehr einfach zu erlernen.

Ihr ausuferndes Wurzelgeflecht lässt diese Pflanze gegen jegliche Widrigkeiten immer wieder neu blühen. Darum können ihre getrockneten Wurzeln als Tee zubereitet wirksame Heilkräfte entfalten. Besonders bei Prostataproblemen.

Normalerweise isst der Mensch nicht übermäßig viele Kräuter und vor allem keine Unkräuter. Doch etwas Natürlicheres als sogenannte

188

Unkräuter und Wildpflanzen kann man gar nicht finden. Nach all den Lebensmittel- und Medizinskandalen kann ich jegliche grüne Kräuter nur empfehlen. Viele Menschen wissen gar nicht, dass sich viele gesunde Kräuterpflanzen auch hervorragend kulinarisch verwenden lassen. Die Natur hält so einige Schätze bereit für uns, die wir täglich probieren dürfen. Doch statt sie ständig zu vernichten, wäre es viel intelligenter, sie als ein heilsames göttliches Geschenk der Natur anzusehen. In der Naturkunde zählen die Brennnesseln mit zu den heilsamsten Kräutern überhaupt.

Wenn die Systempharma genau wüsste, welche heilsamen Wirkstoffe die Brennnessel enthält, hätten bereits Politiker mit allen Mitteln versucht, diese Pflanze gesetzlich auszurotten. Denn ein kostenloses Heilkraut darf es "gefälligst" nicht geben.
Die Brennnessel ist sogar in einem norddeutschen Bundesland: Schleswig-Holstein ein Wappensymbol und steht für die Wehrhaftigkeit gegenüber Feinden; bis heute. Passenderweise damit auch gegenüber der Systempharma und ihren Schergen.
In der Naturkunde werden Brennnesseln besonders zur Entgiftung und zur Reinigung eingesetzt. Sowie bei Erschöpfungszuständen und chronischer Müdigkeit wird sie sehr empfohlen. Müdigkeit kann auch die Folge eines Eisenmangels sein, den jedoch die eisenhaltige Brennnessel mit Leichtigkeit beheben kann. Sie liefert drei- bis viermal so viel Eisen wie Spinat und fünfmal mehr Vitamin C als eine Zitrone.
Nach dem 2. Weltkrieg, als es nur wenig zu essen gab, haben selbst gemachte Brennnesselsuppen viele Menschen vor dem Hungertod bewahrt. Aus den faserreichen Stängeln hat die Textilindustrie den sogenannten Nesselstoff und damit Kleidung hergestellt.

Sogar Paracelsus soll Brennnesselsaft bei Gelbsucht eingesetzt haben, weil die Brennnessel Leber und Galle positiv beeinflusst und besonders auch bei Verdauungsbeschwerden hilft. Darum wird sie in manchen Ländern sogar therapeutisch eingesetzt; u. a. auch bei chronisch entzündlichen Darmerkrankungen wie ulcerosa, und/oder, Morbus Chron. Die Bauchspeicheldrüse reagiert ebenfalls sehr positiv auf die Brennnessel.

Der berühmte Gesundheitspfarrer Sebastian Kneipp (1827-1897), der mit seinen "Wasserkuren" als Naturheilkundler der Schulmedizin 100 Jahre voraus war und es immer noch ist, wusste es ebenso.

Er bezeichnete die Brennnessel als eine Art Desinfektionsmittel für den inneren Hausputz. Zitat:

***B**rennnesseln räumen mit faulen Säften im Inneren gründlich auf.*

Fazit: Die animalische Brennnessel brennt nicht nur von außen, wenn man sie unachtsam berührt oder pflückt, sondern lässt auch innerlich verglühen, was unnötig, belastend und verschleimend ist.

Bei der Arthrose, problematischen Triggerpunkten, Rheuma und auch bei der rheumatoiden Arthritis kann die Brennnessel aufgrund ihrer entzündungshemmenden und schmerzlindernden Eigenschaften wirkungsvoll helfen.

So wurde in einer Studie festgestellt, dass der tägliche Verzehr von 50 Gramm gedämpften Brennnesseln, als Brei die tägliche Arzneimitteldosis eines Schmerzmittels von 200 mg auf nur noch 50 mg reduziert werden konnte.

Bei Probanden, die täglich Brennnesselbrei gegessen haben, verbesserten sich die rheumaspezifischen Blutwerte, krankheitsbedingte Schmerzen, Bewegungseinschränkungen und vorherige Steifigkeit um über 70 Prozent. Damit genau gleich wie bei Probanden, die keinen Brennnesselbrei gegessen hatten, sondern nach wie vor ihre übliche Dosis Schmerzmittel (200 mg) schluckten.

Allerdings haben die Brennnesseln keine schwerwiegenden Nebenwirkungen wie Medikamente. Gleichwohl versorgt die Brennnessel den Körper mit natürlichen Vitalstoffen und Antioxidantien.

Das ist für die Systempharma wahrhaftig eine unerhörte Frechheit, dass "so etwas" so gut hilft; und dazu kostenlos.

Besonders bei Harnwege- und Prostataerkrankungen werden Brennnesseln sogar von einigen Medizinern empfohlen und kommen als sogenannte Aquaretika zum Einsatz.

So werden Heilpflanzen genannt, die für das Durchspülen der Harnwege verordnet werden und auf diese Weise krankheitserregende Keime ausschwemmen können.

Die Brennnessel ist ein ganz besonderes Aquaretikum. Ihr hoher Gehalt mit Kalium sorgt für einen basischen und somit für einen verdünnten Urin. Folglich wird die Harnausscheidung gesteigert, was infolgedessen auch zu einer kürzeren Verweildauer der Bakterien im Körper führt. Bakterien können in einem alkalischen Milieu kaum überleben. Ein weiterer Grund, unbedingt bei Harnwegeproblemen jeglicher Art kein übersäuertes Umkehrosmosewasser und im anderen Fall demineralisiertes Wasser zu trinken, welches die Vermehrung von pathogenen Bakterien fördert. Brennnesseltee, zubereitet mit mineralisiertem Wasser, ist daher das erste Mittel der Wahl bei einer Harnwegsinfektion und auch bei einer Reizblase.

Gleichzeitig beugt die Brennnessel Blasen- und Nierensteinen vor, weil sich bei einem basisch verdünnten Harn keine steinbildenden Mineralsalze auskristallisieren können.

Die Brennnesselwurzeln sind besonders bei vielen Erkrankungen der Prostata und bei der gutartigen Prostatavergrößerung sehr hilfreich.
Nach einer sechsmonatigen Placebo-Doppelblind-Studie mit 558 Teilnehmern bestätigten die Probanden der Brennnessel-Gruppe signifikante Verbesserungen ihrer Krankheitssymptome mit über 80 %.
In der Placebo-Gruppe waren es lediglich nur 16 %.

Bei Prostatabeschwerden gibt es einen Klassifizierungswert, den sogenannten IPSS (Internationaler Prostata-Symptome-Score), mit dem die Intensität der Symptome klassifiziert wird. Medizinisch werden sieben Symptome bewertet (schwacher Harnstrahl, Nachträufeln, nächtlicher Harndrang, Restharngefühl und weitere Symptome). Man vergibt jedem Symptom zwischen 0 und 5 Punkte. Wenn nun ein Patient weniger als 8 Punkte hat, spricht man von einer milden Symptomatik. Bei 8 bis 19 Punkten liegt eine mittlere und bei 20 bis zur Höchstpunktzahl von 35, eine schwere Symptomatik vor.

Während dieser Studie sank nun in der Brennnesselgruppe der IPSS-Wert von 19,8 auf 11,8. In der Placebo-Gruppe sank der IPSS lediglich um 1,5 Punkte. Ein deutliches Ergebnis:
Welches beweist, dass allein die Brennnessel die Symptome soweit mindern konnte, sodass es den Probanden beinahe so gut wie vor ihrem Problem ging; und dass sie keinerlei Behandlungen mehr brauchten.

191

Das Ergebnis kann ich aus eigener Erfahrung bestätigen und werde Ihnen dazu noch eine hochwirksame und chemiefreie Brennnessel-Anwendung empfehlen. Denn mit 57 Jahren habe ich eine "normale", vergrößerte Prostata mit leichten Einschränkungen. Wie Sie wissen, bin ich ein eineiiger Zwilling und die sind zu 100 % genetisch gleich.

Im Gegenteil, zu meinem Bruder trinke ich seit über 20 Jahren Pi-Wasser, welches das Wachstum von Tumoren jeglicher Art verhindern und vermindern kann. Mein Bruder ist zweimal an der Prostata operiert. Einmal erfolglos und beim zweiten Mal wurde ihm mit einem Laser die Prostata verkleinert. Ich nehme seit 3 Jahren meinen eigenen Brennnessel-Extrakt und mein Urologe kommt aus dem Staunen nicht mehr heraus, weil meine Prostata seit Jahren in ihrer Vergrößerung gleichgeblieben ist. Der Arzt weiß und kennt von diesen natürlichen Alternativen absolut nichts. Obwohl ich es ihm erzählte, interessierte es ihn in keiner Weise; und mich interessierte sein Null-Interesse ebenso wenig. Denn jedes weitere Wort in diese Richtung wäre pure Lebenszeitverschwendung.

Mein Bruder schluckt seit Jahren täglich verschiedene Medikamente. Ich trinke täglich Pi-Wasser, nehme meinen Brennnessel-Extrakt und trage magnetische Einlegesohlen, die erheblich meine Durchblutung fördern; und mich vor den Auswirkungen des Elektrosmogs bewahren, besser gesagt mit dem Ur-Magnetfeld "erden"! Sogar sichtbar mit einer Infrarot-Kamera zu sehen, wie Füße, Waden und die Beine deutlich besser gesund durchbluten. (Magnet-Sohlen siehe: www.urlebenskraft.de)

Wissenschaftler überprüften den Wirkmechanismus von Brennnesseln auf Blutgefäße und stellten eine deutliche blutdrucksenkende Wirkung fest. Die Brennnessel hat offensichtlich eine entspannende Wirkung auf Blutgefäße. Das ist der Grund, warum in der traditionellen Medizin Marokkos die Brennnessel seit Jahren bei einem erhöhten Blutdruck sogar ärztlich verordnet wird.

Im Mittelalter gab es das erste Brennnesselsamen-Verzehrverbot für Mönche, um deren Keuschheitsgelübde nicht zu gefährden. In den Samen der Brennnessel finden sich nämlich hormonähnliche Substanzen und Vitamine, die einer Leistungsschwäche der Geschlechtsorgane zuvorzukommen; und unerwartet für die Damenwelt die Kutten der Mönche zu hoch anhoben.

Nun wissen wir alle auch, warum heute immer noch Mönche und vor allem katholische Priester heimlich Brennnesselsamen essen.

Es wird von den winzigen Brennnesselsamen die Libido, die Potenz und Zeugungsfähigkeit angekurbelt, ebenso die Milchproduktion stillender Mütter.

Brennnesselsamen helfen als einzigartiges Mikronährstoffspektrum immer gegen Haarausfall, genauer gesagt sie fördern den Haarwuchs. Sie können gesammelte Brennnesselsamen problemlos einfrieren und bei Bedarf sofort einnehmen. Zum Beispiel im Smoothie, Müsli, Salate oder einfach täglich pur ein bis zwei Esslöffel.

Ich esse seit 25 Jahren regelmäßig viel Chlorophyll in Form von Gerstengras, Wiesenkräuter, Brennnesselblätter und die Samen.
Ich renne alle sechs Wochen zum Friseur und lasse mir die Haare spitzbübisch kurz schneiden, da sie ähnlich wie die Brennnesseln sehr schnell wachsen; allerdings ohne Brennhaare.

Brennnesseln und ihre Samen sind daher eines der besten, ganzheitlichsten und gleichzeitig kraftvollsten Nahrungsergänzungsmittel auf diesem Planeten.

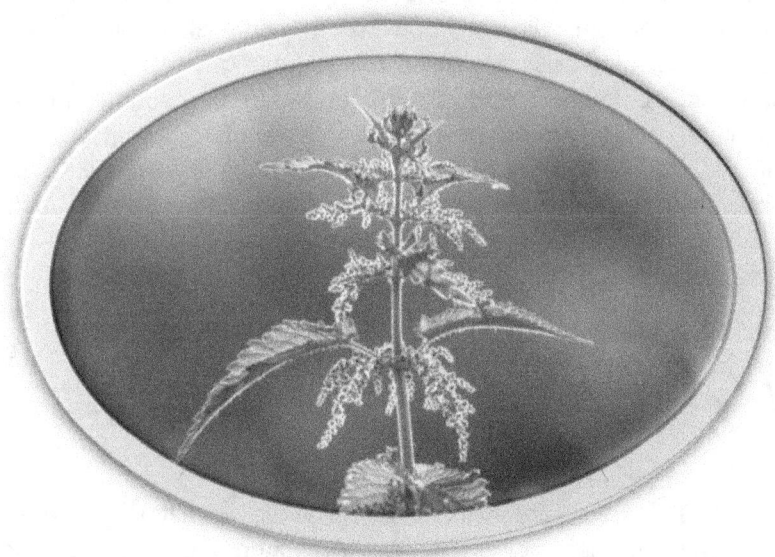

Völlig kostenlos, fast ganzjährig einzusammeln.

Heute sind Brennnessel schon lange nicht mehr ein sogenanntes "Arme-Leute-Essen", sondern werden auch in vielen Gourmetküchen zu allerlei Köstlichkeiten verarbeitet.

Ich mache mir gerne eine Brennnessel-Ingwer-Kokoscreme-Suppe, die nicht nur hervorragend schmeckt, sondern ich löffel quasi pure Heilkraft. Trotz Erhitzung bleiben viele Nähr- und Vitalstoffe erhalten und wirksam. Das Rezept schreibe ich Ihnen gerne noch auf.

Die Möglichkeiten, Brennnessel kulinarisch zu verarbeiten, sind sehr vielfältig. Wie zum Beispiel auch als Brennnesselrisotto, Brennnessel-Nudeln, besonders lecker ist eine Brennnesseltarte. Ich füge Brennnesseln gerne zum angeschmorten Gemüse oder in Gemüsesuppen hinzu. Aktuell teste ich gerade meinen ersten Brennnessel-Karotten-Kamutmehl-Dinkelkuchen.

Die Brennhaare der Brennnesseln kann man sehr schnell brechen und damit sind sie harmlos. Einfach Brennnessel in einen großen Plastikbeutel füllen und ein paar Mal mit einer Kuchenteigrolle rüber rollen; schwuppdiwupp sind alle Brennhaare platt. Jetzt können die rohen Blätter der Brennnesseln problemlos auch mit einem heldenhaften Grinsen zum Salat gegessen werden.

Überall können Sie grüne Kräuter einsammeln und die Kraft der Pflanzen nutzen. Brennnessel, Giersch, Löwenzahn und viele weitere Pflanzen stehen Ihnen kostenlos und hilfreich zur Verfügung.

Unglaublich, aber wahr: Kürzlich gab es einen Fernsehbericht, indem genau diese drei Heilkräuter als nerviges Unkraut bezeichnet wurden und anhand von Beispielen gezeigt wurde, wie man diese Heilkräuter mit Pflanzengiften vernichtet. Das damit im heimischen Garten auch die Bienen und Insekten getötet werden, das wurde selbstverständlich nicht erwähnt.

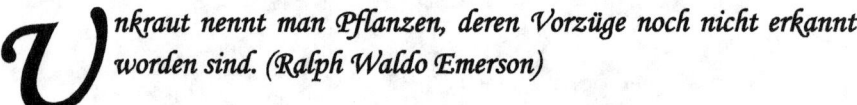

Unkraut nennt man Pflanzen, deren Vorzüge noch nicht erkannt worden sind. (Ralph Waldo Emerson)

Sammeln Sie ruhig immer mehr ein, als Sie unmittelbar verwenden können. Nachdem ich meine Kräuter gewaschen und kurz in der Sonne getrocknet habe, friere ich sie ein und nehme sie täglich nach Bedarf. Tiefgefrorene Kräuter tauen in Sekunden auf und sind ein idealer Vorrat für grüne Smoothies. Bitte kaufen und trinken Sie keine Smoothies aus dem Supermarkt. Die sind teuer, inhaltlich billig, belasten die Umwelt und sind energetisch tot.

Dafür gebe ich Ihnen lieber ein absolutes grünes Power-Rezept für einen heilsam wirkenden Smoothie:

Sie benötigen lediglich einen normalen Mixer oder Rührstab. Bitte vergessen Sie das Märchen von Mixgeräten, die über 40.000 Umdrehungen haben müssen, damit der Inhalt bioverfügbar für den Körper wäre. Das ist völliger und bewiesener Unsinn. Unsere Vorfahren, die Neandertaler, haben ihr Grünzeug auch nicht mit 40.000 Umdrehungen gekaut. Mit dieser Aussage will man Ihnen nur einen sehr teuren Mixer andrehen, die dazu oftmals noch viereckige Plastikkannen haben. Auch wenn diese Kannen eventuell aus BPA-freien Kunststoffen sind, bleibt ein minimalster Kunststoffabrieb nicht aus; dass ist Physik. Die Natur besteht größtenteils aus Rundungen bis hin zum Universum. Daher empfehle ich bei Mixern immer große und vor allem runde Glaskannen. Bei manchen Mixern erfolgt die Verwirbelung sogar nach den Strömungsformen, die Viktor Schauberger entdeckt und erforscht hat; und die sind rundgesund und nicht viereckig.

Heilsames Grünrezept:

Befüllen Sie einen Mixer zu einem Drittel mit selbstgesammelten Brennnesseln und ihren Samen; gerne auch mit weiteren Kräutern. Falls Sie noch nichts gesammelt, eingefroren und griffbereit haben, können Sie auch gerne grüne Lebensmittel im Supermarkt kaufen. Wie zum Beispiel: Rucola, junger Blattspinat, Wirsingkohl und alles "Grüne", welches Sie ebenfalls einfrieren können. Es sollten vor allem frische, grüne Lebensmittel ohne Pestizide sein, die noch weitgehend ihre Bitterstoffe bewahren konnten. Pflanzliche Bitterstoffe sind wahre Bakterien- und Virenkiller und sorgen für eine gesunde Verdauung.
Nun füllen Sie Ihren Mixer halb voll mit gutem, alkalischem Mineralwasser auf; am besten mit Pi-Wasser. **www.urlebenskraft.de**
Dazu einen großen Esslöffel mit Zeolith+Bentonit; und wenn Sie haben gerne auch noch einen Esslöffel Dolomit. Dolomit ist ein ultimativer Mix aus natürlichem Kalzium und Magnesium und daher pure Zellen- und Knochennahrung.

Einen Schluck Kürbiskern-, Hanf- oder Leinöl dazugeben.

Jetzt noch einen Teelöffel echtes Gerstengraspulver von Dr. Hagiwara. Warum?

Weil dieses Gerstengraspulver zuvor flüssiger Gerstengrassaft war und jetzt als Transporteur des gesamten Chlorophylls in die menschlichen Zellen fungiert.

Für einen besseren Geschmack kann man gerne frisches, ungeschältes Bio-Obst oder Bio-Saft mit einfüllen.

Nachdem Sie nun alles gemixt haben, könnte der Smoothie eventuell etwas warm geworden sein. Dazu ein paar gute Abkühlungstipps.

Kurz vor dem Trinken werfe ich noch ein paar Stücke Bio-Zitronen (mit Schale + Kernen) in den Smoothie, die ich zuvor eingefroren immer parat habe. Die Zitrone ist ein alkalischer Bakterienkiller, doch die weiße Innenhaut ist ein absoluter Tumorkiller. Jahrzehntelang wurde uns erzählt, wie bitter und ungesund die weißen Innenhäute bei Zitronen und Orangen sind. Genau das Gegenteil ist der Fall. Bereits vor 30 Jahren wurden in einer wissenschaftlichen Untersuchung die ultimative Wirksamkeit der Zitrone nachgewiesen. Besonders die weiße Innenhaut der Zitrone "könnte", mit ihren Mikronährstoffen ein Krebszellenkiller sein. Diese Erkenntnisse wurden von der Systempharma in die Schubladen des Vergessens verbannt. Damit lässt sich kein Geld verdienen.

Gerne können Sie auch ein paar tiefgefrorene, heimische Beeren jeglicher Art zum Smoothie geben.

Nachdem nun ebenso gefrorenes Bio-Obst gemixt ist, werfe ich zum Abschluss noch ein paar Pi-Wasser Eiswürfel dazu, crushe sie nur kurz auf und genieße einen absoluten Power-Entgiftungs-Smoothie.

Wie gesagt, das ist meine "grün-gesund-runde" Empfehlung für einen Smoothie. Die Inhalte sind bei jeglichen gesundheitlichen Problemen sehr hilfreich und unterstützen deutlich Heilungsphasen. Genau im Gegenteil zu dem Überangebot von isolierten und synthetischen Vitaminpillen. Diese künstlichen Vitamine und Enzyme können vom Körper nur schlecht oder gar nicht aufgenommen werden.

Schlechtes Beispiel sind die Amerikaner, die sich eimerweise mit synthetischen Vitaminen bereits am Frühstückstisch versorgen. Nach dem gebratenen Speck und Schweinewürsten gibt es erstmal zwei händevoll künstliche Vitamine und die werden vom Körper sofort als giftige Fremdstoffe angesehen; genau wie das vorherige Frühstück.

Die ohnehin bereits überforderte Leber schafft kaum noch die Entgiftung, daher werden zwangsweise Rückstände über die Nieren ausgeschieden; und eventuell in den Fettzellen als Toxine eingelagert.

Daher braucht sich niemand zu wundern, warum die Amerikaner in puncto längster Lebenserwartung ganz weit hinten auf Platz 44 stehen und eher in der Kiste liegen.

Wohingegen die Japaner seit Jahrzehnten auf Platz 1 entspannt sitzen und zu 100 % keine gebratenen Schweinereien am Morgen essen; und genauso wenig künstliche Vitaminpillen schlucken.

Japaner essen zu 90 % frischen Fisch und viele grüne Lebensmittel. Ganz oben auf der Ernährungsliste stehen die Meeresbraunalgen, die eine Vielzahl von essenziellen Mikronährstoffen beinhalten und mit ihren langkettigen Zuckermolekülen sogar die altersbedingte Makula-Degeneration stoppen können; und nebenbei die Sehkraft erhalten. Chemische Fertig-Lebensmittel und "Fast-stupid-Food" rangieren in Japan ganz weit hinten.

Besonders künstliche und chemisch hergestellte Vitamine sind immer sehr kritisch zu betrachten. Vor 25 Jahren wurde den Menschen von Ärzten, Apothekern und Co. die Einnahme von chemischer Ascorbinsäure, sprich Chemie-Vitamin-C, empfohlen; als angebliches Wundermittel gegen jegliche Erkältungskrankheiten. Heute weiß jeder normale Mensch, dass das völliger Blödsinn war und ist. Genauso auch, dass überschüssiges Vitamin C vom Körper ausgeschieden wird.

Tatsache ist, dass man ca. ein Dutzend Zitronen pro Tag essen müsste, um überhaupt einen Überschuss zu haben. Selbst wenn "etwas" Überschuss vorhanden sein sollte, wird nicht alles ausgeschieden. Ein Überschuss wird zum Teil in der Augeniris, in den Knochen und sogar im Gehirn gespeichert.

Leider wird weltweit unglaublich viel dieser künstlichen Vitaminpillen verkauft. Zum Teil mit dubiosen Networkunternehmen. Ein Milliardengeschäft. Viele Menschen erhoffen sich mit dieser Selbstoptimierung Gesundheit und Reichtum.

Dabei vergessen und sehen Menschen nicht, dass die grüne kostenlose Gesundheit vor ihrer Haustür wächst und ihnen ein Reichtum an Lebensqualität schenkt.

Die Antioxidantien, die ich Ihnen mit dem Smoothie empfohlen habe, gibt es ebenso in vielen weiteren natürlichen Lebensmitteln. Allerdings nicht so komplex und ausgewogen wie im Gerstengras und in der Brennnessel.

Daher sind diese beiden Grünlinge in der wohltuenden Wirksamkeit einzigartig und absolut natürlich.

Sie können und sollten meinen Smoothie nach ihrem persönlichen Geschmack variieren. Gesundheitlich entscheidend bei Schwermetallvergiftungen, Rheuma und Fibromyalgie sind Zeolith/Bentonit, Brennnesseln, Gerstengraspulver, Bio-Zitronenstücke und Pi-Wasser.

Falls Sie jemanden mit einer grün-gesunden Suppe überraschen und vor allem verwöhnen möchten, gehen Sie bitte folgendermaßen ans Werk:

Nehmen Sie einen großen Edelstahltopf und erhitzen Sie ihn. Nebenbei schneiden Sie ein paar Zwiebeln geschmeidig klein, ohne Schnittmuster. Jetzt schmoren Sie bitte die Zwiebel mit einem passenden Öl an und werfen kurz danach einen großen Schwung frische Brennnesselblätter in den Topf; und reduzieren die Hitze sofort auf die Hälfte. Nach wenigen Sekunden gießen Sie bitte den Topf mit kochendem Pi-Wasser auf, sodass der Inhalt mit Pi-Wasser bedeckt ist. Fügen Sie nun Ihre Gewürze hinzu. Natursalz, Pfeffer, Chili usw.; gerne können Sie etwas Ingwer oder Knoblauch beifügen. Ich gebe auch hier wieder etwas Hirse und Kurkuma hinzu. Bitte schalten Sie die Hitze ihres Herdes jetzt nur noch auf knapp 20 % Leistung herunter, sodass der gesamte Inhalt nur noch köchelt.
Währenddessen füge ich jetzt, je nach Geschmack, Kokosmilch oder manchmal auch Bio-Sojasahne hinzu. Das alle Produkte biologisch einwandfrei sind, versteht sich von selbst.
Nach gut 10-12 Minuten püriere ich den Inhalt mit einem Stückchen Butter zu einer köstlichen Suppe. Falls die Suppe eventuell durch die Hirse zu dicklich ist, einfach etwas kochendes Pi-Wasser nachgießen.
Ohnehin können Sie die Suppe nach ihrem Geschmack schnell und einfach herstellen. Entscheidend sind die Brennnesseln, die ich immer eingefroren parat habe.
Nachdem Sie die Teller aufgefüllt haben, können Sie zum krönenden Abschluss mit etwas Kürbiskernöl einen Smiley auf die Suppe zaubern. Denn der erscheint sowieso nach dem ersten Löffel im Mund, in Form zufriedener Pfannkuchengesichter Ihrer Gäste.
So einfach … so lecker … und so rundgesund grün.

> *ein Baum grünt ohne Kraft zum Grünen, kein Stein entbehrt die grüne Feuchtigkeit, kein Geschöpf ist ohne diese Eigenschaften, die lebendige Ewigkeit selber ist nicht ohne diese Kraft zum Grünen.*
>
> *(Hildegard von Bingen, 1098-1179)*

Ich hatte Ihnen noch ein grünes Wunder-Elixier versprochen, welches bei vielen gesundheitlichen Problemen hervorragend hilft. Völlig chemiefrei.

Vorab möchte ich Ihnen noch einige ultimative Fähigkeiten der Brennnessel nennen:

Sie ist harntreibend und entzündungshemmend, womit Entzündungen der Harnwege geradezu heraus gespült werden. Gleichzeitig erhöht sich die Harnmenge und Harnfluss. Sie wirkt krampflösend und antientzündlich und regt den Stoffwechseln an.

Die Wurzeln wirken vorbeugend gegen Krebs und können eine Prostata-Vergrößerung deutlich verhindern. Das kann ich aus persönlicher Erfahrung bestätigen.

Schmerzlindernd bei Arthrose, Fibromyalgie und bei rheumatoiden Problemen jeglicher Art. Ganz besonders gut wirkt sie bei Allergien, Heuschnupfen und Ekzemen.

Ebenfalls ist sie sehr hilfreich bei Störungen des Knochenstoffwechsels (Osteoporose) und lässt Ihre Friseurin regelmäßig frohlocken. Nicht weil Sie durch die Brennnessel Locken bekommen, sondern weil Ihre Haare deutlich gesünder sind und sichtbar schneller wachsen.

Ein paar Inhaltsstoffe:

Die Blätter beinhalten Mineralstoffe, wie z. B. Kieselsäure, Eisen, Mangan, Kalium und Kaliumsalze. Acetylcholin, Kaffeoylchinasäuren, Flavonoide, Chlorophyll, Sterolen, Chlorophyll und ein Übermaß an Vitamin-C.

In den Brennhaaren finden sich biogene Amine, wie Histamin und Serotonin und sogar Ameisensäure ist vorhanden.

Wurzeln: Lektine wie z. B. Urtica und Agglutinine. Cumarin (Scopoletin), Beta-Sitosterol, Lignane, Gerbstoffe, Polysaccharide, Triterpene, Ceramide, viele Fettsäuren. In den Samen findet sich fettes Öl, wie zum Beispiel Linolsäure, Polysaccharide und Carotinoide.

Die gesundheitsfördernde Wirksamkeit der Brennnessel ist so mannigfaltig, dass es dazu eigene Bücher bedarf.

Herstellung des grünen Wunder- Elixiers:

Nehmen Sie bitte ein sauberes großes Schraubglas, mit mindestens 500 ml bis 750 ml Fassungsvermögen. Befüllen Sie das Glas komplett mit sauberen und trockenen Brennnesseln; gerne dabei auch zu einem Drittel mit Brennnesselwurzeln und Samen.
Die gibt es übrigens in vielen Onlineshops sehr preiswert zu kaufen.
Nun füllen Sie das gesamte Glas mit einem 40-prozentigen Alkohol auf.
Denn können Sie in jeder Apotheke kaufen. Ich selbst nehme dafür immer einen 40-prozentigen italienischen Grappa. Danach stellen Sie bitte das Brennnessel-Grappa-Glas für mindest 4 Wochen in die Sonne. Drinnen oder draußen ist hierbei unerheblich. Es geht einzig allein darum, mit der richtigen Infrarot-Frequenz der Sonne und mithilfe der Bio-Photonen die heilsamen Essenzen aus den Brennnesseln auszulösen.
Nach 4 bis maximal 6 Wochen abseihen Sie bitte den Inhalt ab in eine große, dunkle Flasche und stellen sie in einen Küchenschrank. Zuvor füllen Sie etwas Brennnessel-Elixier in ein kleines Pipetten-Fläschchen.
Davon nehme ich zweimal täglich ca. 10 Tropfen auf meine Zunge und speichele sie kurz ein, bevor ich sie schlucke.
Die Wirksamkeit dieses Elixiers zeigt sich bei vielen Menschen unterschiedlich; allerdings immer sehr positiv.

Wenn Sie keinen Alkohol trinken oder trinken dürfen? Dann haben Sie ein Problem. Dazu kenne ich keine Alternative. Doch bitte machen Sie das keinesfalls mit Wasser. Damit entsteht eine hochwirksame und natürliche Brennnesseljauche, die seit Jahrhunderten als natürliches Düngemittel eingesetzt wird. Das ist der Grund, warum in Frankreich die Brennnesseljauche unter Höchststrafe gesetzlich verboten ist; weil mit diesem uralten Wissen die Umsätze der berüchtigten chemischen Industrie geschmälert werden. Die französische Regierung, genauer gesagt die dahinterstehenden Lobbyisten behaupten, dass Brennnesseljauche Flüsse und Seen belasten würde.
Doch chemische, giftige Pestizide, die maßgeblich die Gesundheit von Menschen, Tieren und Umwelt schädigen, sind gesetzlich zugelassen. Natürlich mit eigenen, gut inszenierten Harmlosigkeitsgutachten der Hersteller. Doch die uralte Brennnesseljauche, die seit Jahrhunderten für Menschen viele Pflanzen gesund und natürlich nährt und damit gesunde Lebensmittel hervorbringt, ist nur in Frankreich verboten.

Schon seltsam, jeder vernunftbegabte Mensch weiß, warum umweltzerstörende Industrien geschützt werden. Doch Konzern-unterstützte Politiker glauben immer noch, dass diese Erkenntnis dem Normalbürger unbekannt wäre. Ein weltweit natürliches Phänomen, quasi eine finanziell verursachte Pandemie unter Politikern.

Ich möchte Ihnen noch gerne eine persönliche Erfahrung und These in puncto Heuschnupfen und Allergien geben.

Vor ungefähr 25 Jahren bekam ich einen Heuschnupfen, der vermutlich durch eine langjährig verschleppte, innerliche Grippe entstand. Das nonstop "Niesen" entzog mir völlig meine Kraft und Energie. Freunde empfahlen mir, ein chemisches Antihistaminikum zu schlucken, welches ich sehr widerwillig einnahm, weil ich schon immer eine instinktive Abwehr gegen Chemie hatte. Ich glaubte damals, dass ich keine Wahl hätte. Doch dieses Antihistaminikum machte mich so extrem müde, dass mir sogar tagsüber die Augen zufielen. Ich wusste genau, "das" kann es nicht sein. Also nahm ich diese Chemie nur noch im Frühjahr, wenn es absolut nicht mehr anders ging.
Als ich vor ungefähr 25 Jahren anfing, Gerstengras zu essen, fiel mir nach einigen Monaten auf, dass ich kaum noch niesen musste. Vielleicht nur noch ca. 7-15 x die Woche. Damit konnte ich hervorragend leben. Denn zuvor nieste ich bis zu 20 x pro Minute.
Doch selbst dieses "weniger" Niesen verringerte sich nochmals in den Jahren auf null, seitdem ich meine eigenen grünen Smoothies herstelle und regelmäßig trinke.

Folgende These genauer gesagt Vermutung und für die Gesundheitsverhinderer meine freie Meinung.
Im Frühjahr beginne ich sofort mit dem Einsammeln von Brennnesseln, Giersch, Löwenzahn und anderen heilsamen Kräutern.
Die wasche ich nur kurz mit Pi-Wasser und mache mir sogleich einen grünen Smoothie. Den gesammelten Kräuterüberschuss friere ich ein.

Ich vermute, dass sich trotz des Waschens immer noch jede Menge Pollen auf den Blättern befinden. Vielleicht auch noch eventuell vorhandene Käfer und Spinnen, doch die sind nicht so entscheidend und füllen lediglich den Eiweißbedarf auf.

Wie inzwischen jeder weiß, werden von der Systempharma bei Heuschnupfen und Allergien jeglicher Art sogenannte Gegen-Sensibilisierungen angeboten; und jährlich millionenfach verkauft genauer gesagt injiziert. Teilweise über viele Monate oder Jahre, um bei den Betroffenen eine natürliche Gegenreaktion auszulösen. Womit die Allergene nicht mehr als Feinde gelten und allergische Reaktionen ausbleiben. Zumindest nach deren Aussage. Ich kenne viele Menschen, bei denen diese sogenannten Gegen-Sensibilisierungen in keiner Weise halfen oder förderlich waren, außer dem Umsatz der Systempharma.

Im Gegenteil zu mir. Ich habe vermutlich mit meinen grünen Smoothies eine natürliche Gegensensibilisierung entdeckt und vollzogen.
Nur besser, wirksamer und chemiefrei. Ich esse genauer gesagt trinke jedes Frühjahr die aktuellen Pollen mit meinen Smoothies. Dabei gebe ich meinem Körper nicht nur eine supergesunde Vitamin-Nährstoffbombe, sondern gleichzeitig aktuelle Informationen zu den neuesten Pollen. Mithilfe des flüssigen Chlorophylls mit dem Original Gerstengras gelangen die Polleninformationen in meine Zellen. Die Pollen werden nicht als Feinde erkannt und lösen daher auch keine allergischen Gegenreaktionen aus.
Wobei sicherlich auch das vorhandene Histamin im Gerstengras und in der Brennnessel mitentscheidend ist.

Wie gesagt eine persönliche Vermutung, allerdings auch eine sehr logische und für mich bewiesene Schlussfolgerung. Denken Sie sich bitte Ihren Teil genauer gesagt Ihre möglichen Anwendungen dazu.

K̲ünstliches Essen ist krankes Essen und fördert immer Krankheiten.
(Volker Gätz)

Kapitel 14 - Die Dosis macht´s

Sie kennen nun die Ursache meiner Fibromyalgie, die eventuell ebenso Ihre sein kann? Nachdem Sie nun hoffentlich eine Schlafplatzreinigung vor geopathischen Belastungen und auch elektromagnetische Funkwellen durchgeführt haben, kann eine "grüne" Ernährungsumstellung eine spürbare Regenerationsphase deutlich unterstützen.

Daher ist es unumgänglich, besonders entzündungsfördernde Lebensmittel zu vermeiden. <u>Ohne Ausnahme.</u>

Besonders chronische Entzündungskrankheiten nehmen inzwischen weltweit fast epidemieartige Ausmaße an. Viele jahrelang begangene bekannte Ernährungsfehler lassen "schwebende Erkrankungen", die also noch nicht ausgebrochen sind, erst entstehen. Doch damit gehören Ernährungsfehler nicht pauschal zu den Verursachern, sondern zu den Mit-Auslösern vieler chronischer Erkrankungen.
Wobei meine Fibromyalgie sicherlich nicht durch Ernährungsfehler entstand, da ich mich schon immer sehr gesund ernährt habe.
Doch wenn der Körper ohnehin durch saure Lebensmittel jahrelang geschwächt wurde, stehen natürlich für Erkrankungen jeglicher Art sämtliche Tore und Türen offen.
Es könnte sein, wenn ich mich ebenso jahrelang schlecht ernährt hätte, dass meine Fibromyalgie höchstwahrscheinlich früher ausgebrochen wäre? Genauso auch, wenn ich vor dem Ausbruch dieser Krankheit aus der Wohnung ausgezogen wäre, dass meine noch "schwebende" Fibromyalgie nie ausgebrochen wäre und mein Körper eine innerliche Heilung vollzogen hätte? DAS klingt für mich persönlich und auch für ganzheitliche Therapeuten sehr plausibel.

Wie bereits schon mehrfach erwähnt, ist es von höchster Wichtigkeit, sich nach der Ursachenbeseitigung zu 99 % alkalisch zu ernähren.

203

Zurecht wird immer behauptet, dass die körperliche Übersäuerung hauptverantwortlich für sehr viele Krankheiten steht. Doch nach meiner Meinung steht sie nicht hauptursächlich, sondern eher <u>mit-hauptursächlich</u> für Krankheiten.

Die Zutatenliste vieler übersäuerter Lebensmittel ist lang. Das gilt insbesondere für chemische Fertig-Produkte. Fast alle aufgeführten Inhalte einer Zutatenliste sind für Verbraucher absichtlich schwer zu verstehen.
Viele der aufgeführten Zusatzstoffe sind schon vor über 30 Jahren europaweit zugelassen und seitdem nicht mehr überprüft worden. Das ist unverantwortlich.
Heute erst wird vor der Verwendung von dem einen oder anderen Zusatzstoff dringend abgeraten. Viele sogenannte Azofarbstoffe (sämtliche E-Nummern mit einer 1 vorne) beinhalten Chinolingelb mit der Kennzeichnung E104 und gelten als hochbrisant. In den USA ist der gelbe Farbstoff seit Jahren verboten, da er unter dringendem Krebsverdacht steht.
Hier in Deutschland müssen erst nachgewiesenermaßen Tausende von Menschen an bedenklichen Stoffen sterben, bevor regierende Politiker nicht handeln, sondern lediglich kurz nachdenken. In den USA reicht der bloße Verdacht für ein Verbot. Außerdem kann E104 Allergien auslösen und die Aktivität sowie die Aufmerksamkeit von Kindern erheblich beeinträchtigen.
Weitere hochbedenkliche Farbstoffe sind:
E102, E110, E122, E123, E124a, E127, E129, E142 und E155.
Hinter E-Nummern mit einer 2 vorneweg verbergen sich Konservierungsstoffe. Wobei hier besonders die Borsäuren (E284+E285) als höchstbedenklich eingestuft werden.
Beabsichtigt werden alle unnatürlichen Antioxidations- und Säuerungsmittel nur mit einer E-Nummer bezeichnet, vorneweg immer mit einer 3. Damit niemand weiß, welche Chemie sich dahinter versteckt.
Würden die Hersteller gesetzlich verpflichtet werden, die wahren Namen zu nennen, würden nur noch Politiker ihre Produkte kaufen; damit diese wiederum noch ein paar chemisch-motivierte Wählerstimmen haben.
Ein hochkritischer Zusatzstoff ist E385. Der nachweislich Kalzium und Magnesium bindet, womit diese beiden wichtigen Mineralien unseren Zellen nicht mehr zur Verfügung stehen.

Besonders die Unmengen von den sogenannten Verdickungs- und Feuchthaltemittel, alle beginnend mit einer vier, machen Menschen dick und krank. Ganz vorne steht E425 oder auch genannt Konjak. Dieser Stoff verhindert die Aufnahme von lebenswichtigen Nährstoffen und fördert praktisch Krankheiten; insbesondere Pilze im Darm.

Eines der schlimmsten Säuerungsmittel ist der Zusatzstoff E512.
Weil es in hohen Konzentrationen zu metallischem Beigeschmack, Übelkeit und Erbrechen führen könne.
Geht es noch schlimmer? Ja. Die Killerandroiden der chemischen Industrie kennen keine Nachsicht und vor allem keine Umsicht für Menschen.
Der absolute E-Gruselstoff ist E999. Er gehört zur Kategorie der Süßstoffe und Zellgifte. Bei Produkten mit diesem hochbrisanten Stoff sollten Sie einen großen Bogen machen. E999 ist ein Schaummittel, welches aus der Rinde des Quillaja-Baumes extrahiert wird und steht zusammen mit E1520, welcher ein Lösemittel und Konservierungsstoff ist, im schwerwiegenden Verdacht, Krebserkrankungen zu verursachen. Genau deshalb sind diese E-Zusatzstoffe konzernpolitisch zugelassen.

Wer sich nun völlig verunsichert fühlt, sollte sich darüber freuen, ES zumindest nun zu wissen. Ohne ein Chemiestudium ist ein täglicher Einkauf kaum mehr machbar. Merken Sie sich einfach, dass ein "E" vorneweg immer für Exitus steht.
Daher ein einfacher Tipp: Lassen Sie einfach jegliche "Chemie-Lebensmittel-Produkte" mit allen möglichen E-Nummern und anderen Nummer liegen.
Würden wir "das" alle so machen, wären binnen vor Wochen viele Lebensmittel wirklich lebensmittelsicher.

Kritiker würden jetzt anmerken, dass all diese E-Zusatzstoffe ja so gering vorhanden wären und damit keine negativen gesundheitlichen Folgen verursachen können. Theoretisch ja, doch wir nehmen sie tagtäglich zu uns. Die Summe macht es.
Daher empfehle ich jedem Kritiker, einfach täglich ein 1.000 µg/l eines Tropfens Arsen oder Klapperschlangengift einzunehmen. Garantiert völlig harmlos, zumindest für die, die es nicht nehmen. Danach gäbe es deutlich weniger chemische Schlauberger auf diesem Planeten.
Wer heute noch glaubt, dass die Einnahme von Chemie harmlos wäre und

praktisch ohne Konsequenzen sei, der glaubt auch noch an ehrenhafte Politiker und heilende Pharmaprodukte. Der Inhalt und die Menge auf die Lebensjahre bestimmen unsere Gesundheit.

Bedenken Sie bitte:

Sie bestimmen die leidvollsten oder besser die lebensfrohen Jahre Ihres Daseins immer selbst.

Wie bereits schon mehrfach erwähnt, halte ich die Übersäuerung des Körpers durch falsche Ernährung als **Mit**-Hauptverursacher von vielen Krankheiten. Gerade wenn ein Mensch bereits durch eine geopathische Belastung stark übersäuert ist, sich dazu überwiegend mit "übersäuerten" Lebensmitteln ernährt, ist die Chance auf Heilung sehr gering; eher bei Null.

Diese schlechten, größtenteils nur künstlich hergestellten Nahrungsmittel fördern vorhandene Entzündungen im Körper. Daher ist es von höchster Wichtigkeit, ausschließlich nur entzündungshemmende Nahrungsmittel zu essen.

Insbesondere steht dazu das grüne Pflanzenchlorophyll an erster Stelle.

Viele selbst ernannte Ernährungsspezialisten empfehlen nach wie vor krankmachende Lebensmittel, wie zum Beispiel das Zellgift Speisesalz und behaupten vor laufender Kamera Salz wäre Salz und alle Salze wären Natriumchlorid.

Fassungsloses Kopfschütteln ist jetzt erlaubt.

Manche empfehlen sogar gebratenen Speck oder frittierte Blutwurst als ein gesundes Frühstück. Dann könnte man auch gleich geriebenen Koalabärenkot mit Alpaka-Spucke vertilgen. Ungefähr der gleiche Nährwert.

Ich vermeide grundsätzlich jegliches Schweinefleisch. Nicht, weil ich einem heidnischen, zynischen Aberglauben fröne, sondern weil ich weiß, dass Schweinefleisch extrem gesundheitsschädliche Auswirkungen auf meinen Körper hat.

Mein ganzheitlicher Zahnarzt hatte dazu oder vielmehr dagegen bereits schon vor über 40 Jahren Bücher in seinem Wartezimmer ausliegen, die vor den verheerenden Auswirkungen von Schweinefleisch warnten.

Ein Buch von dem berühmten Arzt Dr. Max Otto Bruker ist hierzu besonders empfehlenswert. Dr. Bruker hat bereits schon vor 50 Jahren bewiesen, dass viele Krankheiten mit gesunden und natürlichen Lebensmitteln heilbar sind. Dafür wurde er von seinen Kollegen hämisch ausgelacht und als verrückter Spinner dargestellt.

Heute stellen sich umstrittene Nachfahren dieses weitsichtigen Arztes vor laufende Kameras und erzählen, wie sie kranke Patienten mit natürlichen Nahrungsmitteln helfen und sogar heilen können. Dennoch wird von keinem dieser selbst ernannten Gesundheitsapostel der Verzehr von Speisesalz, künstlichen Zuckerstoffen, Milch, und/oder hormonelles Schweinefleisch abgeraten, sondern lediglich manchmal eine sinnlose Reduzierung empfohlen.

Ihre Sponsoren:

Die Systempharma, unser Gesundheitssystem oder besser gesagt, unser "Krankheit-Förderungs-System" und bestimmte Regierungspolitiker finden das richtig gut. Sie sind sich hierbei alle einig und sagen, dass man Menschen nicht immer alles verbieten darf, was krank machen kann. Logisch.

Eine Tatsache:

Nach dem 2. Weltkrieg 1947 war das deutsche Volk trotz der mageren Jahre weitgehend gesund, denn die wenigsten konnten sich satt essen. Die ersten Jahre bestanden aus Mangel und Bewegung. Mangel mit Essen und nonstop Bewegung für den Wiederaufbau.

Schweinefleisch gab es praktisch überhaupt nicht und Fleisch war ohnehin absolute Mangelware. Lediglich wurde ein wenig Fett verteilt.

Es gab fast keinen Zucker, daher lag der jährliche Verbrauch pro Person bei ca. 350 Gramm. Heute sind es 35 Kilo Industriezucker und obendrauf nochmal 9 Kilo Glukosesirup. Wer heute noch glaubt, dass über 44 Kilo künstlicher Zucker im Jahr keine gesundheitsgefährdenden Auswirkungen hätten, glaubt auch noch, dass der Weihnachtsmann nur vom Schlittenfahren pummelig wurde. Doch Brot und andere Teigwaren hingegen gab es in ausreichender Menge und wurde immer mit Kartoffeln, Rüben und "grünem" Frischgemüse ergänzt.

Ergebnis:

Es gab kaum die heutigen Krankheiten wie eine Blinddarmentzündung, keine Gallenblasenprobleme, Diabetes etc.; allerdings höchstens mit Ausnahme bei jenen, die ein Schwein "heimlich geschlachtet" hatten, was allerdings sehr selten vorkam.

Auch gab es kaum Rheuma jeglicher Art, Bandscheibenleiden und ähnliche Erkrankungen. Selbst Herzinfarkte, Gelenkverkalkungen,

Rückenschmerzen und Bluthochdruck waren fast völlig unbekannt.

Doch unmittelbar mit der Währungsreform 1948 gab es sogleich wieder genügend Schweinefleisch und damit Schinken; und besonders auch Speck. Schlagartig änderte sich das Bild grundlegend.

Blinddarmentzündungen, Gallenblasenerkrankungen, akute Hautentzündungen, Abszesse und viele Gelenkkrankheiten mehr waren abrupt wieder an der Tagesordnung.

Besonders erschreckend war und ist die unmittelbare Zunahme von jeglichen Krebserkrankungen. Viele Patienten im Alter von 55 bis 75 Jahren, die bisher beschwerdefrei gelebt hatten, erkrankten plötzlich an Magenbeschwerden, deren Ursache sich als Krebserkrankung an der Speiseröhre, an Magen, und/oder Darm herausstellte. Der Verlauf dieser Fälle war so instruktiv, biologisch bedeutsam und kausal begründet, dass wissenschaftlich eine eindeutige Verbindung mit dem erneut zur Verfügung stehenden Schweinefleisch bestand. Viele vergangene Krankheiten waren wieder da. Rheuma, Arthritis, Arthrosen usw. konnten ursächlich mit der Einführung und dem Konsum von Schweinefleisch in Verbindung gebracht werden.

Warum?

Regelmäßiges Essen mit Schweinefleisch übersäuert nonstop den Körper und belastet die Zellen unaufhörlich mit Medikamenten und Hormonen. Falls Sie kein Vegetarier sind, testen Sie es bitte selbst. Essen Sie mindest ein Jahr lang kein Schweinefleisch. Wenn Sie danach Ihr "erstes" Schweinefleisch essen, empfinden viele Menschen sofort ein Übelkeitsgefühl und erleiden manchmal sogar einen Kreislaufzusammenbruch.

Ein deutliches und warnendes Signal des Körpers.

Viele Tiere, Hunde, Katzen und sogar Forellen sterben an rohem Schweinefleisch, weil es nur für sie den tödlichen "Schweine Herpes Virus Typ 1"enthält. Dabei ist es völlig egal, ob es sich um ein Bio-Schwein handelt oder um ein armes Schwein aus einer tierquälenden Mastzuchtfarm.

Es stellte sich heraus, dass Schweinefleisch als ein bedeutsames Homotoxin (Menschengift) anzusehen ist, welches im Körper zu Abwehrerscheinungen führt, die als verschiedenste Krankheiten in Erscheinung treten.

Deshalb dürfen insbesondere Menschen mit Hautkrankheiten wie z. B. Schuppenflechte, Neurodermitis, kein Schweinefleisch essen.

Unser größtes Aufnahmeorgan: die Haut, versucht immer artfremdes

Eiweiß und Giftstoffe auszudrücken oder vielmehr zu entfernen.

Deutlich sichtbar durch viele sogenannte Hautkrankheiten. Dennoch verschreiben Ärzte vielen Betroffenen gnadenlos höchst gesundheitsbedenkliche Cortison-Salbe; die für den Körper und der Haut eine komplette Katastrophe sind. Oftmals mit dem scheinheiligen Hinweis, dass das vorhandene Cortison harmlos wäre und keinen Schaden anrichtet.

Eine Heilung der Haut ist damit so gut wie ausgeschlossen.

Gutes Beispiel: Nehmen Sie einen Gartenwasserschlauch zur Hand und drehen das Wasser auf. Legen Sie den sprudelnden Wasserschlauch ins Gras. Jetzt treten Sie den Schlauch kurz vor dem Auslauf des Wassers platt. Was passiert?

Der Wasserdurchlauf wird abrupt gestoppt und hinter Ihrem Fuß staut sich das fließende Wasser auf. Durch den aufstauenden Druck entsteht langsam eine immer größer werdende Wasserblase. Irgendwann wird der Druck innerhalb der Wasserblase zu groß. Kurz vor dem Platzen nehmen Sie ihren Fuß beiseite. Was passiert?

Mit einem unbändigen Druck schießt das Wasser aus dem Schlauch heraus.

Ähnliches passiert mit der Gabe von Cortison-Salbe. Nonstop wird ein Hautproblem mit Cortison unterdrückt oder vielmehr blockiert. Nicht geheilt. Ständig wird eine Entgiftung über die Haut verhindert. Irgendwann muss eine sogenannte Cortison-Pause eingelegt werden. Der Körper kann nicht mehr. Innerhalb von Stunden blüht die Hautkrankheit auf und stärker als zuvor. Ein gewünschter Teufelskreis der Systempharma.

Statt einfach nur die Ursache der Hauterkrankung zu erkennen und zu beseitigen, die oftmals von innen herauskommt. Von woher denn sonst? Hauterkrankungen entstehen bis zu 99 % von innen nach außen; logischerweise.

Ein sehr guter Freund von mir litt, bevor wir uns kennenlernten, seit 15 Jahren unter einer heftigen Schuppenflechte. Er musste sich sogar eine Glatze scheren, damit er seine Kopfhaut mit Cortison-Salbe eincremen konnte. Dazu ist er Diabetes-Typ-1 und dem folgend hatte er viele Krampfadern. Weiterhin klagte er über starke Schlafprobleme. Er ist gelernter Schlachter und hat sein Leben lang nicht nur viel Fleisch gegessen, sondern insbesondere sehr viel Schweinefleisch.

Als ich ihn fragte, wie lange er unter der Schuppenflechte und unter seinen

Schlafproblemen leidet und wie lange er schon dort schläft, wo er schläft(?); sagte er jeweils 15 Jahre. Naah ... was für ein "ZU-Fall".

Ich glaube, Sie wissen, worauf ich hinaus wollte oder vielmehr, was genau meine Vermutung war und sich bestätigte.

Ich habe seinen Schlafplatz untersucht, eine heftige geopathische Strahlungsbelastung in Form einer Wasserader festgestellt und ihm empfohlen, **sofort** den Schlafplatz zu verändern.

Dazu hat er von mir bekommen: ein magnetisches, keramisches Schlafsystem, ein "echtes" Pi-Wassersystem, das Original Gerstengras von Dr. Hagiwara und für die Schuhe oder vielmehr Füße magnetisch pulsierende Einlegesohlen.

Gleichzeitig empfahl ich ihm, ab sofort kein Schweinefleisch mehr zu essen sowie auch keine Kuhmilchprodukte jeglicher Art.

Ich traf ihn drei Wochen später. Ergebnis:

Sämtliche zuvor blutrote Schuppenflechte waren hellrosa, juckten und nässten nicht mehr. Er erzählte, dass er bereits nach der ersten Nacht am nächsten Morgen, eine Stunde vor dem üblichen Wecker klingeln aufwachte. Darüber sehr erstaunt war und erst nach dem Aufstehen bemerkte, dass er nicht nur völlig wach war, sondern sich auch topfit fühlte. Eine eindeutige Bestätigung für einen gesunden und tiefen Schlaf. Genauso fühlte er deutlich mehr Kraft und eine bessere Durchblutung in seinen Beinen.

Nach weiteren drei Wochen trafen wir uns beim Boxtraining.

Er zeigte mir seine Arme und Beine. Überall waren seine farblich hellrosa Hautflecke nicht mehr vorhanden. Man sah lediglich nur noch kleine und große, kreisrunde, bräunliche Hautstellen. Alles war verheilt und auf seiner ehemaligen Glatze sprießten nun die ersten Haare. Sein Zuckerwert hatte sich deutlich minimiert und stabilisiert; und er brauchte weniger Insulin. Dann zeigte er mir voller Stolz, wie viele Krampfadern verschwunden waren und wie viele sich minimiert hatten.

Ich fragte ihn, ob er mit diesem Ergebnis nochmals bei seinem sogenannten Hautarzt war, der ihn zuvor mit der stärksten am Markt erhältlichen Cortisonsalbe über 15 Jahre krank gehalten, wohl eher nonstop vergiftet hatte?

Seine recht laute Antwort, Zitat:

"Nein! Zu diesem Dreckschwein gehe ich nie wieder!"

Dazu meinte er noch, dass er künftig auf Schweine jeglicher Art verzichten wird.

Ich betone abermals, das waren seine Worte und ich werde in diesem Buch nichts verdrehen oder verharmlosen. Auch wenn das für ein hochintelligentes Schwein eine Beleidigung ist und sich jetzt eventuell. ein paar Gesundheitsverhinderer unangenehm angesprochen fühlen; ist mir das piepegal. Genauso wie es meinem Freund egal ist, wer ihm das nun glaubt oder nicht.

Zumindest konnte ich ihn sehr, … sehr gut verstehen.

Verstehen kann und werde ich es nie, warum sogenannte Ärzte nicht auf die einfachsten Ursachen und gesundheitlichen Empfehlungen kommen? Was dieser scheinheilige Arzt über 15 Jahre diesem Menschen und dessen Seele angetan hat, dafür gibt es keine Entschuldigung oder ein angebliches Nichtwissen.

Es ist eine ärztliche Pflicht, DAS zu wissen. Ohne Ausnahme.

Dazu noch Menschen zu belügen und zu behaupten, sie seien nun unheilbar krank und müssen fortan mit Chemie irgendwie (über)leben, ist unverzeihlich.

Eine Freundin meiner Freundin in den 80er-Jahren, 26 Jahre jung, hatte bereits schon Gicht in den Fingergelenken.

Als ich sie fragte, ob sie viel Schweinefleisch isst, bejahte sie das und erzählte mir, dass sie täglich gebratenen Speck isst und danach süchtig sei.

Ich erklärte ihr den Zusammenhang mit dem Speck und ihren krankhaften Fingergelenken, die bereits zum Teil schon entzündlich geschwollen waren. Sie bestätigte mir dieses Faktum und dass sie "das" sogar bereits selbst wusste. Woraufhin ich sie fragte, wenn sie es so genau weiß, warum sie immer noch täglich verbrannten und versalzenen Speck isst?

Ihre Antwort blieb mir unvergessen: *„Es schmeckt doch so gut."*

Zu dieser Verantwortungslosigkeit dem eigenen Körper gegenüber, gibt es nichts mehr hinzuzufügen.

Besonders geräucherter Speck steht als ein ursächlicher Verdächtiger als der Auslöser von Entzündungen und Gewebe-Auftreibungen bis hin zu der Entstehung von Krebs.

Fakt ist und bleibt: Schweinefleisch, Fett und Speck machen nicht nur süchtig, sondern können definitiv krank machen; wobei das Wort "können", immer noch relativ bleibt.

Die Gefahren liegen diesbezüglich in den Einlagerungen von Schleimsubstanzen in Sehnen, Bändern, Knorpel usw. mit den möglichen Auswirkungen von Rheuma, Arthritis, Arthrosen und Bandscheibenschäden; und besonders in der Symptomverstärkung bei Fibromyalgie. Zumal Schweinefleisch den Körper immer hochgradig übersäuert. Die Bindegewebesubstanzen "verschleimen" gewissermaßen, sie werden weich und wabbelig wie die Schweinefleischesser selbst; und die Widerstandsfähigkeit gegen viele Krankheiten geht verloren.

Wenn Sie es nicht glauben oder vielmehr nicht glauben wollen, googeln Sie einfach.

Das sind die Gründe und Fakten, warum ich kein Schweinefleisch esse.

Dazu kommen die unsäglichen Tiertransporte durch ganz Europa. Millionen von Schweinen werden monatelang bewegungsunfähig eingepfercht, täglich mit Antibiotika und Hormonen vollgepumpt und erleiden kurz vor der Schlachtung Herzinfarkte.

DAS alles findet sich zusätzlich im Schweinefleisch. Wobei jeder "Mensch", der sich für menschlich hält, DAS jetzt verhindern könnte.

Es ist bewiesen, dass Schweine hochintelligente Tiere sind, nur was sind dann die Politiker, die diese unsäglichen Misshandlungen gesetzlich zulassen? Stimmt; Sie liegen wieder richtig.

Besonders die im Discounter angebotenen Fertig-Fleischprodukte sind eine gesundheitliche Katastrophe.

Billig produziertes Schweinefleisch, randvoll mit Medikamenten, Hormonen und purer Angst in jeder Faser, eingelegt in einer künstlichen Marinade, welche mit E-Farbstoffen, Speisesalz und chemischen Konservierungsmitteln hergestellt wurde. Um das Ganze noch unappetitlicher zu machen, werden die orange- oder grünmarinierten Fleischstücke in Plastikfolien eingeschweißt.

Dieses sogenannte Frischfleisch (Schwein, Geflügel, Rind) wird systematisch einer "kosmetischen" Behandlung mit erheblichen Risiken unterzogen. Mithilfe von hoch konzentriertem Sauerstoff in einer Schutzatmosphäre färben dubiose Lebensmittelkonzerne das Fleisch von außen rosig-rot. Ein sehr umstrittenes Sauerstoffverfahren, welches dafür sorgt, dass Fleisch die Farbe behält. Damit soll den Menschen "Frische" vorgegaukelt werden. Doch Sauerstoff steht für Oxidation. Deshalb werden wir ja auch älter, weil wir täglich oxidieren; Menschen mit natürlicher Ernährung langsamer und Politiker deutlich schneller, immer zuerst in den oberen Extremitäten.

Im Klartext: Das heißt, dass in diesen Plastikfolien das Fleisch von innen nach außen ranzig wird; es verwest. Oftmals wird dieser Vorgang durch chemische Marinaden farblich und geschmacklich übertüncht. Das Fleisch stammt teilweise aus uralten, eingefrorenen Lagerbeständen und ist eventuell durch das "Auftauen" bereits bakteriell vorbelastet. Aus diesem Grund werden chemische Marinaden erhitzt, damit sich mögliche Verkeimungen nicht komplett auf dem Fleisch verteilen.
Dazu finden sich in den Fertigmarinaden häufig zahlreiche Geschmacksverstärker, die Allergien auslösen können, wie zum Beispiel die hochbrisanten Stoffe:
Natriumglutamat oder Natriumbenzoat.

Nach dem Kauf wird das Fleisch auf einen mehrere Hundert Grad heißen Grill geworfen, auf dem es zusammen mit den chemischen Marinaden sofort verbrennt; wodurch sich krebserregende Stoffe bilden können.
Falls jemand bereits krank ist und unbedingt krank bleiben möchte, dann wird ihm "das" mit dieser Art von Nahrungsaufnahme hervorragend gelingen.

Fakt bleibt:
Künstliches Essen ist krankes Essen und fördert immer Krankheiten.
Wie heißt es so schön und folgerichtig:
Du bist so krank oder gesund mit dem, was Du täglich isst.
Guten Appetit.

*M*agen und Blase des Menschen nimmt Alles auf, womit er sich nährt. Wenn diese beiden zu viel Speisen und Getränke bekommen, verursachen sie im ganzen Leibe einen Sturm der bösen Säfte, wie die Elemente nach Art des Menschen.

(*Hildegard von Bingen, 1098-1179*)

Kapitel 15 – Seien Sie nicht gleich sauer

Rheuma und Fibromyalgie sind zwar unterschiedliche Krankheiten, doch in ihrer möglichen Entstehung ähnlich. Oftmals werden sie durch eine schon länger bestehende und vor allem massive Übersäuerung des Körpers verursacht.

Nach meinen persönlichen Erkenntnissen aus über 22 Jahren praxisbezogener Erfahrungen sind dafür erstrangig geopathische Belastungen verantwortlich.

Zweitrangig und parallel kommt eine jahrelange schlechte Ernährung dazu, die oftmals mit einer unsportlichen und unbeweglichen Lebensweise einhergeht und die Übersäuerung chronisch hält.

Doch eine chronische Übersäuerung ist nicht gleichbedeutend mit unheilbar krank, wie es die Schulmedizin gerne behauptet. Chronische Übersäuerung ist ein körperlicher "Ist"-Zustand, der ausschließlich durch übersäuerte Schlaf- und Lebensweisen chronisch bleibt.

Unsere Zellen sind nonstop damit beschäftigt, sich zu erneuern, zu reparieren und einfach zu funktionieren. Werden die Ursachen für eine ständige Übersäuerung beseitigt, erhält die chronische Übersäuerung abrupt keine übersäuerte Nahrung mehr, kann daraus resultierend der Stoffwechsel genauso spontan wieder "normal" alkalisch funktionieren. Daraufhin erfolgten eine Regeneration und Reaktivierung der Zellen; und damit ist Heilung immer möglich. Wenn allerdings bereits signifikante körperliche Probleme vorhanden sind, hemmt eine jahrzehntelange Medikamenteneinnahme eine mögliche Heilung durch eine Entsäuerung; und/oder hält diese auf relativ geringem Niveau. Allerdings besteht eine große Chance auf eine deutliche Schmerzlinderung bis hin zu einem möglichen Stillstand vorhandener gesundheitlicher Probleme.

Ich möchte betonen, dass ich mit dieser Aussage keine Heilung

214

verspreche, doch ich habe in den letzten Jahrzehnten gesundheitliche Verbesserungen von bis zu 99,9 % gesehen und erlebt. Teilweise innerhalb von wenigen Wochen. Wobei diese Menschen ausnahmslos zuvor an "Nichts" mehr geglaubt haben. Erst nachdem die Schulmedizin viele Jahre versagt hat, waren Menschen bereit, zu erkennen und persönlich zu erfahren, dass es auch noch etwas "anderes" gibt.
Dennoch möchte ich "das" bitte nicht pauschalisieren. Es war nur sehr auffällig.

Genauso auch, dass viele Menschen, die unter diesen Krankheiten leiden, sehr häufig Schweinefleischesser sind und sich ohnehin nicht gerade gesund ernähren.
Daher ist Rheuma sicherlich auch keine Verschleißerkrankung, wie es von manchen Ärzten unbewiesen behauptet wird.
Es gilt schon als normal, dass angeblich fast jeder Mensch irgendwann in seinem Leben weichteil-rheumatische Beschwerden hat und im Alter mehr oder weniger ausgeprägte Arthrosen bekommt.
Eine aktuelle Untersuchung behauptet, dass 25 % der Deutschen Rheuma hätten. Eine hohe Prozentzahl, dennoch nicht so unrealistisch, wenn man bedenkt, dass bereits schon viele Kinder Rheuma haben und viele rheumatische Beschwerden als solche nicht erkannt werden.

Die Arthrose gilt inzwischen medizinisch gesehen, als normale Verschleißerkrankung und als natürliche Folge eines längeren Lebens. Bei mir war es eindeutig der Motorradunfall und der ungünstige Knie-Sport. Doch viele Menschen klagen auch unter Arthrose, die keine Verletzung an den Gelenken hatten oder nie sportlich aktiv waren. Manche haben bereits schon künstliche Kniegelenke und ich mit meiner dramatischen Unfallgeschichte fahre ca. 400 km Fahrrad im Monat und könnte sogleich einen Spurt hinlegen.
Genauso ist es auch ein Faktum, dass in Ländern, in denen wenig Chemie-Nahrung, kein demineralisiertes Wasser und Schweinefleisch zur Verfügung stehen, deutlich weniger Menschen an Arthrose, rheumatoiden Krankheiten und ähnlich leiden.
Eine klare Vermutung: *Weil diese Menschen nicht so extrem übersäuert sind wie wir.*

Die Ursache einer anderen rheumatischen Erkrankung, der chronischen Gelenkentzündung Arthritis, gilt ebenso als unbekannt; und kann angeblich nicht mehr geheilt werden. Auch bei dieser Erkrankung habe ich sehr oft unter den Schlafplätzen eine geopathische Belastung festgestellt. Ebenso erzählten viele Betroffene, dass sie ihr Leben lang schon immer viel Schweinefleisch und Milchprodukte essen. Gleichwohl berichteten manche Menschen von ähnlichen Symptomen der Fibromyalgie und ebenso häufig von vorhandenen Schlaf- und Magen/Darmproblemen.

Auch sind einige Betroffene, nachdem sie zum allerersten Mal in ihrem Leben ihren Schlafplatz strahlungsfrei machten und ihren Körper entsäuerten, weitgehend gesund geworden.

Schon fast wie selbstverständlich wird von der Schulmedizin diesen Menschen eine angebliche Placeboeffekt-Heilung unterstellt. Es wird grundsätzlich **nicht** nach dem "Warum und Wie" gefragt.

Jeder weiß, dass gebrochene Knochen wieder heilen können. Doch bei vielen anderen Gelenk- oder Muskelerkrankungen wird schulmedizinisch oftmals behauptet: unheilbar krank. Nur weil Schulmediziner keine Ursache sehen, finden oder entdecken wollen, ist das nicht gleichbedeutend, dass es keine Ursache gibt. Selbstverständlich **gibt es immer** eine Ursache, sonst wären ja keine Symptome vorhanden.

Ein universelles Gesetz.

Mein Arthrose-Kniegelenk schmerzte damals so heftig, dass ich kaum noch Treppen oder Steigungen hochkam. Doch dank einer aktuellen minusionisierten Kupferbandage mit Kohlenstoffatomen, dazu in sich pulsierende Permanent-Magnete und einer weitgehend gesunden Lebensweise reduzierte sich mein Problem um gut 90 %.

Heute habe ich manchmal etwas Knieschmerzen, z. B. nach einer längeren Fahrradtour oder wenn ich zulange gekniet habe. Allerdings möchte ich nicht wissen, wie mein "Knie-Leben" ohne diese hilfreichen Technologien und meiner Lebensweise heute aussehen würde? Künstliches Kniegelenk? Rollator oder Krückstock? Dauerhaft krankmachende Chemie schlucken?

Genauso geht es einem Bekannten von mir, der sich jahrzehntelang falsch ernährte, genauso lange keinen Sport machte und aktuell täglich über ein Dutzend unterschiedliche Medikamente schluckt. Er hat nie geraucht, allerdings ist sein gesundheitlicher Zustand exakt das Ergebnis von jahrzehntelangem "Nichtstun" für den Körper und ständiger Fehlernährung; insbesondere fast täglich sehr viel Schweinefleisch essen.

Leider ist er wie so oft auch andere Menschen, heute mit 75 Jahren nicht mehr bereit, "etwas" zu ändern und lässt "es" aktuell sein gesundheitlicher Zustand nicht mehr zu.

Daraus ergibt sich folgende krankmachende Formel:

Jahrzehntelang Chemie-Nahrung essen, plus eine jahrzehntelange Unbeweglichkeit = bis zum leidvollen Lebensende Chemie-Pillen schlucken. Ist das nicht wahrhaftig verrückt und traurig zugleich?

Viele Menschen wissen genau, welchen Chemie-Müll sie täglich in sich hineinstopfen und ändern nichts.

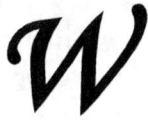 *er nicht jeden Tag etwas Zeit für seine Gesundheit aufbringt, muss eines Tages sehr viel Zeit für die Krankheit opfern.*

(Sebastian Kneipp)

In Italien gibt es ein weltbekanntes Dorf namens Campodimele (übersetzt Apfelfeld). Es liegt oberhalb einer Bergregion, indem die Lebensuhren anders ticken. Das Durchschnittsalter ist 84 Jahre. Ärzte, Therapeuten, Wissenschaftler untersuchen und suchen seit Jahrzehnten nach dem Geheimnis, warum die dort lebenden Menschen so gesund alt werden. Die alten und vor allem gesund-jung gebliebenen Menschen haben größtenteils keine Handys und auch kein Internet, sodass sie auch weitgehend vor der scheinheiligen Presse verschont bleiben. Sie leben und ernähren sich überwiegend aus ihren eigenen Gärten. Sie kennen keine Chemie-Fertignahrung und keine künstlichen Zuckerstoffe.

Doch was ist ihr Lebenselixier?

Die Menschen im Dorf der Langlebigkeit sind alle körperlich fit und besonders geistig rege. Ganzheitliche Wissenschaftler vermuten hinter der Langlebigkeit eine Folge jahrzehntelanger richtiger Ernährung der Einwohner. Das Dorf ist eher ein riesiger Bauernhof. Die Menschen leben davon, was hier wächst. Biokost in Reinform.

Dazu trinken sie täglich ihr natürliches und <u>hochmineralisiertes</u> Brunnenwasser.

Sie sind ständig in gesunder Bewegung, um ihre Nahrungsmittel selbst herzustellen. Wissenschaftlich wurde bei dem überwiegenden Teil der Menschen ein beschleunigter Stoffwechsel festgestellt.

Ein heute 70-Jähriger hat einen Stoffwechsel wie ein 15-jähriger

Teenager. Erhöhte Blutfettwerte sind bei vielen Einwohnern völlig unbekannt.

Auf ihren Tellern landet jede Menge frisches Gemüse, uralte Sorten, wie zum Beispiel die Scalonga, eine Zwiebelart, die man heute nirgends mehr findet. Die Zwiebel aus der Vergangenheit hat Wirkstoffe, die die Verdauung und das Immunsystem stärken.

Im Dorf der Hundertjährigen wird kaum Fleisch gegessen; überwiegend Fisch. Viel selbst gebackenes Brot aus Maismehl. Jeder Einwohner nimmt täglich einen Viertelliter kalt gepresstes und vor allem sortenreines Olivenöl zu sich.

Seriöse Forscher gehen davon aus, dass dieses besondere Olivenöl ein gesundes Leben fördert, weil es Inhaltsstoffe enthält, welche Herz und Gefäße stärken und sogar das Krebsrisiko reduzieren. Und wahrhaftig sind in dem Dorf der 100-Jährigen Herz- und Gefäßerkrankungen weitgehend unbekannt.

Die Einwohner genießen zum Essen einen besonderen Rebensaft, ein Gläschen Rotwein darf bei keiner Mahlzeit fehlen. Genau richtig. Ernährungswissenschaftler haben mehrfach belegt, dass guter Rotwein nicht nur wertvolle Spurenelemente enthält, sondern zusätzlich die Aufnahme von wichtigen pflanzlichen Nährstoffen fördert.

Scheinbar haben die dort lebenden Menschen tatsächlich ein Geheimrezept für ein langes und gesundes Leben entdeckt.

Vor vielen Jahren fragte ein Reporter den damals 88-jährigen Bürgermeister nach dem Geheimnis für ein gesundes und besonders langes Leben.

Seine kuriose Antwort bezieht sich nicht auf die gesunde Lebensweise, die für diese Menschen "Alltag" ist:

"Die nächste Stadt mit einem möglichen Arzt ist gut 25 km entfernt und niemand im Dorf hat ein Auto."

Ich glaube, da gibt es nichts mehr hinzufügen.

Eher das Gegenteil: In Deutschland gibt es das sogenannte Ruhrgebiet. In dieser Region leben und sterben die meisten Menschen Deutschlands. Im Ruhrgebiet gibt es allerdings auch die höchste Anzahl niedergelassener Ärzte. Kein Kommentar.

Interessant ist auch die Tatsache, dass die Bewohner von Campodimele sich überwiegend "draußen", im Licht der Sonne aufhalten, um ihre Nahrung herzustellen. Heute wird "das" sogar als heilsames Sonnenbaden bezeichnet und empfohlen.

Ohne Sonnenlicht wäre ein Leben auf der Erde undenkbar. Jeder kennt die Fotosynthese. Die Pflanzen nehmen ein bestimmtes Lichtspektrum auf und produzieren damit aus Kohlendioxid und Wasser den für uns lebensnotwendigen Sauerstoff; und sogar Zucker.
Zusätzlich hat die Sonneneinstrahlung auf den menschlichen Körper eine elementare Bedeutung. Sie regt unter anderem die Atmung, Durchblutung, Kreislauf und den Stoffwechsel an und ist wichtig für die Bildung von Vitamin D.

Ich hatte Ihnen bereits mehrfach die Wichtigkeit der "guten" Infrarotfrequenzen der Sonne erklärt und wie wir diese Wirksamkeit für eine Entsäuerung effizient nutzen können. Kaum bekannt ist die Tatsache, dass neben der Sonne auch der Mensch wärmende Infrarotstrahlen aussendet. Diese körpereigene Infrarotstrahlung liegt jenseits des für das menschliche Auge sichtbaren Lichtspektrums.
Diese perfekte Strahlung bezeichnet man als Ferninfrarotstrahlen; abgekürzt (FIR).

Seit über 45 Jahren werden in Japan und China und seit Mitte der Neunzigerjahre auch in den USA Ferninfrarotstrahlen erforscht. Tausende von positiven Erfahrungen und Untersuchungen untermauern eine heilsame Wirksamkeit.

Einer der führenden Forscher, Dr. Sasaki Kyuo, beschreibt die entgiftungsanregende Wirkung von Ferninfrarotstrahlen wie folgt:
„Einer der Hauptgründe für die positiven Effekte der FIR-Strahlen auf verschiedenste Krankheiten im menschlichen Körper ist die Fähigkeit der Strahlen, die Zellen von eingebetteten Giften zu befreien. Diese Gifte und Ablagerungen sind oft der Auslöser für Erkrankungen verschiedenster Art. Toxine, die nicht gleich ausgeschieden werden, können sich zum Beispiel in Wassermolekülen im Blut eingekapselt. Der Blutfluss wird gehemmt, ebenso der Stoffwechsel und die Versorgung der Zellen. Treffen jedoch Ferninfrarotstrahlen mit der körper-äquivalenten Frequenz auf solch einen Wassermolekül-Cluster, welcher belastet ist, entstehen Resonanzen und der Wassermolekül-Cluster fängt an zu schwingen. Der Wassermolekül-Cluster bricht auf. Die eingekapselten Gase und andere toxische Substanzen werden befreit und können auf natürliche Weise ausgeschieden werden."

219

Fazit: Nach der Auffassung von Dr. Kyuo, ist der entscheidende Effekt der Ferninfrarotstrahlen das Auftreten von sogenannten Resonanzphänomenen zwischen der äußeren Strahlenquelle und der körpereigenen Wärmestrahlung.

Damit wurde wissenschaftlich nachgewiesen, dass der Kontakt mit FIR-Strahlen im gesamten Körper regulatorische und anregende Einflüsse ausübt. Somit sind die verblüffenden, positiven Auswirkungen von FIR-Strahlen, die mithilfe von keramischen Bandagen, Schlafdecken und weiteren Produkten auf den menschlichen Körper reflektiert werden, bestätigt.

Genauso auch meine damalige Fast-Knieheilung innerhalb von Minuten. Absolut entscheidend war hierfür meine eigene, perfekt reflektierte FIR-Frequenz.

Eine künstliche Infrarot-Bestrahlung bringt eine wohlige Wärme, keinesfalls eine tiefgreifende Zellheilung.

Dr. Paavo Airola, einer der bekanntesten Ernährungswissenschaftler der USA, sagt zum Thema Entgiftung und Ferninfrarot-Wärme-Therapie folgendes:

„Die FIR-Therapie stimuliert durch die intensive Erwärmung des Gewebes den gesamten Stoffwechsel positiv und reinigt dadurch den Körper von innen heraus. Sie hemmt zudem krank machende Bakterien und Viren und fördert die Selbstheilungskräfte. Die Infrarotstrahlen erweitern die Blutgefäße und regen die Blutzirkulation an. Sie beschleunigen so den Austausch von Stoffwechselprodukten zwischen Blut und Zellen und den Abbau von Ablagerungen an den Gefäßen. Die Zellen werden dadurch besser versorgt und Stoffwechselreste schneller ausgeschieden. Auch der Lymphfluss wird angekurbelt, was alles zur Entschlackung und Entgiftung beiträgt."

Leider existieren meine damaligen Röntgen- und CT-Bilder nicht mehr. Doch ich spüre es täglich und weiß genau, dass sich mein Kniegelenk dank dieser Technologien und meiner Lebensweise deutlich wieder regeneriert hat. Ich könnte JETZT sofort eine Treppe hinauflaufen. Vor über 25 Jahren unvorstellbar.

Positive Gelenkverbesserungen wurden bereits bei vielen Menschen ebenso nachgewiesen, die es mir gleichtaten. Verschleiß- und Gelenkdegeneration sind keine unwiderruflichen

Schicksalsgegebenheiten. Knorpelgewebe kann sich selbstverständlich wieder regenerieren, denn es ist genau wie unsere Knochen, ein lebendiges Gewebe. Wir müssen dem Körper nur die Möglichkeiten dafür geben.

Kaum jemand weiß, dass ein Gelenk- und/oder Wirbelsäulenverschleiß oftmals das Resultat von jahrelanger Übersäuerung des Körpers ist. Nicht das Lebensalter, nicht eine angebliche Vererbung, sondern das Ergebnis jahrelanger Übersäuerung und Überforderung der Stoffwechselprozesse in unseren Körpern.

Das sind die wahren Ursachen.

Eine Übersäuerung des Stoffwechsels bedeutet häufig auch eine erhöhte Infekt- oder Infektionsanfälligkeit. Wichtig ist eine Regeneration des Immunsystems mit einer gezielten Entgiftung und säurearme Kost; und damit allen möglichen Verursachern Einhalt zu gebieten.

Ist man übersäuert, können die Entzündungsherde im Körper, die für Arthritis, Fibromyalgie, chronisches Weichteil-Rheuma etc., mitverantwortlich sind, kaum ausheilen. Gelenke, Muskeln und Sehnen regenerieren sich nur in einem basischen Milieu. Eine basische Kost kann sowohl auch Gelenk-, als auch Wirbelsäulenverschleiß beenden.

Sicherlich führen eine grundlegend falsche Ernährung und unausgewogene Essgewohnheiten (spätes, schnelles, unzureichend gekautes Essen etc.) zu einer Dysregulation und damit zu einem Ungleichgewicht des Säure-Basen-Haushaltes; und letztlich zu einer chronischen Übersäuerung. Dem Körper fehlen permanent basische Mineralien, die eine Übersäuerung verhindern und maßgeblich eine Entsäuerung in die Startposition bringen. Ein weiterer Grund, warum das Trinken von demineralisiertem Wasser sehr gesundheitsbedenklich ist und faktisch eine natürliche Entsäuerung und Genesung unmöglich machen "könnte".

Befolgen Sie konsequent eine gesunde Ernährungsweise, können auch Gelenke erkennbar stabiler werden. Natürlich benötigt so ein Ergebnis eine radikal veränderte Ernährungsstrategie und eine fortwährende gesunde Lebensweise. Doch mal ehrlich, … welche Wahl bleibt vielen Menschen noch? Lebenslang Schmerzen und Tabletten oder lebenslang Lebensqualität leben? Sie entscheiden.

Die Menschen im italienischen Dorf Campodimele haben es bereits vor langer Zeit getan.

Im Mittelalter hat eine der schlimmsten Krankheiten Millionen Menschen qualvoll dahingerafft; im wahrsten Sinn des Wortes.
Das war die sogenannte Pest, besser bekannt als der "Schwarze Tod".

Diese mörderische Krankheit, der Schwarze Tod, ist heute aktueller als jemals zuvor und hat lediglich nur einen anderen Namen:
"Die schwarze Cola".

Überzuckerte Süßgetränke, insbesondere Cola, sind mit die schlimmsten möglichen Mit-Verursachern von übersäuerten Krankheiten. Angefangen von Diabetes bis hin zu Leberschädigungen und sogar neurologische Erkrankungen jeglicher Art.
Eine Flasche Cola enthält bis zu 40 Würfel Zucker. Manche Menschen trinken davon bis zu 3 Flaschen täglich und essen zusätzlich diverse Pizzen, Chips und Schokolade mit Glukosesirup.
Der Körper und seine Leber werden geradezu überflutet mit dem Zellgift Zucker. Nach unbestätigten geheimen Beobachtungen brauchen überzuckerte Menschen ihren Kaffee nicht mehr mit Zucker zu süßen. Es genügt, den Kaffee zweimal mit dem Zeigefinger umzurühren.

Testen Sie es gerne selbst:
Ein etwa 70 bis 80-Kilogramm schwerer Mensch besteht zufällig aus gut 40 Litern Wasser, dieses Zellwasser hat einen alkalischen Wert von ca. 7,4 pH.
Da Sie ja inzwischen meinen Rat befolgt und sich ein pH-Messgerät gekauft haben, füllen Sie jetzt ein Kinderplatschbecken mit 40 Liter mineralisiertem Wasser auf, welches ebenso einen basischen Wert von 7,4 pH haben sollte.
Nun gießen Sie klammheimlich ein großes Glas "Schwarzer Tod" hinein; also ungefähr 350 ml Cola.
Und rühren das Ganze zweimal mit Ihrem Zeigefinger um.
Prüfen Sie nun bitte abermals den pH-Wert des ehemaligen guten Wassers. Der pH-Wert wird vermutlich nur noch bei ca. 4,5 liegen. Also richtig sauer. Ähnlich dem fatal demineralisiertem, toxischen und krankmachenden Umkehrosmosewasser.

Doch lassen Sie bitte das Ergebnis noch einmal gedanklich nachhallen.
Wenn nur ein kleines Glas Cola über 40 Liter alkalisches Wasser so deutlich gesundheitsbedenklich übersäuert, was könnte ein kleines Glas

Cola oder ein Glas demineralisiertes Wasser und noch schlimmer ein Glas Umkehrosmosewasser im menschlichen Körper anrichten?

Falls Ihnen "das" jetzt sauer aufstößt, kann ich Sie beruhigen. Kurioserweise schafft es der menschliche Körper, nach dem Trinken des "Schwarzen Todes", die Zellflüssigkeit immer wieder auf einen basischen Wert von 7,4 pH zu bringen.
Zumindest relativ lange. Zum Teil hinweg über viele Jahre. Sollten Sie dennoch per Zufall von einem Filmproduzenten angesprochen werden, ob Sie vielleicht in seinem nächsten Zombiefilm als Oberzombie mitmachen möchten und noch gar nicht dafür geschminkt sind; empfehle ich Ihnen dringend eine Entsäuerung durchzuführen.

Tatsache ist, dass der menschliche Körper eine tägliche Meisterarbeit leistet. Egal wie viel übersüßte Zuckergetränke in ihn hineingeschüttet werden, dennoch bleibt der Blut-pH-Wert zwischen 7,35 und 7,45 pH weitgehend einigermaßen stabil.
Der flüssige schwarze Tod war nur ein kleines Beispiel für einen säurebildenden Effekt vieler schlechter Lebensmittel, die die Bezeichnung Lebensmittel gar nicht verdient haben. Sehr viele sogenannte Softdrinks sind da nicht viel besser, zumal der menschliche Körper wahrhaftig soft übersäuert wird. Ebenso wie ein Übermaß von alkoholischen und koffeinhaltigen Getränken; sowie gekaufte chemische Fruchtsäfte.

Manchmal zeigen sich die ersten positiven Veränderungen nach vielen Monaten oder erst nach Jahren. Man kann nicht erwarten, jahrzehntelang einen Raubbau am eigenen Körper zu betreiben und nach der Erkenntnis und Änderung einer schlechten Lebensweise binnen von Wochen gesund zu werden.
Allerdings kommt eine chronische Krankheit sehr häufig nach einer konsequenten Entsäuerung kurzfristig zum Stillstand. Keine Verschlimmerung mehr.
Ein positives Signal vom Körper. Wenn Sie **das** erkennen und spüren, haben Sie eine 2. Chance erhalten.

Nutzen Sie diese!

E s ist unglaublich, wie viel Kraft die Seele dem Körper zu leihen vermag.

(Wilhelm von Humboldt, 1767-1835)

Kapitel 16 - Der geheime Gesundheitsplan

Wenn Sie mir bis hierhin noch folgend konnten und es auch spannungsgeladen möchten, werde ich Ihnen jetzt meinen persönlichen Gesundheitsplan verraten. Für alle Gesundheitsverhinderer ist es jetzt wichtig, mein Buch zu verbrennen und/oder es als "psycho-pseudo-placebohaften" Firlefanz zu verunglimpfen. Darüber würde ich mich sehr freuen; denn:

"Hohe Bäume fangen viel Wind."
Und wachsen dadurch noch kräftiger mit Urlebenskraft in die Höhe.

Allerdings ändert es nichts an meinen bisherigen und besonders zukünftigen Plänen, Entscheidungen und Aktivitäten guten und insbesondere verzweifelten Menschen weltweit zu helfen.

So … nach dem nun keine Schuld-Mediziner, keine Pharmareferenten, keine Rechtsverdreher, keine Nicht-Wahrheitsberichterstatter und hoffentlich auch keine Politiker mehr dabei sind, kann ich Ihnen nun meinen persönlichen Weg der Gesundheit erzählen und empfehlen.

Wie Sie bereits wissen, habe ich dank meines damaligen Zahnarztes in sehr jungen Jahren erfahren, wie gesundheitsschädlich Schweinefleisch und Quecksilber aus Amalgamfüllungen sind.
Mich sportlich zu bewegen, war schon immer ein gesunder Drang in mir, dem ich glücklicherweise bis heute erliege. Genauso auch eine gesunde Ernährung.
Das sind mit Sicherheit maßgebliche Gründe, warum ich bisher von schwerwiegenden Krankheiten verschont blieb; und trotz diverser schwerer Verletzungen immer wieder auf die Beine kam.
Doch selbst diese guten Eigenschaften, übrigens nicht vererbt, verschonten mich nicht vor der Fibromyalgie. Allerdings bewies meine

224

bisherige und heute noch aktuelle Lebensweise, dass **Fibromyalgie immer eine Ursache hat**; und aufgrund dessen, dass ich ein eineiiger Zwilling bin, keine Vererbung ist.

Die Ursache war eindeutig eine nachgewiesene, geopathische Strahlungsbelastung; durch eine direkte Magnetfeldlinie und dazu eine Wasserader.

Ich bin auch nicht als Kind von der Nachbarskatze missbraucht worden. Nur regelmäßig von meiner Freundin. Allerdings war ich da schon etwas älter und gewehrt habe ich mich nur ein "bisschen", damit es echt aussieht. Obwohl ... wenn ich jetzt darüber nochmals nachdenke, ... könnte "das" natürlich ein amerikanischer Grund für meine damalige Fibromyalgie gewesen sein?
Es geht allerdings schulmedizinisch noch abstruser.
Laut einer koreanischen Wahnwitzigkeit sollen oftmals sehr intelligente Menschen mit einem hohen IQ-Wert und beruflichen Stress an Fibromyalgie erkranken.
Sie sehen, die sogenannte Schulmedizin leidet unter akutem Thesenwahn, wer nun weltweit die bessere und damit die dümmlichste Behauptung zur Ursache aufstellt.

Doch bevor ich Ihnen jetzt den geheimen Plan meiner Heilung offenbare, **muss ich ganz sicher sein,** dass nun wirklich alle Gesundheitsverhinderer mein Buch entsorgt haben.
Während dieser Entsorgung möchte ich Ihnen vorab noch von ein paar Erlebnissen berichten, die für mich wichtige Erkenntnisse waren. Warum eine nicht mehr vorhandene Ursache keine Heilung brachte und noch immer Symptome der Fibromyalgie oder Rheuma vorhanden waren.

Ich hatte einen Beratungstermin mit 12 Personen nördlich von Hamburg. Die alle von einer begeisterten Kundin eingeladen waren und nun unbedingt auch meine Fähigkeiten und meine Produkte kennenlernen wollten. Dabei war eine Freundin der Gastgeberin, die seit über sieben Jahren an Fibromyalgie litt und sich von mir Hilfe erhoffte. Nachdem ich allen Anwesenden alles gezeigt und erklärt hatte, boten wir jedem Menschen eine persönliche Vorführung der Produkte an; mit einer individuellen Anwendungsmöglichkeit.

Die "Fibromyalgie-Freundin" meiner Gastgeberin war nach ihrer Vorführung erst einmal weitgehend schmerzfrei. Abermals betone ich "schmerzfrei", also nicht geheilt.

Erst danach erfuhr ich, dass sie zufälligerweise nebenan wohnt. Ich bot ihr an, ihren Schlafplatz sogleich vor Ort zu überprüfen. Das Angebot nahm sie dankbar an und ich wollte mich damit auch bei meiner Gastgeberin bedanken.

Nachdem ich ihren Schlafplatz sehr eingehend untersucht hatte, stellte ich seltsamerweise keine geopathische Strahlungsbelastung unter ihrem Bett fest. Genauso wenig unter ihren üblichen Sitzplätzen. Das war für mich erst einmal unerklärbar, denn die Frau hatte eindeutig Fibromyalgie.

Ich fragte sie, wie lange sie hier aktuell wohnt. Daraufhin sagte sie zwei Jahre. Nun waren mir meine Feststellungen auch logisch. Ich fragte, ob sie ihre Fibromyalgie in der vorherigen Wohnung bekommen hat und wie lange das her ist?

Sie konnte mir die Entstehung ihrer Fibromyalgie in der vorherigen Wohnung bestätigen, in der sie zuvor gut acht Jahre gelebt hatte und nach einem Jahr krank wurde.

Daraufhin bat ich sie, mir sogleich eine Zeichnung des damaligen Schlafzimmers anzufertigen, welches ich morphogenetisch überprüfte.

Das Ergebnis war eindeutig. Sie hatte in der damaligen Wohnung jahrelang über einer Wasserader geschlafen, besser gesagt eher nicht geschlafen. Das bestätigte sie und erzählte, dass sie in der alten Wohnung keine Nacht geschlafen hätte. Das wäre auch der Grund ihres Umzuges gewesen. Sie wusste nur instinktiv, dass sie aus dieser Wohnung ausziehen muss. DAS kam mir sehr bekannt vor.

Wie bereits schon mehrfach erwähnt, ist es mir völlig egal, wer mir "das" nicht glaubt. Ich habe in den letzten 25 Jahren Hunderte von Schlafplätzen morphogenetisch überprüft und lag bis zu 99 % immer richtig mit dem Ergebnis.

Die gute Dame war allerdings seit über 2 Jahren raus aus der ehemaligen Strahlungsbelastung. Warum war sie dann immer noch krank, besser gesagt litt unter den Symptomen?

Ich fragte sie, ob sich ihre Symptome seit ihrem Umzug verschlimmert hätten. Was sie verneinte. Ihre Schmerzen wären nicht schlimmer, eventuell sogar etwas weniger vorhanden. Allerdings schlief sie jetzt deutlich besser.

Das konnte ich ihr mit meiner Schlafplatzanalyse bestätigen.

Ich überprüfe besser gesagt, ich bewerte eine schlechte Strahlungsbelastung oder einen guten Schlafplatz mit +/- 10 Punkten.

Ihr alter Schlafplatz in der vorherigen Wohnung hatte durchschnittlich (Kopfbereich - Mittelteil - Beine + Füße) minus 8-8-7. Das waren recht hohe schlechte Strahlungsintensitäten. Ein gesunder, tiefer Schlaf war auf diesem alten Schlafplatz unmöglich. Damit konnte ich eindeutig die Entstehung ihrer Fibromyalgie bestätigen, zumal ihre Symptome ebenso passend waren.

Ihr neuer Schlafplatz hatte einen Durchschnittswert von knapp plus 3 Punkten. Eigentlich gut. Doch nach meinen Erkenntnissen, zum "gerade soeben" gesund bleiben in Ordnung, doch zum gesund werden nicht ausreichend.

Ein idealer Schlafplatz sollte einen hohen Wert von Plus 7-8 Punkten erreichen; optimal wären natürlich 10.

Allerdings sind heute sogenannte Plus-10-Punkte Schlafplätze sehr selten. Das machen die hochfrequentierten Strahlungsbelastungen durch Funkwellen, WLAN und Co. kaum noch möglich.

Nun fragte ich sie nach ihren Essgewohnheiten. Da war nun wirklich alles dabei, was krank machen kann besser gesagt, was eine Heilung verhindert. Vom chemisch-fertig-marinierten Schweinefleischschnitzel bis zur geräucherten Chemiesalz-Wurst. Dazu trank sie regelmäßig Cola und Kaffee. Weil sie keine große Lust zum Kochen hatte, landete bei ihr regelmäßig Fertignahrung im Plastikbeutel zuerst in der Mikrowelle und danach auf dem Teller. Selten mal einen grünen Salat oder Obst; und überhaupt keinen Sport.

Wie nun hoffentlich jeder Mensch weiß, ist Mikrowellennahrung pures Zellgift. Die molekularen Strukturen eines natürlichen Lebensmittels, wie zum Beispiel Gemüse, werden komplett zerstört, besser gesagt zerstrahlt. Dazu gibt es Hunderte von beweisführenden Studien und Laboruntersuchungen. Die schädliche Mikrowellenstrahlung aus einem offenen Gerät lässt sich sogar noch in 1,5 km Entfernung messen. Falls Sie noch eine Mikrowelle besitzen und gesund werden wollen, entfernen Sie bitte diese unsägliche Technologie aus Ihrem Leben.

Ihre bisherige Lebensweise und die künstlichen Lebensmittel verhinderten definitiv eine mögliche Heilung für die Frau. Dazu trug sie auch noch vier Goldkronen seit über 30 Jahren im Mund, womit der Verdacht einer zusätzlichen Schwermetallvergiftung sehr nahe lag.

Ich erklärte ihr dies alles und warum sie immer noch krank ist. Allerdings bestätigte das "Nicht-Fortschreiten" ihrer Krankheit die von mir festgestellte Ursache.

Eine geopathische Belastung in ihrer alten Wohnung, auf der sie über viele Jahre versuchte zu schlafen und krank wurde.

Um jetzt wirklich in eine "gesund machende" Heilungsphase einzutreten, muss sie unbedingt ihre Ernährungsgewohnheiten ändern und dazu ihren Körper deutlich entsäuern. Dazu empfahl ich ihr ein paar wichtige Produkte, die nach meiner Erfahrung definitiv helfen können und ihren aktuell guten Schlafplatz in einen hervorragenden Schlafplatz verbessern. Womit sie eine sehr gute Chance zur vollständigen Genesung hat. Mitentscheidend ist auch noch eine Untersuchung auf eine mögliche Schwermetallvergiftung und nach einer Bestätigung der unmittelbare Tausch des Altmetalls gegen Keramikkronen.

Sie meinte, dass sie darüber nachdenken muss?

Wenn ich diesen Satz höre, ist die Angelegenheit für mich eigentlich erledigt.

DAS kann nicht nachvollziehen. Nach über fast einem Jahrzehnt Schmerzen war sie zum allerersten Mal weitgehend schmerzfrei und muss nun darüber nachdenken. Auch wenn "das" alles erstmal ein bisschen viel war, dazu die finanziellen Investitionen in den eigenen Körper, könnte man trotz dessen "klein" anfangen. Doch gar nichts!?

Diese Denkweise ist mir in den letzten Jahren sehr häufig begegnet.

Vieleicht geht es manchen Fibromyalgie- und/oder Rheumakranken noch nicht schlecht genug? Ich weiß es nicht und ganz ehrlich, ich will es auch nicht wissen.

„Es ist nicht meine Aufgabe, jeden Menschen zu bekehren oder zu helfen. Das war ein weiterer Grund, dieses Buch zu schreiben, damit die "wirklich" Hilfesuchenden Hilfe und eine mögliche Heilung erhalten können. Allen anderen kann man scheinbar nicht helfen."

Es gibt allerdings noch einen anderen weiteren Grund, warum Menschen manchmal immer noch Schmerzen haben, obwohl die eigentliche Schmerzursache nicht mehr existiert?

Darüber gibt es viele wissenschaftliche Theorien. Es wird vermutet, dass sich ohne einen plausiblen Grund das sogenannte Schmerzgedächtnis meldet und nach wie vor den ehemaligen Schmerz vorgaukelt.

Ohne einen rationalen Grund hallen praktisch die alten Schmerzen immer noch im Kopf und scheinbar gefühlt nach.

Das kann ich persönlich bestätigen. Ich hatte über 10 Jahre Knieschmerzen, Tag und Nacht; und die waren dank dieser keramischen Bandage spontan weg. Ich habe über vier Wochen gebraucht, um das mental zu verarbeiten. Erst nachdem mir die rationalen Gründe klar und logisch waren und ich genau das "Warum" verstand, konnte ich den nun vorhandenen "Nicht-Schmerz" akzeptieren. Obwohl ich noch jahrelang an "ihn" denken musste.

In den nun vergangenen 10 Jahren des Schmerzes hatte ich mir eine Schonhaltung angewöhnt, die ich selbst nicht bemerkte. Ich hatte beim Gehen mein Gewicht mehr auf das rechte Bein verlagert und ging schief. Ich wollte unbewusst mein linkes Knie schonen. Erst als mich ein guter Orthopäde darauf aufmerksam machte, sah ich es selbst. Ein anderer, nicht guter Orthopäde wollte mir damals eine Schuheinlage geben, damit ich zumindest optisch wieder gerade bin. Das habe ich instinktiv verweigert, weil es völliger Unsinn war. Denn das Problem des 10-jährigen Schiefganges war, das meine rechte Gelenkkugel zu tief in der Hüftpfanne saß. Ein berühmter Schweizer Heilpraktiker erkannte "das" sofort und zog innerhalb von 3 Sekunden mein rechtes Bein mit einem speziellen Griff zurück in die ursprüngliche Position. Einfach ein paar Millimeter heraus aus der Gelenkpfanne. Sofort stand ich gerade und sogleich sichtbar an den nun waagerechten Schultern. Wenn ich damals auf diesen nicht gerade intelligenten Orthopäden gehört und jahrelang im rechten Schuh eine Einlage getragen hätte, hätte ich nonstop meine Gelenkkugel noch tiefer in die Hüftpfanne gedrückt und unnatürlich verdreht. Womit eine Hüftarthrose schon fast garantiert ist.

Höchstwahrscheinlich hätte ich seit Jahren ein künstliches Hüftgelenk. Gehen, Laufen oder Fahrradfahren wären nur mit Einschränkungen möglich.

Ich habe bis heute in meinem gesamten Leben noch niemals eine einzige sogenannte Schmerztablette geschluckt; und so soll es auch bleiben. Auch hier hatte mich damals mein Bauchgefühl vor einer schulmedizinischen Fehldiagnose und dem nachfolgenden Desaster gewarnt; und vor allem bewahrt.

Ich habe in meiner Vergangenheit nicht immer auf mein Bauchgefühl gehört. Selbst als 10-jähriger Junge hatte ich bereits ein komisches

Bauchgefühl, als ein Zahnarzt mir mein erstes Amalgam in den Zahn drückte. Ich weiß es noch wie heute, es roch widerlich und ich hatte sofort einen unangenehmen Metallgeschmack im Mund.

Der damalige Zahnarzt meinte, dass sich das geben würde und dass Amalgam völlig ungefährlich sei. Man hatte als Kind keine Wahl und wurde über die Gesellschaft gezwungen, "das" zu glauben. Kindliche Bedenken und Gefühle wurden grundsätzlich immer beiseite gefegt. Jahrzehntelang wurde uns die Harmlosigkeit von Amalgam von der Gesellschaft und der Systempresse vorgegaukelt; und laut allen Scheinheiligen gab es dazu keine Alternativen.

Alternativen gab es nur in den Ländern, in denen Amalgam verboten war.

Doch als Erwachsener haben Sie IMMER die Wahl zu handeln.
Dazu gibt es eine uralte Weisheit:
„Nimm genau das, was Du immer eingenommen hast und mache genau das, was Du immer getan hast."
Ergebnis: *„Du erhältst garantiert genau das, was Du immer bekommen hast. Schmerzen."*
Der richtige Weg ist immer eine Änderung der alten Paradigmen, der bisherigen Glaubenssätze und die Trennung von eingebläuten, dummen Lebensweisen.
Hierzu gibt es ebenso eine uralte Weisheit:
„Du kannst ES nur ändern, wenn Du ES änderst."
ÄNDERN Sie Ihr Paradigma, ändern Sie Ihre bisherige Lebensweise.
Öffnen Sie eine uralte und vergessene Hirnregion: Ihr Unterbewusstsein.
Lassen Sie erstmal alles wirken. Treffen Sie keine vorschnelle, vorverurteilte Meinung, die oftmals nur auf Glaubenssätze anderer Menschen beruht.
Nachdem "Wirken lassen" erhalten Sie garantiert die richtige Erkenntnis.
Handeln Sie anders als bisher und Sie erhalten sogleich ein neues, besseres Ergebnis.

Wie so oft im Leben müssen wir uns entscheiden, zwischen dem richtigen oder dem falschen Weg.
Der falsche Weg ist oftmals rational und brachte Ihnen bisher keine Lösung; sonst würden Sie dieses Buch nicht lesen. Nonstop verordnete Chemie vom Arzt zu schlucken, kann nicht die Lösung eines gesundheitlichen Problems sein. Das macht einfach keinen Sinn. Zumindest macht "das" für mich überhaupt keinen Sinn.

Das sagt Ihnen vielleicht auch unentwegt Ihr gesunder Menschenverstand. Doch kaum sitzen Sie wieder vor Ihrem Arzt, der "es" Ihnen gerade mal wieder einbläut, dass es zum "Chemie schlucken" ... keine Alternative gibt.

Wenn sie "das" weiterhin akzeptieren, dann haben Sie in diesem Moment Ihrem guten Bauchgefühl ... richtig gut in den Bauch getreten.

Damit sage ich jetzt bitte NICHT, dass man grundsätzlich keine Medikamente vom Arzt schlucken sollte. Keineswegs. Schließlich gibt es ja auch sinnvolle Dinge wie zum Beispiel Insulin. Doch ich spreche hier nach wie vor von chronischen Schmerzen.

Gnadenlos Menschen wegen Fibromyalgie, Rheuma usw. Jahrzehntelang mit schwersten Schmerzmitteln, Antidepressiva, Betäubungsmittel etc. abhängig und noch kränker zu machen, darin sehe ich persönlich keinen Sinn. Statt einfach die Ursache zusammen mit den Schmerzmitteln zu beseitigen. DAS macht für mich persönlich mehr Sinn.

Doch wenn Sie jahrelang jemanden vertrauen, der Sie nicht heilen kann oder heilen will. Was wollen Sie dann noch von dieser Person?

Allerdings bin ich ja auch nur ein kleiner, grüner Außerirdischer vom Mars, wie Sie hoffentlich noch wissen.

Ich habe nicht jahrelang Medizin studiert und damit auch nicht gelernt, wie man Menschen krank behandelt und krank hält. Genauso so wenig habe ich Homöopathie gelernt. Unabhängig davon, dass kürzlich eine Heilpraktikerin zu mir sagte; Zitat:

„Gegen Sie komme ich mir vor wie ein kleines Licht und habe das Gefühl, dass ich gar nichts weiß."

Diese netten Worte und nach einem sehr langen, telefonischen Erfahrungsaustausch wusste ich sehr zu schätzen und machten mir wieder bewusst, dass ich wohl doch etwas Ahnung habe. Genauso befürwortete diese Dame meine Entscheidung, dieses Buch für Sie zu schreiben, auf "das" sie sich schon besonders freut.

Wenn ein Schulmediziner keine Ursache kennt und auch keine finden will, ist er oftmals zu stolz, jemanden zu fragen, der sie kennen könnte. Damit würde er ja sein Unwissen preisgeben und eine Einnahmequelle wäre verloren. Daher erzählen viele Schulmediziner ihren Patienten lieber, dass es keine Alternativen gibt. Viele Menschen vergessen dabei, dass "das" nur eine Behauptung ist und dass sie diese zusammen mit verschriebenen Medikamenten ewiglich schlucken sollen. Eine bittere Pille.

Das schlimmste Szenario für einen Schulmediziner wäre, einen Nicht-Akademiker zurate zu ziehen. Das kostet echte Überwindung. Allerdings gibt es sogar diese seltene Spezies von Schulmedizinern, die das tun und die meinen es dann wirklich ehrlich mit Menschen.

Kürzlich war ich bei einem Orthopäden, damit er mir 2 Wirbel gerade drückt, an die ich selbst nicht herankam. Er thronte in einer wahren 5-Sterne-Praxis. Riesengroß und sehr edel. Auf dem Weg zum Behandlungszimmer konnte ich bereits ein halbes Dutzend Prospekte mit sogenannten IGeL-Leistungen einsammeln, die privat bezahlt werden müssen. Von der Unterwasser-Massage bis zur Sauerstofftherapie und kurioserweise eine sogenannten Spezialbehandlung zur Fibromyalgie. Was auch immer "das" sein mag? Schon paradox, bereits vor 20 Jahren belächelten Ärzte meine hilfreichen Produkte, nur weil sie nicht medizinisch anerkannt sind; und heute versuchen sie selbst Patienten allmögliche, nicht schulmedizinische Produkte und Behandlungen zu verkaufen und anzudrehen, die zu 90 % keinen Nutzen haben. Sogenannte IGeL-Leistungen.
Das sind ausschließlich nicht anerkannte pseudo Extra-Behandlungen für nur einmalig extra 150 Euro und mehr. Ich hätte schon gut 1.000 Euro ausgeben können, bevor ich überhaupt den Arzt sprechen konnte.
Gut, dann kam er schließlich und machte erstmal einen netten, dennoch einen sehr kurz angebundenen Eindruck. Meine Vorgeschichte interessierte ihn nur am Rande. Ich zeigte ihm die beiden Wirbel, worüber er schon erstaunt war und bat ums "zurecht drücken". Er war auch schon etwas beleidigt, weil ich ihm die richtigen Wirbel zeigte, ohne Studium.
Knack ... Knack ... und dann war es schon erledigt.
Jetzt wollte ich es wissen.

Ich erzählte ihm absichtlich beiläufig, dass ich vor gut 25 Jahren an Fibromyalgie erkrankt war, die Ursache herausfand und mich selbst heilte. Absichtlich keine Details.
Er nahm es lediglich nur zur Kenntnis, verabschiedete sich innerhalb von 10 Sekunden und war sogleich verschwunden.
Ich hatte es diesmal wirklich gehofft, ... sogar fast geglaubt, dass jetzt wohl sicherlich eine Frage kommt. Zumal er ja selbst irgendwelche Behandlungen zur Fibromyalgie anbot.
NICHTS! Absolut nichts. Keine Frage. Kein Interesse.
Vermutlich auch, weil ich keine weiße Hose, kein weißes Hemd und

keinen weißen Heiligenschein trug.

Doch das zeigte mir wieder einmal deutlich, inwieweit es die Schulmedizin interessiert, Menschen zu helfen. Kein Interesse. Ein weiterer Grund euch lieben Menschen mit meinen Erkenntnissen zu helfen.

Ein unschönes Beispiel ist ein Bekannter von mir, der sich vor Jahren ein neues Kniegelenk einsetzen ließ. Doch statt nun weniger Schmerzen und Probleme hatte er deutlich mehr Schmerzen und Probleme. Er konnte kaum noch gehen, nur ein paar Meter mithilfe von Krücken. Die behandelnden Ärzte verschrieben ihm nur Schmerzmittel und meinten, dass sich "das" irgendwann geben wird. Nein.

Erst nachdem er körperlich und seelisch am Ende war, nachdem die Schmerzmittel ihm seinen Magen kaputt machten, ging er zu einem Experten. Dabei stellte sich heraus, dass bei der ersten Operation gepfuscht wurde und das künstliche Kniegelenk schief eingesetzt war. Daher auch die unerträglichen Dauerschmerzen.

Die schuldmedizinischen Verursacher fühlten sich mit der Konfrontation der Wahrheit zu ihrer Pfusch-Operation sogar noch persönlich angegriffen und beleidigt. Unglaublich.

Ein echter Facharzt korrigierte den ärztlichen Pfusch seiner sogenannten Kollegen und mein Bekannter konnte nun endlich auch mithilfe meiner Produkte weitgehend schmerzfrei und ohne Schmerzmittel sein Leben endlich leben.

Seine Lebensqualität war wieder hergestellt.

Ähnliches erzählten auch einige meiner Ex-Fibromyalgie-Kranken, dass deren Ärzte ebenso beleidigt waren, weil sie nun fortan deren Medikamente nicht mehr schluckten. Teilweise warnten die Ärzte diese Menschen davor, ein Leben ohne Medikamente zu führen. Das könnte ja hochgradig gefährlich sein. Statt diese Menschen nun zu beglückwünschen und über den eigenen Schatten zu springen; und vielleicht mal nach dem "Warum oder Wieso" zu fragen.

Kein EINZIGER Arzt fragte nach über 25 Jahren zu meinen Heilungschancen FÜR Menschen - nach dem "Warum"?

Absolut NICHTS und NIEMAND!

Einmal rief bei mir eine Ärztin aus Chemnitz an und fragte, was ich mit ihrer Patientin gemacht hätte, weil die wohl bei ihr keine Medikamente mehr abholte. Kurz zuvor machte sie einen Hausbesuch bei dieser älteren

Dame und war höchst irritiert über ihren Gesundheitszustand. Keine geschwollenen Beine, kein gestautes Wasser, keine Migräne, keine Schmerzen, keine Schlafstörungen und ein normaler Blutdruck wurden von ihr festgestellt.

Dem folgend auch keine Medikamente dagegen besser gesagt medizinisch dafür.

Nun ja, denn ... schwierig. Wie soll ich einer Schulmedizinerin Dinge erklären, die es offiziell für die deutsche Schulmedizin nicht gibt? Ohne eine persönliche Inaugenscheinnahme schwer zu vermitteln. Ihre Patientin war noch bei vier weiteren Ärzten in Behandlung, die ihr alle zusammen über 23 Medikamente regelmäßig verabreichten. Alle fünf Ärzte wussten zwar voneinander, doch keiner kam auf die lebenswichtige Idee, die **fatalen Wechselwirkungen** dieser gesundheitsgefährdenden Medikamente zu überprüfen. Keiner.

Nach einem Beratungsgespräch mit mir hatte diese Frau über 20 Medikamente entsorgt, besser gesagt abgesetzt. Wie z. B. drei unterschiedliche Antidepressiva, drei Schlafmittel, sämtliche Schmerzmittel und viele mehr. Lediglich ihr Insulin und für den Fall der Fälle wollte sie ein paar Blutdrucksenker behalten. Den Rest hat sie zur Apotheke zur Vernichtung gebracht. Alles zusammen war ihre eigene und eine sinnvoll gute Entscheidung.

Die Ärztin bat mich, noch einmal nach Chemnitz zu kommen, um ihr "das" zu erklären und vorzuführen. Dafür hatte ich keine Zeit. Doch ich lud sie nach Hamburg ein, um ihr die Möglichkeit zu geben, alles vor Ort zu erfahren. Diese Ärztin hat sich bei mir und sowohl auch bei meiner Kundin besser gesagt ihrer Ex-Patientin nie wieder gemeldet.

Was meinen Sie ... "Warum wohl"?

Ein Arzt erzählte mir, dass es manchmal vorkommt, dass die Symptome der Fibromyalgie von alleine verschwinden und er allerdings nicht weiß, warum?

Wie wäre es denn einfach mal zu fragen und zu forschen. DAS wäre doch sehr wichtig und sinnvoll für ähnlich betroffene Menschen.

Wenn plötzlich Symptome der Fibromyalgie und/oder von Rheuma nicht mehr vorhanden sind, muss es doch logischerweise auch eine Ursache gegeben haben.

Das sagt einem schon der gesunde Menschenverstand.

Es ist eine typische Unsitte der Schulmedizin, solange an Symptomen herum zu doktern, bis die Ursache einer sogenannten Krankheit vergessen ist oder besser gesagt absichtlich beseitigt wurde; und daher gibt es auch nichts zu erforschen. Vor über 100 Jahren wurden "das" entgegen der heutigen eingeschränkten Denkweise getan und über die damaligen Erkenntnisse wird heute weltweit von Ärzten hämisch gelacht. Denn die nonstop Verabreichung von vorhandenen Medikamenten, Antidepressiva, Cortison, Paracetamol und weiteren Giften ist wesentlich lukrativer.

Sogenannte Schmerztherapie-Center schießen aktuell wie giftige Pilze an jeder Straßenecke hervor. Die "akademischen Dealer" werden finanziell vom Staat geschützt, um mit allen zur Verfügung stehenden Mitteln Schmerzen langfristig nicht zu beseitigen, sondern um sie langfristig zu erhalten.

Was für ein Irrwitz anzunehmen und zu behaupten, dass man schwer Schmerzgeplagte mit Schmerzmittel heilen wolle? Ein Paradoxon in sich selbst. Vergleichbar mit einem fatalen Versuch, Feuer mit Benzin zu löschen.

Eigentlich sollten Schmerzmittel nur vorübergehend verschrieben und kurzzeitig eingenommen werden. Nämlich solange bis der Arzt oder der Therapeut gemäß seinem hippokratischen Eid oder dem Genfer Versprechen die Ursache ermittelt und beseitigt.

Chronische Schmerzen werden einfach zur Volkskrankheit Nr. 1 erklärt und die müssen mit sämtlich vorhandenen Chemiecocktails bekämpft, erhalten und gepflegt werden.

In Wahrheit haben wir in Deutschland und weltweit bereits eine "Schmerzmittel-Pandemie"; denn über 84 % der Deutschen schlucken täglich Tabletten. Keinesfalls wird eine vernünftige Ursachenforschung betrieben. Denn eine festgestellte und beseitigte Ursache bedeutet auch immer eine Verringerung der Dividende für die Aktionäre. Chronischer Geldfluss ist allen Beteiligten wichtiger, als chronisch kranken Menschen wirklich zu helfen.

Die langjährigen Schmerzmitteleinnahmen verursachen nicht nur eine Abhängigkeit, sondern sichern den Verantwortlichen mit den verursachten gesundheitsbelastenden Nebenwirkungen eine ewiglich sprudelnde Geldquelle. Quasi ein wahres "Perpetuum mobile" der ewig zahlenden und nachwachsenden Kranken.

Das erkannte bereits schon vor Jahrzehnten die berüchtigte Familie Rockefeller, dass ein kranker Mensch immer die beste Kapitalanlage der

Welt ist. Dabei gibt es keine Rezession, nur ein stetiges Wachstum. Bis heute hat die Familie Rockefeller in Hunderten von Chemiekonzernen ihre Finger mit im Spiel zum Erhalt von vielen Krankheiten.

Doch selbst mit diesen eindeutigen Erkenntnissen wollen es viele Betroffene immer noch nicht wahrhaben.

Manchmal haben Klienten, die ich erfolgreich beraten habe, hinterher schmerzfrei gesagt: *„Dazu muss ich nochmal meinen Arzt fragen."*

Mal ganz ehrlich, … was wollen Sie einen Arzt fragen?

Einen Schulmediziner, der Sie vielleicht schon über 10 Jahre erfolglos chemisch behandelt! Was?

Kein Mensch muss während meiner Beratung irgendetwas schlucken und dennoch sind bis zu 90 % meiner beratenden Kunden erstmal weitgehend schmerzfrei. Ich betone: NICHT geheilt. Nur mit der Vorführung und den Anwendungsmöglichkeiten von bestimmten "Wellness-Produkten".

Völlig egal, ob die beinhalteten Technologien in anderen Ländern medizinisch anerkannt sind, funktionieren sie auch in Ländern, die nicht wollen, dass sie Menschen helfen können.

In Deutschland werden Produkte, die der schulmedizinischen Denkweise nicht zuträglich sind, grundsätzlich nicht anerkannt.

Was glauben Sie, wer dafür verantwortlich ist, welches chemisches Medikament anerkannt wird und welches nicht?

Drei Institutionen sind es:
- Der Hersteller mit gutbezahlten (Pseudo-)Studien und wissenschaftlichen Behauptungen,
- ein paar Schulmediziner mit überschaubarem Intellekt;
- und ein paar recht gut finanziell motivierte Entscheidungsträger aus der Politik.

Welchen Wert wollen Sie auf die Bezeichnung "medizinisch anerkannt" noch geben?

Warum wurden und werden jährlich Dutzende von Medikamenten oder einzelne Inhaltsstoffe wieder vom Markt genommen? Teilweise sang- und klanglos.

Warum sind in Deutschland zugelassene, hochbedenkliche Medikamente in anderen Ländern seit vielen Jahren verboten und/oder nur bei uns bis zu 10-fach teurer?

Der einzigen Institution, der Sie noch vertrauen können, ist ihre Intuition; und die meint es mit Ihnen **immer** ehrlich.

Ich möchte nochmals für die Gesundheitsverhinderer betonen: Ich habe niemals einen Menschen behandelt! Auch keine verbale Behandlung oder Heilversprechen gegeben. Lediglich nur Produkte erklärt und die Anwendungsmöglichkeiten vorgeführt. Nach deren Kauf obliegt es dem Kunden selbst, wie er sie nutzt.

Selbst Discounter verkaufen regelmäßig medizinische Produkte, wie zum Beispiel Bandagen und bieten dazu Vorführungs- und Anwendungs-Videos auf YouTube an.

Selbstverständlich würde ich NIE jemandem raten, seinen Arzt nicht zu fragen; keinesfalls. Doch was wollen Sie jemanden fragen, der keine Ahnung hat? Absolut nichts zu dem weiß, was genau ich mache?

Schließlich fragen Sie ja auch keinen Elefanten, ob er Ihnen mit seinem Rüssel eine Crème brûlée zubereiten und flambieren kann; sondern fragen einen Experten.

Schon kurios, Menschen, die dennoch ihren sogenannten Hausarzt konsultierten, haben sich oftmals nicht mehr gemeldet. Vermutlich können Sie sich denken, was deren Hausärzte wohl zu Produkten meinten, die Menschen helfen können.

Viel später verstand ich, dass genau diese Menschen zu 100 % krank bleiben wollen.

Dabei waren sogar kranke Menschen, die sich vehement weigerten, eine mögliche Chance auf Heilung anzunehmen. Mir unverständlich?

Ich hatte Ihnen meinen geheimen Gesundheitsplan angekündigt und versprochen, diesen zu offenbaren. Allerdings müssen Sie vorerst schwören, dass Sie kein "Schuldmediziner", Pharmareferent oder ein Politiker sind und daher genau gegenteilig diese Informationen allen hilfesuchenden Menschen weitergeben.

Ich empfehle Ihnen jetzt genau, was ich tat, um gesund zu werden und vor allem gesund zu bleiben.

Vieles wissen Sie bereits. Doch ich möchte Ihnen mit dieser Auflistung einen besseren Überblick, eine Motivation zum "Handeln" geben. Ich kenne es sehr gut, wenn es einem nicht gut geht, dass man oftmals keine Kraft hat, etwas "Neues" anzupacken, um einen anderen, bisher unbekannten Weg zu beschreiten.

Der geheime Gesundheitsplan

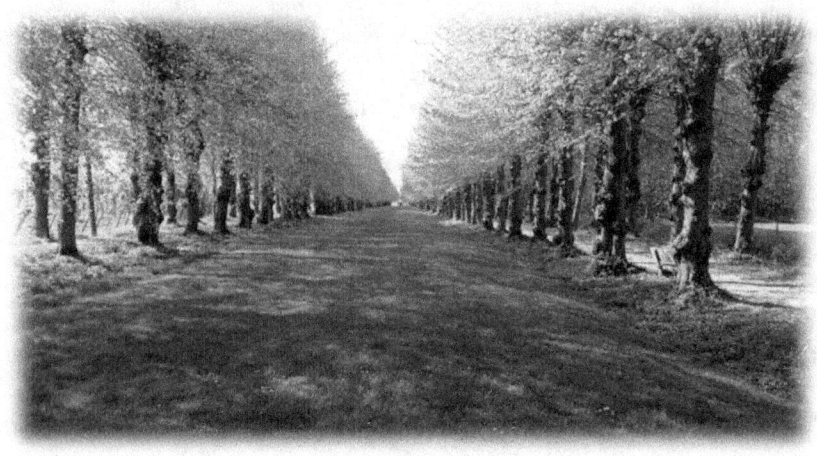

Stellen Sie sich nur mal vor ...
Sie folgen dieser Empfehlungsliste,
haken Punkt für Punkt ab ... und ...
am Ende des Weges wartet Ihre Gesundheit auf Sie.
Was würden Sie jetzt tun?

1. Lassen Sie Ihren Schlafplatz professionell überprüfen. Ziehen Sie einen wahren Experten, einen Geopathologen zurate. Jemanden, der sich schon viele Jahre mit den Problemen vorhandener, geopathischer Strahlungsbelastungen beschäftigt und entsprechende Referenzen hat. Bitte keinen selbst ernannten Wunderheiler, sondern jemanden, der sowohl über das entsprechende Fachwissen verfügt und eine vorhandene geopathogene Belastung auch kinesiologisch <u>beweisen</u> kann; ebenso eine nicht mehr vorhandene Strahlungsbelastung. Und der Ihnen eine wirksame Abschirmung nicht nur empfehlen kann, sondern auch die Wirksamkeit beweist. Ich selbst biete diese Morphogenetische Untersuchungen an, wobei die Entfernung keine Rolle spielt. Ob nun 5 Meter oder 30.000 Meilen! Eine genaue Erläuterung dazu sende ich Ihnen gern auf Anfrage per

E-Mail! info@fibrofox.de. Bis dato habe ich weit über 500 Schlafplätze und Wohnzimmer-Analysen morphogenetisch durchgeführt; sogar für Ärzte. Krankenhäuser und Professoren. Meine Trefferquote liegt bei ca. 99 % und ausnahmslos allen Menschen konnte ich mit meinen Abschirmungen und Produkten helfen. Die dadurch erfolgten Selbstheilungen der Menschen liegt bei ca. 70-100 % und kann Ihnen gerne von einigen nun Gesunden persönlich bestätigt werden.

2. Lassen Sie ebenso Ihren Schlafplatz auf elektromagnetische Strahlungsfelder jeglicher Art überprüfen. Das brauchte ich damals noch nicht. Doch heute ist das unumgänglich und sehr wichtig. Ein Fachmann kann Ihnen das mit entsprechenden Messgeräten beweisen. Bei nicht vermeidbaren gesundheitsbedenklichen Strahlen, wie z. B. WLAN, Funkwellen und 5G, ist eine Erdung besser gesagt Ableitung aus Ihrem Körper, gesundheitlich mitentscheidend. Verzichten Sie bitte auf überteuerte Wundergeräte, die oftmals keinen Schutz, sondern nur leere Kassen bieten. Es gibt jetzt eine ca. 30.000 Jahre alte Alternative, um Frequenzen von Funkwellen zu stören und gleichzeitig Erdstrahlen abzuschirmen. Mehr unter: www.urlebenskraft.de

3. Entfernen Sie eine eventuell vorhandene Federkernmatratze, weil die integrierten Metallfedern immer vorhandene pathogene Strahlungsbelastungen exponentiell verstärken. Keine Ausnahme und aktuell sogar bei einer Dame festgestellt. Ihr Schlafzimmer war perfekt gegen Erdstrahlen abgeschirmt, dennoch konnte sie nur sehr schlecht schlafen. Ihre angebliche Schaumstoffmatratze entpuppte sich mithilfe eines Messgerätes nun doch als Federkernmatratze und strahlte Tag und Nacht elektromagnetische Felder durch ihren Körper. Ähnliches gilt für Wasserbetten, die grundsätzlich immer beheizt werden müssen und elektromagnetisch das Wasser belasten. Kein normaler Kompass der Welt kann Ihnen auf einer Federkernmatratze oder auf einem Wasserbett störungsfrei exakt den Norden anzeigen. Sie schlafen praktisch auf einem elektromagnetischen Störfeld besser gesagt schlafen wohl eher nicht.

4. Empfehle ich anfangs eine ganzheitliche, medizinisch betreute Fastenkur. Um Ihren geschundenen Körper in eine

Heilungsphase zu versetzen. Praktisch ein wohltuender Neuanfang. Machen Sie bitte "das" regelmäßig unregelmäßig.

5. Nach der Schlafplatzbereinigung und für eine heilsame Entgiftung ändern Sie bitte Ihre Lebensweise und beißen ins grüne Gerstengras mit einem Häppchen Brennnesseln. Dazu ist auch eine Entgiftung von eventuell vorhandenen Schwermetallen äußerst wichtig. Am besten mit einer Kombination von Zeolith+Bentonit "für Ihr Aquarium". Gerne nenne ich Ihnen dafür eine sehr preiswerte Qualitätsquelle. Vermeiden Sie jegliche übersäuerte Lebensmittel. Angefangen vom Schweinefleisch bis zum definitiv krankmachenden Umkehrosmosewasser. Vor allem keinen Chemiezucker jeglicher Art. Das alles und mehr habe ich Ihnen bereits ausführlich beschrieben.

6. Optimal wäre jetzt definitiv "echtes" Pi-Wasser, welches bis zu 96 % zellwasseridentisch ist und die menschlichen Zellen perfekt auffüllt und aktiviert. Ich empfehle Ihnen ein original Pi-Wassersystem. Es ist mir äußerst wichtig, dass Sie ein "echtes" Pi-Wassersystem bekommen und kein sogenanntes Pi-Wassersystem; welches in Wahrheit fatalerweise doch ein hochbedenkliches Umkehrosmosesystem mit Strom ist. Schauen Sie bitte unter: www.urlebenskraft.de

7. Stellen Sie sich eine lichtbesonnte NATUR-Salzsole her und trinken jeden Tag 1-2 Teelöffel Natursalzsole mit Pi-Wasser. Das ist praktisch bis zu 99 % pures Zellwasser. So aktivieren Sie Ihre Zellen zum gesund werden. Unterstützen Sie eine beginnende Heilungsphase mit dem empfohlenen grünen "Wunder- Elixier" Gerstengrassaftpulver und Co. in grünen Smoothies.

8. Ihr "bereinigter" Schlafplatz sollte einen energetischen Mindestwert von plus 7 Punkten erreichen. Damit wird eine Heilungsphase <u>deutlich</u> unterstützt. Erkennbar an tiefen und wahren Träumen; und dass Sie am Morgen wie eine junge Elfe oder wie ein junger Gott aus dem Bett springen. Gerne helfe ich Ihnen dabei, einen homogenen und damit belastungsfreien Schlafplatz zu bekommen. Für einen gesunden und heilsamen Schlaf; wie bereits beschrieben. Genauso auch bestimmte Bandagen, die sehr schnell übersäuerte Gelenke entsäuern können.

9. Nachdem Sie eventuell kleinste gesundheitliche Verbesserungen bemerken; selbst wenn es erstmal nur intuitive Gefühle dazu

sind, liegen Sie im wahrsten Sinn des Wortes richtig. Nehmen Sie sie an und handeln Sie weiterhin.

10. Beginnen Sie mit leichten sportlichen Aktivitäten. Es muss Ihnen Spaß und Freude machen. Spüren Sie "zufriedene" Anzeichen, die ersten positiven Signale Ihres Körpers und machen Sie immer weiter und vor allem steigern Sie regelmäßig die sportlichen An- und Herausforderungen.

GENAU DAS ALLES habe ich nach der Ursachenbeseitigung getan und mache es heute immer noch. So bin ich gesund geworden und habe mich von meiner Fibromyalgie geheilt.

Ich habe keinen Grund, Ihnen Märchen zu erzählen und keine Ambitionen, Ihnen unbedingt irgendetwas verkaufen zu wollen. NEIN.

Deshalb verkaufe ich Ihnen auch nicht dieses Buch für 35,00 Euro. Nur um Ihnen zu erzählen, wie viel Chemie Sie für den Rest Ihres Lebens schlucken sollen und müssen. Auf dieses schuldmedizinische Niveau werde ich mich nicht herablassen.

Ich wende mich an die Menschen, die wirklich gesund werden wollen und bereit sind, über gute Absichten hinaus auch zur Tat schreiten.

Bitte machen Sie es sich bewusst, dass der Weg zur Gesundheit nur von Erfolg gekrönt ist, wenn Sie alle Empfehlungen befolgen.

So wie ein einzelnes Zahnrad nicht den Mechanismus einer Uhr ersetzen kann, kann die Uhr der Gesundheit nur vorwärtslaufen, wenn alle Zahnräder ineinander übergreifen.

Leider habe ich es sehr häufig beobachtet, dass Menschen nach den ersten gesundheitlichen Erfolgen den begonnenen Heilungsweg wieder verlassen haben.

Sie waren der Meinung, DAS würde jetzt reichen und die Gesundheit kommt nun von alleine. Ein großer Fehler. Eine gute Gesundheit nach einer langen Krankheit muss man sich zuvor redlich erarbeiten, pflegen und damit erhalten.

Ich habe jetzt extra für Sie dieses Buch einem anderen und fast fertigen Buch vorgezogen. Ausschlaggebend war für mich ein Fernsehbericht über Fibromyalgie, in dem eine schwer geschundene Frau zur Sprache kam. Sie erzählte unter Tränen:

„Ich kann nicht mehr ... 10 Jahre Schmerzen ... 10 Jahre Schmerzmittel ... 10 Jahre Antidepressiva ... 10 Jahre Schlafmittel ... und ich habe seit 10 Jahren Schmerzen, Schmerzen, Schmerzen; und es interessiert keinen Arzt."

Wie gesagt unter Tränen. Diese Frau stand eindeutig unter höchster Suizidgefahr, welche ebenso kein Arzt erkannte, geschweige denn berührte.

Doch mich hat "das" sehr betroffen gemacht. Ich wollte schon seit Jahren die Wahrheit dazu veröffentlichen, doch der sogenannte Alltag hatte mich immer davon abgehalten. Natürlich auch die Angst, dass ich gar nicht schreiben könnte oder dass es den guten Menschen hinterher nicht gefällt. Genauso auch, dass die sogenannten Gesundheitsverhinderer das Buch und mich verunglimpfen werden.

Einmal kam sogar kurz der Gedanke auf, als ich mitbekam, dass auf einem amerikanischen Professor, der eindeutig bewies, dass Glukosesirup Diabetes-Typ-2 verursacht, ein Mordanschlag verübt wurde; dass die Pharmamafia Ähnliches bei mir versuchen will und wird.

Zumal ich von diversen Handlangern der Pharmaindustrie und auch von unseriösen Verkäufern dieser unsäglichen Umkehrosmose-Systeme schon mehrfach bedroht wurde. Einer dieser Leute sagte wortwörtlich zu mir am Telefon, das ich mit meinen Dienstleistungen ihren Markt kaputtmachen würde; und wenn ich damit nicht aufhöre, machen sie mich kaputt. Ich habe diesen Mann daraufhin nach Hamburg eingeladen, um ihn zu erklären, wie ein Hamburger Mann "das" regelt. Danach habe ich nie wieder etwas von diesem Typen gehört.

Wie so oft wurden und werden "anders" denkende, anders handelnde Menschen verfolgt, beschimpft und mit dem Tode bedroht. Manchmal ist es schon lebensgefährlich, einfach mehr zu wissen, als es Glaubensfanatikern recht ist.

Als Galileo Galilei feststellte, dass die Erde sich um die Sonne dreht und nicht die Sonne um die Erde, wurde er von der katholischen Kirche erstmal wegen Ketzerei verurteilt; und wenn er die Wahrheit nicht sogleich öffentlich widerruft, sogar mit dem Tode bedroht. Für viele Evidenzfanatiker ist die Erde heute immer noch eine Scheibe. Wobei diese wahren Ketzer diese Scheibe gut sichtbar an ihrer Stirn tragen.

Wie viele seriöse Ärzte und renommierte Wissenschaftler wurden in den letzten Jahrzehnten als Lügner und verrückte Spinner von den

Systemmedien dargestellt; und Jahrzehnte später gelten deren damaligen Wissenschaften als Errungenschaften zum Wohle der Menschheit.

Denken Sie an meinen damaligen Zahnarzt, dem man Anfang der 80ger Jahre seine Zulassung entziehen wollte, weil er sich vehement weigerte, Menschen gesetzlich mit Amalgamfüllungen zu vergiften. Heute ist es in vielen Ländern verboten.

Manche Wissenschaftler, die bereits vor einem Jahrhundert bewiesen, dass wir die vorhandene Raumenergie als unerschöpfliche Energiequelle und das vorhandene natürliche Erdmagnetfeld zur harmlosen Datenübertragung nutzen können, verschwanden einfach mit ihren Entdeckungen.

Womit die Mobilfunkbetreiber und ihre politisch finanziell motivierten Vorstandsvorsitzenden natürlich nichts zu tun haben.

Viele ultimative Heilungsalternativen verschwanden in den Schubladen der Systempharma, weil sie kostenlos waren und aktuell noch sind.

Die wenigsten Menschen wissen, dass die weiße Innenhaut einer Zitrone, liposomales Vitamin C, flüssiges Chlorophyll und eine Fastenkur wahre Krebstumorkiller sein können.

Die Liste ehrenhafter Frauen und Männer ist schier endlos, genauso wie das Verschwinden ihrer Entdeckungen und ihrer Personen selbst.

Wie sagte schon Georg Orwell zutreffend:

„Je weiter sich eine Gesellschaft von der Wahrheit entfernt, umso mehr wird sie jene hassen, die sie aussprechen!"

Doch heute ist es mir egal. Ich kann mich wehren und bin nicht länger bereit, durch die Bedrohung ehrloser Leute, guten Menschen nicht zu helfen.

Helfen Sie mir und helfen Sie uns allen. Erzählen Sie vielen Menschen, dass die jahrzehntelang von der Systempharma und ihren Schergen geschürte Behauptung der Unheilbarkeit vorbei ist.

Es gibt definitiv eine wissenschaftliche Ursache bei Rheuma und Fibromyalgie; und vielen ähnlichen Krankheiten. Damit gibt es nun endlich für jeden Menschen eine Chance auf Heilung.

Denken Sie an die Hummel, von der die gängige Wissenschaft behauptet, dass die Hummel mit ihren kleinen Flügeln viel zu groß und schwer zum Fliegen wäre; glücklicherweise hat die Hummel nie Binsenweisheiten studiert und fliegt trotzdem.

Allerdings hätte die Hummel ein großes Problem zu fliegen, wenn sie einen weißen Kittel tragen würde.

Oder der physikalische Quantensprung, den ich mit meiner Heilung vollzogen habe. Der nach dem aktuellen Stand der Physiklehre gar nicht existieren dürfte; und dennoch dreisterweise seit Millionen von Jahren springt.

Wenn Sie nun noch immer überlegen, ob Sie meinen naturwissenschaftlichen Erkenntnissen Glauben schenken; oder eher den hanebüchenen Behauptungen und Märchen der Schulmedizin? Dann überlegen Sie bitte nicht weiter und schauen, lesen Sie die Worte von einem der größten Genies und Naturforscher seit Menschengedenken.

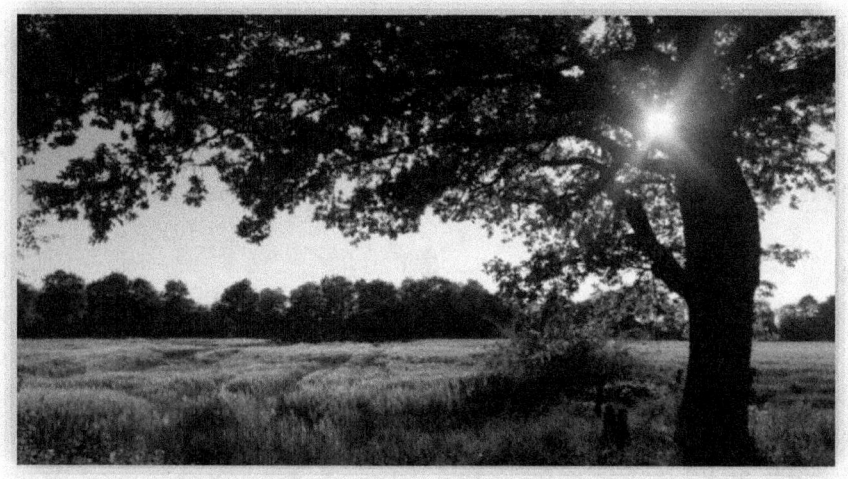

ie Natur ist unerbittlich und unveränderlich, und es ist ihr gleichgültig, ob die verborgenen Gründe und Arten ihres Handelns dem Menschen verständlich sind oder nicht.

(16. Jahrhundert Galileo Galilei)

Zwischen gutem Verstand und gutem Geschmack besteht derselbe Unterschied wie zwischen Ursache und Wirkung.

(17. Jhd. Jean de La Bruyère)

Kapitel 17 Nachbemerkung

Wenn ich Ihnen mit diesem Buch, mit meiner persönlichen Heilungsgeschichte und meinen Erkenntnissen helfen kann, freue ich mich für Sie. Ich möchte Ihnen hiermit nicht nur Hoffnung geben, sondern Ihnen endlich Antworten und Lösungen Ihres Problems aufzeigen.

Manche Evidenzfanatiker mögen nun bemängeln, dass ich nur wenige Quellenangaben mache. Wozu auch?

1. Muss ich niemanden auch nur irgendetwas beweisen oder nachweisen. Es ist meine persönliche Heilungsgeschichte und es sind meine persönlichen Erfahrungen aus über 30 Jahren Erfahrungen aus der Praxis.
2. Mit oder ohne sogenannte Quellennachweise obliegt es ohnehin jeden Menschen "das" nun abzulehnen, zu glauben oder hilfreich anzunehmen.
3. Können Sie alle Vergleiche, Studien selbst recherchieren. Damit möchte ich Menschen animieren, Informationen immer selbst zu überprüfen.
4. Einige "Quellen" möchten auch nicht genannt werden, da sie sich ohnehin schon seit Jahren für ihr "anders Denken" bedroht fühlen. Nicht, dass diese Quellen sich vor scheinheiligen Repressalien der Systempharma, ärztlichen Vereinigungen und/oder der Systempresse fürchten. Nein, keineswegs. Sie bevorzugen es lieber ihre gute Lebenszeit für gute Menschen einzusetzen.

Die Schulmedizin sucht nach keinen Ursachen, sondern forscht nach weiteren Behandlungen von Symptomen mit Chemie.
Unfähig zu erkennen, dass die Ursachen einer Krankheit oftmals der Verlust einer natürlichen Harmonie mit der Natur sind.

Natürliche Nahrung erhält unsere Gesundheit, während von der Natur nicht vorgesehene Nahrung Krankheit fördert.
Dogmen und Vorurteile der Schulmedizin können und werden niemals diese naturwissenschaftlichen Erkenntnisse ersetzen.

Es ist nicht einfach, die alltäglichen Fesseln des Schmerzes zu durchtrennen. Vor allem nicht, wenn Menschen jahrelang von allen Seiten unentwegt eingeredet wird, dass sie nun ewiglich unheilbar krank sind. Doch bitte überlegen Sie, es sind oftmals nur Behauptungen, Meinungen ohne Sachverstand und Beweise. Es ist Ihre Entscheidung "das" zu glauben oder einfach auf Ihr gutes Bauchgefühl zu hören. Den brennenden Wunsch, den innerlichen Glauben zur Gesundheit, kann man keinem Menschen nehmen. GENAU mit diesem Glauben haben Sie dieses Buch gelesen! Vielen Dank für Ihr Vertrauen.

Was haben Sie zu verlieren, wenn Sie es mir gleichtun? Nichts.
Auch wenn die Schulmedizin Ihnen eventuell Ihre körperliche Kraft genommen hat, gelingt es keinem Gesundheitsverhinderer Ihnen Ihren Willen zur Gesundheit zu brechen. Er ist nach wie vorhanden und wartet auf Ihre Entscheidung.

Denn Ihr Wille ist der einzige Brennstoff zu Ihrer Gesundheit.

Kein Arzt, kein Wissenschaftler, keine Systempharma und kein einziges Therapiezentrum der Welt konnten bisher die Ursachen von Rheuma und Fibromyalgie eindeutig feststellen, beweisen und diese Krankheiten heilen.

Warum?
Weil sie alle an mittelalterlichen Dogmen festhalten und nicht bereit sind, neue Wege zu gehen.

Weshalb?
Weil alle Pharmaziehersteller und jeder Therapeut genau wissen, dass nur ein chronisch kranker Patient für sie eine chronische Einnahmequelle ist.

Machen Sie diesen Leuten keine Zugeständnisse, sie sind es nicht wert. Seien Sie es sich wert und beweisen Sie es sich selbst. Heilung ist möglich. Stehen Sie auf und handeln Sie. **JETZT**.

Sie kennen nun die Ursache meiner ehemaligen Fibromyalgie, die ich ebenso bei vielen anderen feststellte und bewiesen habe.

Sie wissen, mit welcher Lebensweise und mit welchen naturwissenschaftlichen Produkten ich gesund geworden bin. DAS sollte doch auch für Sie möglich sein?

Geopathische Strahlungsbelastungen sind seit über 100 Jahren keine Seltenheit. Die Liste der durch sie hervorgerufenen Krankheiten ist sehr lang, von rheumatoiden Erkrankungen, Magen- und Darmproblemen, Hauterkrankungen bis hin zu Krebs. Dennoch besteht immer die Möglichkeit einer Gesundung. Der einzige Weg dazu ist die Erkenntnis, die Akzeptanz und die Beseitigung der Ursache.

Ein Weg in Harmonie und im Einklang mit der Natur.

Für Sie eine letzte und für mich eine weitere erkenntnisvolle Erfahrung.

Über eine Empfehlung bekam ich einen verzweifelten Anruf eines Ehepaares. Die beiden wohnten ca. 80 km westlich von Hamburg in einem kleinen Dorf. Dort bewohnten sie ein Reihenhaus und klagten über massive Schlafprobleme bis hin zu vielen weiteren gesundheitlichen Beeinträchtigungen. Es war eine Reihenhausanlage mit 3 Wohneinheiten. Das Ehepaar bewohnte das mittlere Reihenhaus und ihre Nachbarn, links und rechts waren Familien mit Kindern.

Die Reihenhäuser waren relativ neu und zur Landschaft passend als Fachwerkhäuser errichtet; zum Teil mit sichtbaren Eichenholzbalken. Vom Baustil einfach schön.

Anmerkung:

Seit Jahrzehnten werden nicht nur Bürogebäude, sondern auch viele Wohnhäuser fatalerweise mit Eisenträgern gebaut. Eventuell vorhandene pathogene Erdstrahlen können von Eisenträger abgebeugt werden und sogar gebündelt auf einen bestimmten Bereich im Gebäude auftreffen. Wenn sich nun Menschen täglich stundenlang in diesen Reizzonen aufhalten und arbeiten, ist hier ebenso mit unterschiedlichen Erkrankungen zu rechnen. Dazu kommt heute aktueller als jemals zuvor, dass Metalle in Gebäuden den immens zugenommen Elektrosmog exponentiell verstärken. Normalerweise müsste in einem Bürokomplex jeder Bereich und jeder Arbeitsplatz auf geopathische Erdstrahlen und auf die Intensität elektromagnetischer Wellen untersucht werden; wie gesagt … NORMALERWEISE.

Zurück zum Ehepaar.

Zuallererst untersuchte ich natürlich ihren Schlafplatz und ihr Bett. Idealerweise hatten sie schon magnetische Matratzen und minusionisierte keramische Schlafdecken. Sie schliefen also bereits in einem homogenen Kokon. Trotz dessen litten sie unter diversen gesundheitlichen Problemen. Ihren Schlafplatz testierte ich mit minus 3 Punkten; also schlecht. Seltsam!?

Ich konnte anfangs die geopathische Strahlung nicht einwandfrei zuordnen. Plötzlich hatte die Ehefrau eine gute Idee und schlug mir vor, ihren Schlafplatz ohne die magnetischen Matratzen zu untersuchen. Also räumten wir kurzerhand ihre Bettsysteme zur Seite.

Nun stellte ich eine Belastung von minus 10 Punkten fest. Das war heftig und nach meinen Erfahrungen schon eine garantiert todbringende verstrahlte Schlafstätte.

Eindeutig verlief unter ihrem Schlafplatz eine extrem strahlende Magnetfeldlinie und ihre vorhandenen magnetischen Schlafkokons konnten diese immense Strahlung lediglich nur abmildern; mehr nicht. Allerdings auch ein eindeutiger Beweis zur Wirksamkeit der Schlafsysteme, die selbst eine starke Erdstrahlung noch so deutlich mindern konnten. Dennoch war ein sofortiges Handeln angebracht.

Ich ermittelte, dass sie eine **Spezial**-Korkschicht mit mindestens 6 cm Dicke unter ihrem Bett legen müssen. Das war unabdingbar die einzige Chance, um diese Strahlung zumindest zu blockieren. Zwischenzeitlich hatte sich bei den Nachbarn meine Anwesenheit rumgesprochen, da meine Gastgeberin wohl Tage zuvor ihren Nachbarn von meinem baldigen Besuch erzählt hatte. Ich erfuhr, dass auch diese beiden Ehepaare diverse gesundheitliche Probleme hatten und ebenso exakt den gleichen Raum als Schlafzimmer nutzen. Wobei ihre jeweiligen Betten etwas anders in den Räumen standen. Bei der Familie links und unter deren Schlafstätte stellte ich nur bei dem Ehemann die fortgeführte Magnetfeldlinie fest. Damit waren seine Schlafprobleme und weitere Erkrankungen erklärt; und auch warum seine Ehefrau keinerlei Probleme hatte. Die Familie im rechten Reihenhaus hatte ein erst sechs Monate altes Baby. Ein kleiner Junge, der mit im elterlichen Schlafzimmer schlief und eher nicht schlief. Er wurde von Ärzten als ein sogenanntes "Schreikind" bezeichnet, da er besonders die ganze Nacht mehr schrie, als schlief. Tagsüber schlief der Kleine im Wohnzimmer, im wahrsten Sinn des Wortes. Doch nachts war es für die Eltern und wohl eher für den Kleinen die Hölle.

Babys und Kleinkinder können sich noch nicht mitteilen, doch dafür funktionieren ihre Urinstinkte. Sie spüren eindeutig, dass sie auf dem Platz, auf dem sie nun schlafen sollen, es nicht können. Gezwungenermaßen müssen sie sich anderweitig mitteilen; sie schreien. Schulmediziner sind auch hier wieder völlig unfähig, die wahre Ursache zu erkennen und eventuell zu verstehen. Sie bezeichnen diese Kinder sogleich als sogenannte Schreikinder. Ohne Worte.

Mein ganz klarer Rat an beide Familien: **sofort** die Schlafplätze zu verändern und abzuschirmen; und auch die Wasseradern zu drehen.
Ergebnisse: Der Ehemann auf der linken Seite konnte nach über einem Jahr zum ersten Mal in diesem Haus schlafen und seine gesundheitlichen Probleme verschwanden in kürzester Zeit.
Das sogenannte Schreikind bei der Familie rechts war von heute auf an kein Schreikind mehr. Für deren Kinderarzt unerklärlich, zumal der dem Kleinen bereits Tabletten verabreichen wollte. Sprachloses Kopfschütteln ist jetzt angebracht.
Meine Auftraggeberin und ihr Ehemann zogen kurzerhand in den Keller. Sie haben dorthin ihr gesamtes Schlafzimmer verlegt. Ihnen war die von mir festgestellte geopathische Strahlungsbelastung zu gruselig; trotz einer möglichen Abschirmung.
Bereits nach der ersten Nacht im Keller, an einem strahlungsfreien Platz konnten sie ebenso zum allerersten Mal in diesem Haus schlafen. Ihre bis dato gesundheitliche Probleme verschwanden in den darauffolgenden Wochen.

Resümee:
Auch hier war wieder einmal eine geopathische Strahlungsbelastung die Ursache vieler unterschiedlicher gesundheitlicher Beeinträchtigungen, die nach dem "Erkennen" und "Beseitigen" schlagartig nicht mehr vorhanden waren. Das bestätigen ebenso die Untersuchungen und die Forschungsarbeit von dem bekannten Wissenschaftler: Gustav Freiherr von Pohl. Dessen Forschungsergebnisse sogar von "offenen" Schulmedizinern begleitet und getestet wurden; und DAS bereits schon vor über 100 Jahren. Doch genauso lange werden seine bewiesenen Forschungsergebnisse von der Schulmedizin gleichermaßen arrogant wie auch dummdreist ignoriert. Denn "so etwas" hat es "gefälligst" nicht zu geben.

Selbst wenn jemand bereits schon vor über 20 Jahren an Rheuma oder Fibromyalgie erkrankt sein sollte und trotz diverser Umzüge immer noch unter den Symptomen leidet, ist das nicht gleichbedeutend, dass eine geopathische Strahlungsbelastung nicht die Ursache war. Denn besonders in ehemaligen Moor- und Waldgebieten ziehen Menschen oftmals von dem einen in das nächste Wasserader-Problem. X-mal erlebt. Dennoch konnte und kann ich JEDEM Menschen seit über 25 Jahren entweder mit einer vor Ort oder einer morphogenetischen Untersuchung helfen.

Das hat mir kürzlich eine Dame bestätigt, die mir erzählte, dass sie seit 30 Jahren unter Fibromyalgie leidet. Exakt genauso lange, wie alt ihr Haus ist, welches sie mit ihrem leider verstorbenen Mann gebaut hatte.

Mithilfe meiner Produkte, deren Anwendung und nachfolgend auch mit meinen Abschirmungsprodukten, konnte ich ihr relativ schnell helfen, viele Wasseradern zu drehen und abzuschirmen.

Danach erzählte sie mir binnen 24 Stunden folgendes:

Dass sie das Gefühl hat, das ihre Schmerzen um gut 50 % einfach weg sind und sie körperlich spürt, wie ihre Gesundheit zurückkehrt. **Selbst für mich unglaublich!** Wobei man anmerken muss, dass diese Frau sich seit vielen Jahren sehr gesund ernährt und auch trotz ihrer Schmerzen täglich Bewegungssport mit Yoga und mehr macht. Womit vermutlich ihre unglaublich schnelle und für sie spürbare Genesung zu erklären wäre.

Wie auch schon Freiherr von Pohl feststellte, steht die Chance, zufällig auf einem nun strahlungsfreien Schlafplatz zu liegen oder noch besser einen optimalen Schlafplatz zu haben, bei nur ca. 1:50; heute eher bei 1:100.

Erinnern Sie sich bitte an die Dame, die an Fibromyalgie erkrankt war und seit 2 Jahren "belastungsfrei" schlief; und immer noch an den Symptomen litt. Ihr neuer und nun Erdstrahlen freier Schlafplatz hatte nur einen Wert von ca. plus 3 Punkten. Um nicht krank zu werden gut. Doch für eine Genesung nicht ausreichend. Weiterhin verhindert ihre sehr ungesunde Lebensweise eine mögliche (Aus-)Heilung.

Genauso auch, dass sie nicht bereit war, für ein gesundes Leben Geld in ihren Körper zu investieren. Angefangen von dem Austausch ihrer Metallkronen gegen Keramik bis hin zur "grünen" Ernährung mit Bewegung. Dazu auch die Anschaffung eines regenerierenden Schlafsystems, welches sie auch vor den Auswirkungen des Elektrosmogs bewahrt. Damit gehört sie zu den Menschen, die bewusst krank bleiben wollen.

Manche mögen nun wieder behaupten, dass ich Ihnen ja UNBEDINGT etwas verkaufen will. Wahrscheinlich wollen Ihnen die Ärzte, von denen Sie bisher jahrelang Ihre nebenwirkungsreichen Medikamente bekamen, garantiert nichts verkaufen. Die haben Sie bestimmt schon immer kostenlos mit Chemie behandelt, gerade eben einigermaßen kostenlos am Leben erhalten.

Wenn ich nicht damals diesen schweren Motorradunfall gehabt hätte, ... hätte ich nie die Technologien zur Heilung meines Knies und der späteren Fibromyalgie kennengelernt. Hätte ich mich damals nicht so intensiv mit diesen Technologien, vor allem praxisbezogen und beruflich beschäftigt, hätte ich niemals diese Erfahrungen und das Wissen sammeln können. Letztendlich konnte ich damit dieses Buch für Sie schreiben und durfte Ihnen nun eine "echte" Chance auf Heilung vorstellen.

Allen Heilungssuchenden, die "das" genauso verstanden haben, wie ich es meine, gebe ich gerne eine Kontaktmöglichkeit. Gerne können Sie mir eine E-Mail schicken. (fibrofox@gmx.de) Doch ich möchte ich Sie bitten, mir keine E-Mails mit 1.000 Fragen zu senden. Es ist sehr zeitintensiv.

Der Einfachheit halber, bin ich auch gerne bereit, Ihnen telefonisch zu helfen. Zumindest in deutscher Sprache. Bei individuellen Fragen macht es mehr Sinn. Selbstverständlich kann ich auch eine Schlafplatzanalyse durchzuführen. Wobei die Entfernung morphogenetisch keine Rolle spielt.

Ein Anforderungsprofil mit Beispielen übersende ich Ihnen gerne per E-Mail. Allerdings kann ich das nicht 10 Stunden am Tag kostenlos machen. Ich bitte Sie hierzu um Ihr Verständnis.

Vielleicht konnte ich Ihnen beim Lesen auch ein wenig Freude bereiten und Sie ermutigen, nicht immer alles im Leben so hinzunehmen, nur weil es angebliche Fachleute behaupten.

Hören Sie öfters auf Ihre Intuition, denn nur Ihr Bauchgefühl hat immer Recht.

Ich wünsche ... nein, ... ich glaube ... nein, ... ich hoffe ... nein, ... ich WILL, dass Sie mit meinen Erkenntnissen Ihre ... naturgegebene und zustehende Gesundheit zurückerhalten.

Herzhaft herzlichst
  Ihr Volker von Klimburg

Der Weise ist nicht gelehrt, der Gelehrte ist nicht weise.

(Lao-Tse)

Kapitel 18 - Haftungsausschluss

Dieses Buch ist meine persönliche Heilungsgeschichte. Meine persönlichen Erkenntnisse und Meinungen zu den Gründen meiner Heilung sind nur für den eigenen persönlichen Bedarf gedacht. Vervielfältigung und Digitalisierung in jeglicher Form sind nur mit der schriftlichen Genehmigung des Urhebers gestattet.
Die Übernahme, das Kopieren von eigenen Zitaten, Versen, Sprüchen, Fotos bedarf ebenso einer schriftlichen Genehmigung des Urhebers.

Der Stand der Naturforschung kann die Inhalte des Buches durchaus in ihrem Sachverhalt verändern. Das ist beabsichtigt. Das Buch soll zum Nachdenken animieren, sich mit der Thematik aus einem anderen Blickwinkel zu beschäftigen und motivieren, weitere Beweise oder ähnlich zu sammeln.
Bitte beachten Sie, ich bin kein Arzt, Heilpraktiker oder ähnlich. Ich mache keine Ferndiagnosen, Therapievorschläge, und/oder, Behandlungen jeglicher Art. Meine Informationen können und sollen den Dialog zwischen Ihnen und einem ganzheitlichen Arzt oder Therapeuten sinnvoll ergänzen und unterstützen.

Wie bereits mehrfach betont, werden in diesem Buch keine Heilaussagen testiert, getroffen oder Heilversprechen gegeben. In keiner Weise wird in diesem Buch von erfolgten Behandlungen berichtet. Lediglich nur über positive Erfahrungen mit "einzigartigen" Wellnessprodukten.
Dieses Buch allein kann Sie nicht gesund machen. Das können nur Ihr Körper und Ihr gesunder Menschenverstand. Gerne können Sie die Inhalte, besonders auch die zwischen den Zeilen nutzen, um gesund zu werden.

Seien Sie künftig kritisch gegenüber den Meinungen der Schulmedizin und/oder weiteren Scheinheiligen. Es sind und bleiben nur Meinungen, Thesen und bis zu 99,9 % unbewiesene Behauptungen.

Zögern Sie nicht wahre Experten, wie zum Beispiel mich oder ganzheitliche Therapeuten, um Rat zu fragen.

Die Inhalte in diesem Buch dienen nur zur Information und können und sollen keine persönliche Beratung, eine Untersuchung oder Diagnose durch einen sogenannten Arzt oder Therapeuten ersetzen.
Gesetzlich verpflichtet muss ich Sie leider warnen, dass Sie meine guten Ratschläge und die heilsamen Erkenntnisse nicht ohne einen begleiteten Therapeuten umsetzen. Ja-Ja.
Völlig unerheblich davon, ob ein Therapeut überhaupt irgendetwas weiß, macht diese gesetzliche Vorgabe ja auch richtig Sinn.
Schließlich frage ich ja auch die Kassiererin im Discounter, bei der ich soeben einen Salatkopf gekauft habe, ob ich heute 3 oder 4 Blätter davon für meine Gesundheit essen darf.

Setzen Sie keine ärztlich verordneten Medikamente von sich aus ab. Holen Sie sich vorher therapeutischen, medizinisch ganzheitlichen Rat ein. Ich übernehme keine Gewährleistung für die Vollständigkeit, Richtigkeit, Genauigkeit und Aktualität sämtlicher Inhalte in meinem Buch. Sowie keine Haftung für das Nachahmen oder Befolgung meiner gesunden Empfehlungen. Ich bitte dafür um Verständnis.

Erwähnen möchte ich noch, dass ich mit keinem Hersteller von Nahrungsergänzungsmitteln verwandt, verschwägert oder politisch verstrickt bin.
Die hier veröffentlichte Geschichte ist meine persönliche Heilungsgeschichte.
Die hier empfohlenen Lebensweisen und Lebensmittel sind und bleiben nur persönliche Empfehlungen meiner jahrzehntelangen Erfahrungen.
Bitte seien Sie nicht verwundert, doch all diese Sätze muss ich gesetzlich anmerken, damit die Gesundheitsverhinderer diese lebenswichtigen Informationen nicht verhindern oder verbieten können.

Dieses Buch soll als echte "Informationsquelle" für ähnlich betroffene Menschen dienen.
Wenn sich schulmedizinische Scheuklappenträger auf ihre weißen Kittel getreten fühlen, lag das natürlich in meiner Absicht; wobei ich noch sehr zurückhaltend war.

Allein nur mit den Fehldiagnosen, Behandlungsfehlern und weiteren katastrophalen Sinnlos-Operationen der Schulmedizin könnte man Telefonbücher füllen.

Glücklicherweise auch mit Geschichten von tollen, versierten und integren Ärzten, Therapeuten, Krankenhäusern und Forschungslaboren, die wahrlich Menschen helfen, bis hin zur Heilung.

Leider sind diese ehrenhaften Frauen und Männer in der Unterzahl. Noch.

Fazit:

Eine natürliche Lebensweise mit einem natürlich strahlungsfreien Schlafplatz sorgt für eine natürliche Gesundheit. Ein Drittel unseres Lebens verbringen wir im Schlaf und der sollte erholsam und heilend zugleich sein.

Ein gutes Leben steht nicht gleichbedeutend für ein langes Leben, sondern sollte ein erfülltes Leben sein, mit wahrer körperlicher und geistiger Lebensqualität.

Einer der berühmtesten Musiker Deutschlands und Europas, Udo Jürgens, hat es ebenso auf den Punkt gebracht; Zitat:

„Das Älterwerden hat nicht nur den Nachteil, dass man eine Treppe schwerer hochkommt oder Rückenschmerzen hat. Es besteht neben der körperlichen auch aus einer geistigen Komponente: Wenn Menschen ihr ganzes Leben lang relativ einfältig leben und nie querschießen, dürfen sie sich nicht wundern, wenn eine Verkalkung einsetzt, die ihre Gedankenflüsse noch stärker hemmt."

Kapitel 19 - Impressum

Volker von Klimburg
Aus Personenschutz-Gründen vertreten durch:
Volker Gätz
Söle 18-79
10320 Tallinn
Kontakt
E-Mail: fibrofox@gmx.de

Meine persönliche geheime Bezugsquelle für qualitativ hochwertiges Zeolith+Bentonit: (Offiziell bitte nur für Ihr Aquarium!)
www.zeolithversand.eu
10 % Rabatt-Code: VG1000
Ein garantiert echtes Pi-Wassersystem, sowie wirksame pulsierende Magnet-Einlegesohlen und mehr bekommen Sie exklusiv bei:
www.urlebenskraft.de (Weltweiter Versand ist möglich!)
5 % Rabatt-Code: Urlebenskraft und versandkostenfrei in Deutschland:

Über diesen Shop bekommen Sie ebenso die weltweit aktuell wirksamsten Abschirmungen gegen Erdstrahlen jeglicher Art mit lebenslanger und kostenloser Funktionssicherheit! Das heißt: Sollte eine minusionisierte Abschirmung vermindert sein, wird sie kostenlos nachgeladen.
Für eine preiswerte morphogenetische Schlafplatzuntersuchung, egal welche Entfernung auf diesem wunderschönen Planeten, können Sie mich direkt kontaktieren. Schauen Sie bitte bei www.fibrofox.de oder schicken Sie mir eine direkte E-Mail an: fibrofox@gmx.de
Danach kann ich Ihnen GENAU die richtigen Abschirmungen empfehlen und insbesondere exakt die Plätze bestimmen.

<u>Bildquellen</u>

Titelfoto	© swissmediavision - istockphoto.com/de
Kapitel 3	© fibrofox
Kapitel 4	© fibrofox
Kapitel 6	© fibrofox
Kapitel 7 - Seite 114	© Grafner – istockphoto.com/de
Kapitel 13 -Seite 175	© Madeleine_Steinbach - stockphoto.com/de
Kapitel 13 - 2. Bild	© fibrofox
Kapitel 13 - 3. Bild	© fibrofox
Kapitel 13 - Seite 193	© SeppFriedhuber – istockphoto.com/de
Kapitel 16 - 1. Bild	© fibrofox
Kapitel 16 - 2. Bild	© fibrofox

Literaturangaben / Quellennachweise / Internet / Zitate / Freundschaft

1. Galina Schatalova - Wir fressen uns zu Tode -2002 -Goldmann Verlag
2. Zitat von Prof. Dr. Zulley 2005 – Ratgeber Schlaf
3. https://www.pubmed.de/ 2019
4. Simmonsohn, Barbara – Gerstengrassaft – Windpferd Verlag- 2000
5. Frank Jester – Chlorophyll das grüne Blut – 2011 – Herausgeber: Marina Jester
6. The scientific basis and therapeutic benefits of Far Infrared Ray Therapy - S. Kyou, 1987
7. Artikel Peter Jennrich – Wärme heilt – Zitate von Dr. Paavo Airola und S. Kyou
8. Uwe Karstädt – Entgiften statt Vergiften - 2012 – Verlag TAS
9. Gabrielle Zimmermann – Heilen mit Salz und Wasser – Herbig Verlag – 2008
10. Dr. med. Hans Heinrich Reckeweg (1905-1985) - 2009 – by Healthman
11. Gustav Freiherr von Pohl -Erdstrahlen als Krankheits- und Krebserreger - 1932 - 4. Auflage Frech-Verlag 1985
12. 25 Jahre Wissen und Erfahrungen aus über **3.000** praxisbezogenen Beratungen, Anwendungen in ganz Europa - 100 % Theorie- und Thesenfrei - Volker Gätz

Ein herzliches Dankeschön an einen kleinen, doch dafür großartigen Hund, meinem besten Freund.
Tobi der Tobiator.

Nebenberuflich: Erdstrahlen-Detektor und zertifizierter Magnetfeld-Kokon-Schläfer

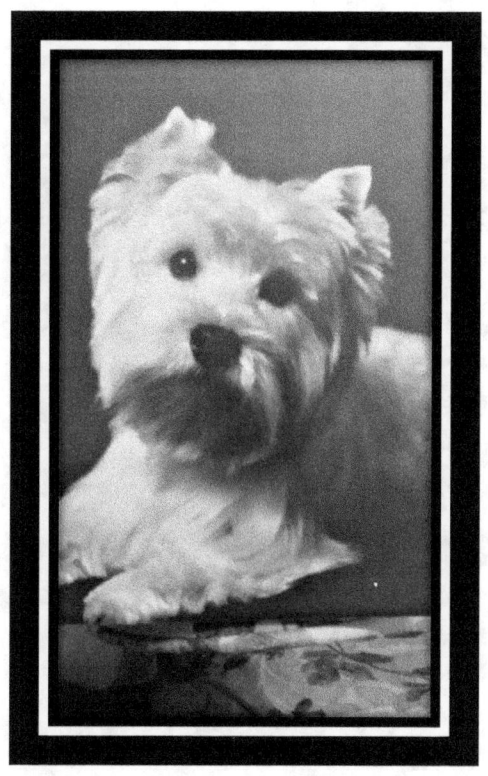

www.ingramcontent.com/pod-product-compliance
Lightning Source LLC
Chambersburg PA
CBHW062134280526
45788CB00001B/166